XIANDAI YIYUAN MENZHEN YUNYING GUANLI

现代医院门诊
运营管理

主　编◎杨　霞

副主编◎朱　聚　程亚平

编　者（以姓氏笔画为序）

王二传（华中科技大学同济医学院附属协和医院）

朱　聚（武汉市中心医院）

刘　靖（武汉大学人民医院）

许娟娟（华中科技大学同济医学院附属协和医院）

杨　霞（华中科技大学同济医学院附属协和医院）

余晶晶（华中科技大学同济医学院附属协和医院）

张其红（武汉大学中南医院）

程亚平（华中科技大学同济医学院附属协和医院）

黎　艳（华中科技大学同济医学院附属同济医院）

华中科技大学出版社
http://press.hust.edu.cn
中国·武汉

内 容 简 介

本书共分为九章,内容包括门诊概况、门诊的设置与管理、门诊质量管理、门诊危机管理、门诊信息化建设与管理、门诊部门管理、专科护理门诊管理、门诊健康教育及门诊人文管理。

本书适合门诊医护人员、医院管理者、医疗政策制定者、医学生以及对医疗服务感兴趣的公众使用。

图书在版编目(CIP)数据

现代医院门诊运营管理 / 杨霞主编. -- 武汉：华中科技大学出版社，2024.6. -- ISBN 978-7-5772
-1040-7

Ⅰ. R197.323.2

中国国家版本馆 CIP 数据核字第 2024HD6485 号

现代医院门诊运营管理 　　　　　　　　　　　　　　　　　　　　　杨霞　主编
Xiandai Yiyuan Menzhen Yunying Guanli

策划编辑：黄晓宇
责任编辑：张　琴
封面设计：廖亚萍
责任校对：朱　霞
责任监印：周治超
出版发行：华中科技大学出版社（中国·武汉）　　　电话：(027)81321913
　　　　　武汉市东湖新技术开发区华工科技园　　　邮编：430223
录　　排：华中科技大学惠友文印中心
印　　刷：武汉市洪林印务有限公司
开　　本：787mm×1092mm　1/16
印　　张：16.75
字　　数：424千字
版　　次：2024年6月第1版第1次印刷
定　　价：79.80元

前　言

　　随着社会的飞速发展，人们对健康的追求与日俱增。门诊作为医疗服务的前沿阵地，承担着守护生命、缓解病痛的重任。门诊的复杂性、多变性，使得其运作与管理充满挑战。如何在确保医疗质量的同时，提升服务效率，改善就医体验，成为每一位门诊工作者必须面对的课题。本书的诞生，源于在门诊医疗领域有着丰富经验的众多专家对现有门诊服务现状的深刻洞察与对未来的前瞻性思考。他们精心编写此书，力求为读者提供一套全面、系统的解决方案。

　　本书共分为九章。第一章门诊概况，包括门诊的定义与发展历史、布局与功能等，为读者描绘门诊的全貌；第二章门诊的设置与管理，深入探讨门诊的类型及任务、就诊管理、岗位设置、工作流程和制度，为门诊的规范化运营提供指导；第三章门诊质量管理，阐述其基本内容、主要指标及常用管理工具和质量管理标准化等，为门诊提升服务质量提供理论支持和实践指导；第四章门诊危机管理，分析门诊可能面临的危机，提供应对策略，确保门诊在危机中的稳定运行；第五章门诊信息化建设与管理，介绍了信息化在门诊管理中的现状，门诊系统信息化设计与实现，门诊信息化技术平台构建，门诊信息管理工具以及医院信息系统安全与防范，引导门诊实现信息化管理，提高工作效率和服务水平；第六章门诊部门管理，针对门诊部功能与职责，提供行政安全管理、绩效管理与考核的管理策略；第七章专科护理门诊管理，聚焦门诊护理工作，探讨专科护理的管理与创新；第八章门诊健康教育，介绍其现状与趋势、形式与内容；第九章门诊人文管理，回归医疗服务的人文本质，探讨如何在门诊服务中体现对患者的尊重与关怀。

　　本书的适用人群广泛，包括但不限于门诊医护人员、医院管理者、医疗政策制定者、医学生以及对医疗服务感兴趣的公众。我们希望通过本书为读者提供一个全面而深入的视角，能够促进门诊服务的专业化、标准化与人性化，最终造福每一位寻求健康者。在未来的日子里，愿《现代医院门诊运营管理》成为您探索门诊世界的宝贵指南，愿您在阅读中获得启迪。

　　本书的编写得到了各参编单位领导和专家的大力支持，在此深表谢意！但由于编者水平有限，书中难免有疏漏和不妥之处，恳请广大读者不吝赐教。

杨霞

目　录

第一章　门诊概况

第一节　门诊的定义与发展历史

一、门诊的定义

在《现代汉语词典》中，门诊被定义为医生在医院或诊所里给不住院的患者看病。即门诊的主体为医生，客体是未住院的患者，主体对客体的行为是治疗疾病。

在《辞海》中，门诊被定义为医疗预防机构为不需或尚未住院的人进行诊治的一种方式。包括对患者的诊断治疗，对健康人的健康检查和预防接种，对孕妇的产前检查，对出院患者的随访等。

二、门诊的发展历史

（一）国外门诊的起源与发展

古希腊是西方医学的发源地，法国和英国分别于 6 世纪和 7 世纪开始创立医院，多建于教堂的附近，建筑体量相对较小，功能相对简单，没有严格的分区概念，这一时期的医院还没有严格意义上的门诊。

随着资本主义的崛起，医院建筑的功能布局也呈现出分科、分栋布局的组合形式，出现了真正意义上的门诊楼，医院建筑呈现为多层趋势，楼层准建增高，开始向空中发展。二战之后，医院建筑设计则倾向于多层或低层的"村落式"布局模式，门诊安排分区集中就诊，医院的门诊就诊服务模式趋向于"一站式"。

20 世纪初西方国家医疗服务的形式主要为独立执业的医生提供上门服务或医生在私人办公室接诊患者。同时，非营利医院也开始发展，西方医院通过门诊服务履行部分慈善使命，帮助大多数贫困患者解决各种各样的健康问题。

20 世纪 50 年代，美国将计算机技术引入医院管理流程中，并于 20 世纪 60 年代大力推进医院信息系统（hospital information system，HIS）的研究。

20 世纪 70 年代，保险公司发现门诊患者的诊断、检测和治疗成本比住院患者更低，从而将业务重点从住院服务转向门诊服务，许多医院相应地增加门诊服务内容和扩大门诊规模。HIS 也进入大发展时期，着力于更好地实现管理功能，比如财政管理、患者信息管理等。欧洲各大医院的 HIS 着重维持各个医院之间的联系，实现区域化的管理，一个 HIS 能管理多家医院。

20 世纪 80 年代，门诊服务被认定为美国医疗体系的重要组成部分，门诊可为患者提供各种必要的检查和检验，通过门诊的初步诊断和治疗，医生能够判断患者是否需要进一步的住院观察和治疗。HIS 重在实现信息应用于临床的针对性和特殊性，比如在 HIS 里下医嘱、查看影像学结果等。20世纪90年代，门诊数量和服务类型继续高速增长，同时全科与专科门诊迅速发展。专科门诊已经可以提供门诊放化疗、诊断成像、血液透析、疼痛管理、物理治疗、心脏康复、门诊手术、职业治疗、妇女儿童保健和伤口护理服务等多种多样的医疗服务。

21世纪初，英国的有关部门投入巨额进行医疗系统的改进和改革，以实现病例的电子存档、网上挂号、影像学结果存档以及远程协助诊疗的多方位应用。21世纪中期至今，在门诊预约挂号与排队系统的研究中，流程优化已成为核心关注点，同时信息化开发的重点正逐步转向电子病历和远程医疗等领域，旨在借助高新技术显著提升医疗服务的质量与效率。

美国的护理健康中心(Nurse-managed Health Center，NMHC)也被称为"Nursing Center"或"Nurse-led Clinic"，提供的门诊服务较好。NMHC一般由高年资注册护师运营和管理，主要提供健康促进、疾病预防等初级保健服务，如体检，心血管疾病、糖尿病、骨质疏松等慢性病筛查，疫苗接种等。美国37个州共有超过250家NMHC，年均接诊250余万人次，极大地缓解了初级保健服务缺少医生的困境。如美国老年医学门诊打破传统亚专科"碎片化"医疗服务，老年科医生尊重各疾病专科医生的意见，以患者为中心，打造了"一站式"服务模式。这一服务模式专注于老年疾病的综合管理、功能恢复以及老年生活质量的提升。在此过程中，老年患者评估被作为关键步骤，确保从门诊、住院、康复到社区及家庭的全方位随访工作得以落实到位。

医院内不设门诊的国家也有不少，如美国很多医院仅提供急诊服务和住院服务。

(二)国内门诊的起源与发展

在我国古代，根据医生的应诊方式不同，将医生分为坐堂医和游方医。坐堂医是指在中药店为患者诊脉看病的中医大夫，起源于汉代名医张仲景行医的典故。历代名医大都是坐堂医，都有自己的诊所和药堂。

20世纪初国内的门诊独立设计，与住院部用连廊、庭院相连，一般多为低层建筑，建筑内采用廊式设计，局部还会结合院落进行灵活组织。中华人民共和国成立以来，我国的医疗卫生事业有了很大的发展，医院建筑建设进入了发展期，医院建筑空间表现出多样化。2000年2月，《国务院办公厅转发国务院体改办等部门关于城镇医药卫生体制改革指导意见的通知》提出："转变公立医疗机构运行机制，扩大公立医疗机构的运营自主权，实行公立医疗机构的自主管理，建立健全内部激励机制与约束机制。我国的医疗体制改革，尝试打破以往医疗机构的行政隶属关系，给予公立医院更大的自主运营权限，这也对各级公立医院管理者的管理水平提出了更高的要求。2001年中国加入世界贸易组织后，多种卫生机构进入中国的医疗市场，参与竞争。中国医院的市场格局发生了重大的变化，迫使医院走向"国际化"，竞争日趋激烈。全国各大医院门诊的布局与服务流程更加注重人性化，以满足社会多层次医疗服务的需求。自21世纪以来，全国各级医院纷纷扩大门诊、重建门诊，充分运用新手段、新技术、新模式，打通人民群众看病就医的堵点、淤点、难点，提升门诊服务的舒适化、智慧化、数字化水平，推动形成流程更科学、模式更连续、服务更高效、环境更舒适、态度更体贴的现代化门诊服务模式。

我国医院信息化建设的发展，主要经历以下四个阶段：①单机单用户应用阶段。20世纪70年代左右，计算机的发展还不是很成熟，一般应用的都是终端服务系统，解决的也仅仅是医院的费用管理问题。②部门级系统应用阶段。1985年前后，由于XT286和UNIX等多样化系统的纷纷问世，某些大型医院已经成功构建出科学完善的网络系统，并实现对院内事务的管理,主要应用于病房管理、物品出入量管理等。③全院级系统应用阶段。随着各大网络的运行和应用,越来越多的医院选择利用网络技术实现管理的系统化。HIS在整个设计、实验、运行的过程中都与医疗服务、药品供应以及经济效益保持紧密联系,根据各大医院的具体情况进行针对性的设计。门诊、病房、药房等各个部门都依存于一个完整的信息传输系统以及相应的实验室信息系统等诸多系统。④区域医疗探索阶段。我国大多数医院的信息化建设基本上达到较高水平,医院管理信息化建设已与临床工作进行了初步结合,并得到更深层次的发展,同时也开始了区域信息体系的探索。要实现完整的系统的信息化管理必须实现各大医院的通力协作,形成合作平台,在此基础上才能更好地实现医院诊疗的技术性突破,形成一个完整的运行体系。

第二节　门诊的布局与功能

一、门诊布局原则

医院建筑的规划设计是所有民用建筑中最复杂的一种,它是集医学建筑学、医疗设备工程学、预防医学、环境保护学、建筑规划学、信息科学、医院管理学为一体的多学科多领域应用成果的统合,可按照"建筑适宜性、疾病关注性、学科关联性、分布均衡性、流程有序性、管理规范性"等一系列原则进行布局,实现患者分流快速化、患者就诊方便化、患者服务区域化、检查治疗集中化、信息利用自助化。

(一)功能需求和环境的匹配

门诊布局时除了应提前了解医院总体情况和部署以外,还应了解医院未来发展规划和政府扶持的重点,需要对各专科门诊的最新进展和科室发展有所了解,及时做出与功能需求最新规划匹配的设计。尤其是有特殊要求的科室和部门应重点关注,如手术室、妇产科、耳鼻喉科、放射科、内镜中心等,让其既满足临床功能需求又符合感染管理要求和未来的发展需要。

(二)关注人流、物流、信息流

门诊布局需要合理安排空间,确保患者动线畅通,减少交叉感染的可能性,也需要考虑到医生的工作效率和医疗设备的配置。可以通过门诊检查实时调度方法、基于患者时空轨迹法等数学方法来优化医疗机构的布局设计,重点是通过尽量减少患者在就诊期间的步行距离来缩短患者就诊时间,提高空间利用率。如脑电图室与神经内外科邻近;肺功能检测室与呼吸内科邻近等。门诊的布局还应该考虑到卫生和安全,应设置必要的卫生设施和安全出口,以确保患者的安全。

(三)特殊科室和部门符合感染管理要求

在门诊各专科的布局上,特殊科室和部门必须符合感染管理要求,如发热门诊、肠道门诊不和其他门诊患者交叉,必须安放在独立的区域并设置专用通道;儿科和其他科的患者不能混用一个区域,必须有专门的区域和进出通道;儿童保健科也不能和儿科混用一个区域诊疗和候诊,应该有独立的进出通道。

(四)服务门诊的支持保障系统和部门合理安置

除了各临床专科、医技辅助部门外,门诊还有导诊、预检分诊、安保、保洁、医保、财务、网络维护部等行政管理、运营保障服务等支撑部门。在建筑设计时,可将这些部门安置在方便、醒目区域,服务窗口设置在进门醒目位置。按照不少于日均门诊量 0.2%的比例配备门诊导医或智能引导设备,并为行动不便的患者提供多种就医辅助服务,为老弱病残孕患者提供无障碍设施。鼓励医疗机构在门诊开展社工以及志愿者服务。

二、门诊管理系统的功能设计

(一)门诊挂号

国家卫生健康委员会(简称国家卫健委)2022 年发布的《医疗机构门诊质量管理暂行规定》中指出,医疗机构应当加强预约挂号管理,提供网络、自助机、诊间、人工窗口等多种预约挂号方式,积极推行分时段预约诊疗。预约挂号涉及多个方面,如号源设置及生成、预约渠道管理、患者信息实名等。

1. 号源设置及生成 门诊管理者要让每一个号源都尽可能满足医患双方的要求,这是号源设置的基本要求。这其中主要包括预约起止时段的划分、号源间隔时段划分、号源属性及号源数量设定、号源的个性化生成。

(1)预约起止时段的划分:各家医院门诊的起止时间可能不同,每个专家有时对开诊时间的要求也会有所不同,因此要在号源设置过程中,充分考虑个性化需求,为每个不同的门诊资源设置个性化的预约起止时段,以便符合实际的门诊情况,这样才能尽可能缩短预约患者等候时间。

(2)号源间隔时段的划分:传统的号源间隔时段划分采用固定时段的概念,就是在某个固定时段内能够接诊的患者人数,比如 1 个小时 5 个号。大数据时代已经让我们可以按照每个门诊的实际情况来精细划分时段。以某个专家门诊号源设置为例,统计该专家某时段内的实际接诊时长和接诊人次(最后一个患者的病历打印时间减去接诊第一个患者的时间,即该次门诊的实际接诊时长)。实际接诊时长/接诊人次=该专家平均接诊一个患者的时长。号源间隔时段的划分还应参照以下因素。

①科室平均接诊时长:学科特点不同,科室之间单个患者平均接诊时长差别较大,在划分号源间隔时段时可以参照该科室平均接诊时长。

②该科室所有专家平均接诊时长:每个专家的性格、思维方式会影响到其接诊效率。该科室所有专家的平均接诊时长就是一个重要参照。同时为了确保基本工作量,部分医院会规定专家门诊的最低号源数量。

③患者感受:患者来院目的不同,要求也不同。慢性病患者复诊配药可能希望时间越短越好,如果是以诊疗目的为主的患者,就希望医患沟通过程要充分。

④专家个性化需求:每个专家可能会对号源设置有一些个性化需求。

⑤不限号处理:确保患者未预约来院而当日预约号源已满时可得到妥善处理。

(3)号源属性及号源数量设定:精细化的号源系统不仅需要保证时段设置的精细化,还需对普通预约号、特定渠道预约号(如精准预约)或者现场号等号源属性进行精细化管理,并对单个时段的号量进行精细化设定。

(4)号源的个性化生成:号源可以根据门诊资源的具体设置进行个性化调整,这些设置包括号源生成周期本身,以及选择模板的类型,如临时模板、长期模板、多周循环模板或单周循环模板等。

2. 预约渠道管理 对于各种预约渠道,不同门诊类型的预约周期、不同门诊资源的预约最大量等内容需要有独立的管理界面,应针对每种预约渠道的自身特点,制订合理的预约规则,从而确保患者可通过不同途径预约所需号源。

(1)预约渠道建设必须遵循两个基本原则:一是一定要结合社会民众的日常工作生活习惯,尽可能建设更多预约渠道。若因考虑建设和运维成本等因素,只能建设部分预约渠道的话,须优先考虑受众面广的预约渠道,如微信公众号或小程序预约、PC端网页预约等。二是必须充分考虑各类人群的实际使用情况,尽可能将预约渠道覆盖各类人群。

(2)预约渠道管理必须做到"三个统一":对所有预约渠道实行同质化管理,并做到"三个统一",一是面向患者的所有预约规则统一,包括号源更新时间、可预约数量等各项具体规则;二是操作流程原则统一,流程设置的关键要素和原则要一致,如实名认证、号源实时获取等;三是预约结果呈现要统一,不管是使用何种预约渠道,预约成功的患者都应收到同一模板的通知。

3. 患者信息实名　实名认证是实名预约、实名就诊的基本前提,同时也是确保公平、便捷就医的必要举措,不仅能确保患者在预约过程中的信息正确,减少因为个人填写错误导致的预约失效,以及由此所致的无效奔波和医疗资源的浪费,而且可以在一定程度上遏制"网络黄牛"通过填写虚假信息进行预约的行为。

4. 预约限制　预约限制就是利用系统规则(包括黑名单规则、预约数量限制、预约人限制等)对患者的预约行为做出一定限制,以保证预约公平和号源被高效、精准使用。

(1)黑名单规则:为了引导患者减少爽约、合理预约同时杜绝"网络黄牛"的一种预约限制规则。最常见的有"黄牛号贩黑名单"和"爽约名单",前者一经发现永久不得使用预约权限,而后者是指在特定周期内多次预约却未如期就诊者,只在一定期限内限制预约服务使用权。

(2)预约数量限制:为杜绝号源大量浪费,确保医疗服务均等化,系统可限定同一患者一段时间内尚未就诊的预约次数及同一患者在同一天同一门诊可预约次数等。

(3)预约人限制:针对子女为父母预约或是父母为年幼的孩子预约等特殊情况,医院大多采用在注册人经过实名认证的情况下,绑定亲情账户的方式进行,同时限定亲情账户的人数。很多医院都限定亲情账户绑定不超过5人。

(二)门诊收费

医疗机构应当依据《医疗卫生机构信息公开管理办法》的规定,坚持合法合规、真实准确、便民实用、及时主动的原则,公开门诊医疗服务项目、流程、常用药品和主要医用耗材的价格等相关信息;加强网站、小程序、公众号等维护,确保信息发布及时、准确。随着微信、支付宝支付等日益普及,医院患者的缴费渠道也更加多样,其中主要包括窗口缴费、自助机缴费、"互联网+"移动缴费。

1. 窗口缴费　窗口缴费对患者来说无疑是最熟悉的,患者不需要做任何操作,只需要按照收费员的提示准备支付即可,尤其是当下,不仅可以使用现金支付,而且可以通过银行卡刷卡、微信或支付宝扫码支付。窗口缴费是部分现场患者缴费的首选方式,但易出现排队现象且存在纠纷风险。

窗口缴费时收费员与患者面对面,在服务过程中可以充分沟通确认,患者依从性较高。但由于人工窗口数量有限,在高峰时段人工窗口缴费排队等候时间较长,患者容易产生抱怨、烦躁等情绪。

2. 自助机缴费　自助机设计需本着主动服务的原则,尽可能模拟患者习惯,主动预测患者需求,加强患者引导,努力实现初次使用的患者能方便、独立地完成操作。当患者插入医保卡或就诊卡时,系统会首先读取卡内信息,主动显示操作界面,引导患者确认和支付。

自助机缴费具有窗口缴费无可比拟的优势。在导医和志愿者的帮助下,患者可以完成快捷支付。不过自助机缴费因增加了微信、支付宝等第三方支付平台,资金的安全管理、账户管理、退款管理、对账管理等均与现金或银行卡转账管理的成熟模式不同,需由专业的财务人员统筹谋划。

3. "互联网＋"移动缴费 随着智能手机的普及、互联网及通信技术的迅速发展,基于智能手机的移动支付由于其便捷性和智能化迅速被民众广为接受,并大量应用于线上、线下各类生活场景。各大医院也将移动支付引入门诊缴费中来。

在医院,患者除了在人工窗口、自助机使用移动支付外,还能通过微信公众号、支付宝服务号等在线平台实时支付,从而享受到一体化的线上服务,包括预约、挂号、缴费、签到候诊、检查和检验结果查询以及满意度评价等。这种综合服务的引入,在保障财务准确性的同时,极大地提升了患者的就医体验,使其更加便捷和高效。

某种意义上,手机支付消灭了排队的概念,但属于新兴产物,在国内不同地区和不同等级医疗机构之间的普及率及普及水平参差不齐。每家医院前来就诊的患者年龄和文化程度不一,接受程度不同,加上存在和自助机一样的财务管理问题。

除了以上三种缴费方式,还存在其他缴费方式,但使用人次较少,不具代表性。

随着科技发展,缴费方式逐渐增多,需特别注意的是老年患者的体验和感受。一方面应保留窗口缴费,为老年患者提供便利,另一方面应努力进行自助机缴费和"互联网＋"移动缴费的适老化改造,尽量避免发生"信息鸿沟"现象。

4. 票据管理 缴费成功后患者可通过微信或支付宝扫描医院取票专用二维码,获取电子票据,可直接在自助机上完成打印。医疗收费电子票据由财政部门统一监管,与纸质票据具有同等法律效力。

5. 门诊退费管理 一般由退费发起人将未执行的检查、治疗项目告知相应的门诊各核收部门,由门诊核收部门确认未执行后打印退费单,并由部门负责人签字后,患者便可携带退费单到门诊人工窗口办理退费。具体费用将会由财务平台合作的第三方机构,在规定的工作日内,通过原支付路径直接退回到患者用于支付的财务平台账户中。

(三)门诊药房

门诊药房主要负责药品的调配、发放和管理工作,包括接收患者处方,审核处方是否合理,调配药品,发放药品,对药品进行管理和库存维护,对患者进行用药指导,以及提供药物咨询服务,从而确保患者正确使用药品等。

国外门诊药房信息系统发展具有显著的特点和成果。早在 20 世纪 80 年代,美国医疗机构就开始应用药房信息系统。在过去的几十年里,美国的药房信息系统得到了快速的发展,不但能详细记录给药情况、管理药品库存、警示药物相互作用、检查剂量范围等,还能从各个需求维度完成相关信息的检索功能,并能够将这些数据联系起来完成分析计算。美国的药房信息系统可以追踪患者整个用药过程中的每一相关事件的信息,包括处方者的人口统计学信息,患者的人口统计学、疾病诊断及病情信息,处方药的名称、规格、剂量、给药途径、给药地点,投药的护士和发药的药师等信息。目前我国部分医院门诊药房实现智慧自动化管理。智慧药房采用人性化设计,通过智能化设备与 HIS 连接,实现从以往的"人找药品"到现在的"药品找人"模式的转变。

患者可自由选择多种取药模式,如人工窗口取药、线上处方线下取药、线上处方药品邮寄到家等。

（四）门诊检查、检验系统功能

医院为满足患者日益增长的预约需求，提供了多样化的预约检查、检验方式，如集中预约、诊间预约、线下自助机预约和线上自助预约等。预约设计原则包括合并原则、互斥原则和特殊患者优先原则。

1. 合并原则　患者有多个检查项目时，在不违反医学规则的前提下，支持将多个检查条件相同的不同检查项目合并预约，预约系统自动识别并将预约时间集中在同一天，尽量满足患者一次到院就能做完所有检查的需求，避免患者多次往返医院。

2. 互斥原则　涵盖时间互斥和检查条件互斥。如果患者有多个不同的检查项目，在尽可能地帮患者预约在同一天的不同时段，避免检查时间冲突的同时给患者留下充足的准备时间。对于条件互斥的不同检查项目，预约系统可通过互斥规则避免产生预约矛盾。

3. 特殊患者优先原则　就医过程中，特殊患者群体较多，如进入临床路径的患者、急诊患者、空腹检查患者，根据病情需要，预约系统应可设置优先规则，列出具体的优先类别。

（五）门诊支助系统

门诊支助系统的互联网建设为门诊的各临床部门、医技科室、辅助部门带来了显著的革新。门诊大厅入口的智慧安全闸机结合 AI 人脸识别技术，打造了一个安全智慧的门禁平台。这一系统不仅实现了患者的实名认证，有效将"黄牛"和"号贩子"等不法分子拒之门外，降低了诊中诈骗的风险，还通过身份证实名制系统和身份证人脸比对功能，进一步加强了门诊的安全管理。

此外，该系统还具备金属检测等核心功能，加强了安全分诊，有效减少了暴力事件的发生，保障了医疗秩序和患者的就医安全。这些新技术的应用不仅提升了门诊的服务质量，也为患者和医务人员营造了一个更加安全、便捷、舒适的就诊环境。

AI智能导诊：通过人机对话框，患者输入自己的症状，AI 导诊会依据症状信息进一步询问相关细节，从而为患者推荐就诊科室及专家。患者自主选择科室及专家，一键就可以链接到专家号，实现精准治疗。

"智能问病"功能区：通过人机对话框，患者输入疾病名称，疾病的相关知识将会弹出，并推送相关科普文章。

"智能问药"功能区：通过人机对话框，患者输入药品名称，不同厂家的药品将会弹出，点击相应药品就可以获得详细的药品说明书。

"指标百科"功能区：通过人机对话框，患者输入检验、检查相关问题，将会弹出该项检验或检查的简介、指标意义及相关科普文章。

"楼层分布"功能区：可查询医院各院区门诊科室的楼层分布情况，快速定位诊室。

"院内导航"功能区：根据手机导航可找到相应诊室。

"班车信息"功能区：提供各院区的班车信息，主要包括乘车地点、具体班次发车时间等，方便患者跨院区就诊。

针对门诊的管理系统，在信息化时代，可根据门诊的需求，覆盖患者在门诊就诊期间的各个环节，延展出多种业务，如患者意见、投诉管理和统计，门诊各科室、部门工作量统计，各医生出诊单元、医生处方权的 CA 签名、检查治疗量等统计，网络应急管理、一键报警等。不仅服务于患者，还充分应用于科室和行政管理的各个方面。

（余晶晶）

第二章 门诊的设置与管理

第一节 门诊的类型及任务

一、门诊的类型

医院应遵循相关法律法规、行业规范及国家规定,根据医院科室的建设等设置不同类型的门诊。按照诊疗内容和患者需求将门诊分为六类,包括普通门诊、专科门诊、专病门诊、名医门诊、国际门诊、远程门诊。

（一）普通门诊

普通门诊是医院中最基本的门诊类型,由主治医师及以上职称医师出诊,主要治疗常见病、多发病及轻症疾病。患者自觉或他觉在躯体或精神上有异常表现而来就诊,其病情允许在门诊根据医师的安排进行检查和处理。

1. 目的 为患者提供基本的医疗服务,包括咨询、看诊、开方、检查、诊断、治疗、健康指导等,是医院门诊中的一个重要组成部分。

2. 设置和布局 普通门诊的设置和布局应满足基本医疗服务功能需要,符合安全、卫生、适用、合理等方面要求,建筑符合《综合医院建筑设计规范》《综合医院建设标准》《医疗机构基本标准（试行）》等国家现行有关规定。

（1）建筑面积:不同医院应根据整体布局及各类门诊开设情况合理安排普通门诊的建筑面积,充分利用自然通风和天然采光。

（2）建筑布局:诊查室净高不宜低于 2.60 米,公共走道净高不宜低于 2.30 米。通行推床的通道,净宽不应小于 2.40 米;有高差者应用坡道相接,坡道坡度应按无障碍坡道设计。门诊宜分科候诊,利用走道单侧候诊时,走道净宽不应小于 2.40 米,两侧候诊时,走道净宽不应小于 3.00 米。双人诊查室的开间净尺寸不应小于 3.00 米,使用面积不应小于 12.00 平方米。单人诊查室的开间净尺寸不应小于 2.50 米,使用面积不应小于 8.00 平方米,有特殊要求的科室应特殊布局。

（3）设备及设施:诊区有急救和应急设备,并方便取用,保障突发事件能及时处理。诊区内外应设有指引标识、健康教育宣传栏或手册等。诊室内应有诊断台、观片灯、电脑、诊疗床、手卫生设施、污物桶、桌子、椅子等基本配置。

3. 人员组成

（1）出诊医师:由医师个人提出申请,经科主任审批,医务处、人事处审核后,报门诊部统一安排门诊,出诊医师须依法取得执业医师资格证和执业证并注册在职,且具有主治医师及以上职称,出诊专业与执业范围相符合,能够处理各种常见病症和小型创伤,任期内连续出诊不少于 3 个月。

（2）辅助人员：包括挂号员、收费员、导医、医保服务人员，负责挂号、收费、排队管理及医保服务咨询，确保门诊工作顺利进行。

4．管理办法

（1）制订标准化的就诊流程，包括挂号、诊断、检查、检验、开具处方、缴费等，保证患者就诊顺利。

（2）制订应急处理流程，确保在突发状况下能准确及时处理，包括抢救、转诊等。

（3）定期管理和维护医疗器械和设备，确保设备正常运作，提高诊断和治疗效率。

（4）有基础药品及医疗耗材供应，设施符合国家卫生和安全标准。

（5）有相关的医师及医疗团队，合理分配，保证门诊工作顺利进行。

（6）建立医疗质量管理体系，确保医疗质量和安全。

（7）制订患者个人信息及隐私保护制度，保护患者的个人隐私。

（8）能够为门诊患者提供健康教育，增强患者对疾病的认识，提高自我管理能力，预防疾病的发生。

（9）定期对门诊医师、护士及相关人员进行培训，包括医学知识、沟通技能、急救培训等，为患者提供更专业的诊疗服务。

（二）专科门诊

专科门诊是医院为提供专科领域的医疗服务，依据自身能力及科室建设，按医院专科、亚专科相对应设置的门诊，如神经内科、消化内科、呼吸内科、血液内科、神经外科、胸外科、泌尿外科等，常由本专科的医师出诊。

1．目的 解决某些疑难病症的诊断及治疗问题，为患者提供专业化、个性化的诊疗护理服务。

2．设置和布局 专科门诊的设置及布局应满足专科诊疗及患者的需要，符合门诊建设的基本要求，又具有专科特点。

（1）科室设置：参照普通门诊科室设置，除基本要求外，可增设内科、外科、妇（产）科、儿科、耳鼻喉科、眼科、口腔科、皮肤科、感染科、预防保健科等专科，每科室至少配备1名相应专科医师，根据专科要求配备护士及辅助人员。

（2）建筑面积及布局：参照普通门诊建筑面积及布局，特殊科室特殊布局。

①内科：可以根据医院规模和需求细化内科，如心血管内科、消化内科、血液内科等。建设时应当注意人流动线，避免交叉感染。由于患者常需做辅助检查，故诊室位置应靠近出入口，并与门诊化验室、机能诊断室、放射治疗室等科室相近。内科诊室不宜太大，使用面积12～15平方米即可，一般应保证每个诊室能够容纳1～2位医师，从而便于进修医师和见习医师的带教。传染病患者就诊时，经过分诊处理后，应按照院感和防控要求及时对患者实施隔离措施或者将其转送到医院指定就诊点就诊。

②外科：可以根据医院规模和需求细化外科，如心血管外科、胃肠外科、骨外科等。候诊室的设计要求宽敞、安静、卫生，诊室设计和内科诊室要求相同。外科患者尤其是骨科患者行动有所不便，最好设在通行方便并临近影像科的位置。除一般诊室外，还应有换药室、治疗室、专科诊室和特殊检查室等。换药室、治疗室应当分有菌室和无菌室，并考虑男女分开设计。

③妇（产）科：妇（产）科应自成一区，尽量避免与其他患者相混，可设单独出入口，以减少交叉感染。妇（产）科患者诊断时需听胎心音，诊断室应设在环境安静的地方。妇科应增设

隔离诊室、妇科检查室,宜采用不多于2个诊室合用1个妇科检查室的组合方式。卫生间应以蹲便为佳,避免接触感染。由于产科患者上下楼不便,应尽量设在较低层,且增设休息室及专用卫生间,卫生间设置应当方便患者留尿样。妇科可增设手术室、休息室,产科可增设人流手术室、咨询室。各科室应设有遮挡视线的屏风、遮帘等,以保护患者隐私。

④儿科:儿科门诊的位置设计应充分考虑其特殊性和需求,确保儿科门诊自成一区,与各科隔离,并设有单独的出入口。应增设预检分诊处、候诊处、隔离诊查室和隔离卫生间等,避免交叉感染。候诊处面积每患儿不应小于1.5平方米。儿科急诊一般与儿科门诊相互结合,在儿科急诊中抢救室和观察室的设计规则和一般急诊相同。根据以上要求,儿科门诊的组成一般包括预检分诊处、候诊处、诊查室、隔离诊查室、抢救室、观察室等。

⑤耳鼻喉科:因为耳鼻喉科患者一般行动较方便,所以其一般设在上层,科室内医疗设备比较复杂,诊断时一般每个患者应用一套设备,因此诊室应当紧靠洗涤消毒间。诊室要求朝北,避免阳光直射,因为医师检查时需要借助反光镜,应避免阳光干扰。诊室最好分割为小隔间,便于医师诊疗。测听室应当做好隔音处理。

⑥眼科:眼科患者以儿童、老年人居多,诊室可设为大诊室,候诊区应采用二次候诊模式。同时,确保医师动线与患者动线清晰分隔,避免产生交叉,保证医疗环境的秩序与安全。应当增设专门的视力检测室、眼压测量室、屈光检查室、治疗室以及暗室等。初检室和诊查室宜具备明暗转换装置。诊室朝向以朝北较合适,避免阳光直射。宜设专用手术室。

⑦口腔科:口腔科患者多数行动较方便,可设在上层。诊室应当尽量设置于面积较大、光线充足的区域。因患者需在治疗椅上进行诊查及治疗,治疗椅应靠近窗户。每个治疗椅之间的距离不应小于1.80米,椅中心距墙不应小于1.20米。应增设X线检查室、镶复室、消毒洗涤室、矫形室等,镶复室应保证良好的通风。可设资料室。

⑧皮肤科:最好将成人患者和儿童患者分开。皮肤病多为传染病,应尽量设置在较僻静的位置。诊室设计要求和内科诊室相同,光线应充足,以朝南较好,室内墙面以白色为主,便于观察。

⑨感染科:应自成一区,并单独设置出入口,根据具体情况设置分诊与接诊区、挂号与收费窗口、药房、检验科、诊查室、隔离观察区、治疗室、专用卫生间等。

⑩预防保健科:应设宣传教育区、儿童保健区、妇女保健区、免疫接种区,以及配套的更衣区、办公区等辅助用房。

门诊应设手术室,门诊手术室应由手术室、准备室、更衣室、术后休息室和污物室组成,可根据医院规模和接诊量来设计门诊手术室面积,且应符合常规手术室布局和设置要求。

(3)设备及设施:参照普通门诊设备及设施,应有基本设备及与开展的诊疗科目相匹配的设备,如口腔科应有牙科X光机、光敏固化灯、超声波洁治器等。

3. 人员组成

(1)出诊医师:由医师个人提出申请,经科主任审批,医务处或门诊部、人事处审核后,报门诊部统一安排门诊,出诊医师须依法取得执业医师资格证和执业证并注册在职,具有主治医师及以上职称,具备专科疾病的知识及诊疗能力,排班诊次、频次相对均衡,出诊时间相对固定。

(2)专科护士:由护士个人提出申请,经护士长、科主任审批,护理部审核后交门诊部统一安排门诊。优先选派具备专科护理操作技能及知识的专科护士,他们能配合专科医师完成专科疾病的诊疗和健康科普工作。

（3）辅助人员：包括挂号员、收费员、导医、医保服务人员，负责挂号、收费、排队管理及医保服务咨询，确保门诊工作顺利进行。

4. 管理办法

（1）要求参加专科门诊的医师和护士，应具备诊治相应专科疾病的业务水平和技术能力。

（2）专科门诊要做到"三定一优"，即固定每周出诊时间、固定诊室、固定人员、保证优质服务。

（3）医院要保证专科门诊所需药品和诊疗设备齐全，设施符合国家卫生和安全标准，进行定期维护和更新，确保正常运作。

（4）要制定相关疾病的诊疗标准和临床路径，确保医务人员按照标准化的流程进行诊断、治疗和护理，提高诊疗效果。

（5）建立对应的医疗质量管理体系，确保医疗质量和安全，持续改进医疗服务。

（6）根据患者的需求和医疗团队的能力合理安排医师的门诊时间和挂号量。

（7）依据相关法律法规建立专科门诊的医疗废物处理制度，确保医疗废物的安全处置。

（8）组织对专科疾病的研究，并为医师、护士和其他专科人员提供定期培训和继续教育，不断总结，不断发展。

（三）专病门诊

与普通门诊相比，专病门诊更关注某一类疾病的深入研究、某一类患者的精细管理，或是针对某一特定医学技术的精准应用，如肺癌门诊、头痛门诊、心衰门诊、脱发门诊等，常由具备相关专业知识和技能的医师及医疗团队负责。在一定程度上避免了患者就医的盲目性，提高了就诊效率。

1. 目的　为治疗某一类特定疾病或根据某一类患者需求而开设，旨在为患者提供更加系统化和精细化的诊断、治疗及护理。

2. 设立条件

（1）专病门诊除了具有常规诊室的公共区、候诊区外，还应具有满足专病诊断和处置的检查室、治疗室以及配套的检查治疗用仪器设备等用物。

（2）名称须明确反映其专注于某一种或某一类疾病患者的诊疗服务，这些疾病原则上为常见病、多发病或某一类重大疾病、罕见病。

（3）一定时期内，该疾病在专科门诊总量中达到规定比例，或该疾病为重大疾病、罕见病，有助于患者的精准就诊。

（4）出诊医师须为高年资主治医师以上人员。

3. 设置和布局　参照普通门诊及专科门诊相关内容，根据疾病特点及患者需求设置，建筑及布局符合要求，特殊地点如生殖医学中心的取卵室、体外受精实验室、胚胎移植室等应满足医院卫生标准。

4. 人员组成

出诊医师：由医师个人提出申请，经科主任审批，医务处、人事处审核后，报门诊部统一安排门诊，出诊医师须依法取得执业医师资格证和执业证并注册在职，具有主治医师以上职称，具备专项疾病的知识及诊疗能力，有充足的临床经验，排班诊次、频次相对均衡，出诊时间相对固定。

5. 门诊形式　按出诊医师人数，可分为"多对一"和"一对一"两种形式。

（1）"多对一"形式：一种专病门诊，由多个医师轮流出诊，该专病门诊通常针对常见病或多发病。

（2）"一对一"形式：此种形式是专病门诊的主要形式，是指一种专病门诊，只有一个医师固定出诊。

6. 管理办法

（1）建立专病门诊的审批机制，出诊医师的准入和退出机制。

（2）定期对患者诊断与专病门诊诊疗范围的符合率进行考核。

（3）定期开展回访工作。

（4）其余参照专科门诊管理办法。

（四）名医门诊

名医门诊是在服务时间、出诊专家、就诊地点等方面提供便利、自愿选择的门诊医疗服务。这些出诊专家在特定专科或疾病研究领域有卓越的医学水平和丰富的临床经验，是该专科或疾病研究领域的专家、学者、领军人物。

1. 目的　为患者提供高水平的医疗服务，满足部分患者的特殊就诊需求。

2. 特点

（1）专业化、个性化、高水平。

（2）国际化视野：出诊专家有国际化背景，能够融合国际先进治疗理念和技术。

（3）应用先进技术：名医门诊出诊专家常掌握最新的医疗技术和创新的治疗方法，包括微创手术、介入治疗、精准医疗等，可为患者提供先进的治疗选择。

3. 设置和布局　参照普通门诊及专科门诊相关内容，能满足出诊专家诊疗及患者的要求。

4. 人员组成

（1）出诊医师：首先是省市知名专家，经医院遴选后确定名单，报门诊部统一安排门诊。应对知名专家实行动态管理，根据专家临床职称、所获荣誉、临床诊治水平等变化及时调整。出诊时间固定。

（2）护士：在门诊部及护理部的领导下，选派高年资护士，并较长时间固定岗位。名医门诊护士须具备娴熟的护理操作技能及丰富的疾病知识，能配合医师完成诊疗工作。

（3）医技人员：包括药剂师、放射技师、检验师等，有相关专科疾病知识及疾病诊疗的临床经验，可协助医师进行检查和治疗。

（4）辅助人员：包括挂号员、收费员、导医、医保服务人员，负责挂号、收费、排队管理及医保服务咨询，确保门诊工作顺利进行。

5. 管理办法

（1）须制订名医门诊管理条例，包括准入资质、出诊时间及次数等。

（2）名医门诊诊查费价格须向社会进行统一公示。

（3）为保证医疗质量，对单位时间内接诊人数应有所限制。

（4）医师接诊要做到优质服务，对患者认真负责，检查耐心细致，病历记录符合要求。

（五）国际门诊

国际门诊是指患者跨越国际边境，到其他国家接受医疗服务的一种形式。近年来，国际门诊逐渐增多，主要源于医疗技术国际化、医疗资源分布不均以及患者对于高品质医疗服务的需求提升等。

1. 目的 为跨国患者提供高品质、国际化、先进的诊疗服务。

2. 发展背景

（1）医疗技术国际化：部分国家的医疗技术水平较高，患者希望得到国际领先水平的医疗服务，因而选择跨国就医。

（2）医疗资源分布不均：部分国家医疗资源相对匮乏，如医师数量不足、医疗设备落后，而其他国家则拥有丰富的医疗资源、先进的诊疗设备，吸引患者跨国就医。

（3）就医成本差异：在部分国家，特定疾病的治疗费用较高，而在其他国家较为经济，患者会选择到治疗费用较低的国家接受医疗服务。

3. 特点

（1）高品质医疗服务：国际门诊具备国际领先水平的医疗服务，包括先进的医疗设备、高水平的诊疗技术和经验丰富的医疗团队，使患者能够获得高质量的诊疗和护理服务。

（2）多语种交流：为满足不同国家患者的需求，国际门诊人员常具备多语种交流能力，保证患者与医疗团队之间能有效沟通。

（3）便捷的就医流程：包括快速预约、高效挂号、便捷支付，以节省患者的时间和精力。

4. 设置与布局 应具有国际化特色，贴合国际文化背景，符合患者的生活习惯，给患者以舒适、温馨之感。

5. 人员组成 参照名医门诊人员组成，相关人员应具备国际化诊疗及护理能力。

6. 管理办法

（1）医疗服务符合国际医疗标准，提供高质量的诊疗和护理服务。

（2）注重医患沟通，提供详细的病情解释和治疗建议。

（3）定期对医师及护士等进行培训并提供交流学习机会，以提高团队整体素质。

（4）保证医疗设备和药品安全，加强设备维护和药品质量监控。

（六）远程门诊

远程门诊也被称为远程医疗服务或远程诊疗，是指医师通过远程通信技术对患者进行诊断、治疗或提供咨询的门诊。远程门诊利用互联网和通信技术，使医师和患者不受地理位置限制，可以实时或非实时地进行疾病交流，常包括视频会诊、电话咨询、在线问诊、图文咨询等多种形式。

1. 技术基础

（1）互联网和通信技术。远程门诊依赖互联网和通信技术，医师和患者通过网络进行视频会诊、电话咨询或在线问诊。

（2）远程监测设备。部分远程门诊需使用远程监测设备，如远程心电图机、远程血压计、远程血糖仪等，医师可以通过这些设备实时获取患者的生命体征，进行远程监测。

（3）医学影像传输系统。医师可通过医学影像传输系统查看患者的医学影像数据，如 X 线片、CT、MRI 等，从而进行远程诊断。

2. 应用领域

（1）常见病、慢性病管理。

（2）患者复诊。

（3）孕产妇远程监测。

（4）健康教育。

（5）康复治疗及康复指导。

（6）用药指导及建议。

（7）心理咨询及心理治疗。

3. 优势

（1）便捷性：患者可以在家中或任何地方通过互联网进行医疗咨询，减少了时间和交通成本。

（2）普及性：远程门诊可以覆盖偏远地区和医疗资源缺乏的地区，提高医疗服务的普及程度。

（3）及时性：医师和患者可以实时交流，提供及时的诊断和治疗建议。

（4）医疗资源优化：远程门诊可以使医疗资源得到更合理的分配，将专家的知识和经验辐射到更广泛的地区。

（5）降低传染风险：在传染病流行期间，远程门诊还可以避免人群聚集，减少传染风险。

（6）节约医疗成本：远程门诊可减少医院的运营成本，提高医疗资源的利用效率，也可降低患者的医疗费用。

4. 挑战

（1）技术难题：部分地区可能存在网络不稳定、通信技术欠缺等问题，影响远程门诊的顺利进行。

（2）隐私和安全问题：远程门诊涉及患者的隐私信息，需要高度保密和采取安全措施，防止发生信息泄露和网络攻击。

（3）医患关系：患者可能对医师缺乏信任，尤其是在无法面对面交流的情况下，更难建立医患信任。

（4）诊疗限制：某些疾病需实地检查或手术治疗，无法完全依赖远程门诊实现诊断和治疗。

（5）技术使用能力：年长患者可能无法熟练使用远程门诊平台，限制了远程医疗服务的普及。

总的来说，远程门诊使患者不再受限于地理位置，能够更加方便地获取医师的诊疗和建议，有巨大的潜力，但还需克服技术、信息安全等方面的挑战，以实现更广泛、高效、安全的应用。

二、门诊的任务

门诊是医院进行诊疗护理工作的重要场所，其任务需根据医院的性质、专科特点和承担的总任务来确定。不同医院的门诊可能有不同的任务。门诊的主要任务有以下几个方面。

1. 诊疗任务　门诊是医院直接面向社会大众的重要窗口，绝大多数患者首先在门诊与医院及医护人员接触，且在门诊进行疾病咨询，接受专业的诊断、治疗及护理，获得预防保健和康复服务。门诊是早期发现、诊断并及时治疗疾病的第一线，需对大量病情较轻，治疗较为简易或出院复查的患者进行诊断、治疗，同时还要对部分急、危、重患者进行必要的急救处理，只有少数病情较重、检查治疗较复杂而不宜在门诊完成的患者才需入院治疗。部分医院的门诊还需对基层医疗单位或其他医院的转诊患者做出诊断、收容治疗或提出具体诊疗意见，做出转回原医疗单位或留观等相应决定。

2. 宣传教育任务　需负责门诊范围内的健康教育和健康促进工作，运用各种宣教手段进行疾病防治、优生优育和提高生活质量等方面的指导咨询工作。

3. 指导任务　对基层医疗单位或社区个体开业医师提供业务技术指导。

4. 医院感染管理任务　负责门诊范围内的感染管理,严格落实消毒隔离制度,及时、认真做好传染病报告工作。

5. 科研任务　包括研究病例观察、出院特殊患者定期门诊追踪观察和药物临床试验等。

6. 教学任务　教学医院的门诊有培养医务人员的任务。

7. 其他任务　社区人群的预防保健、健康检查、疾病普查以及委托批准的伤残鉴定和残疾等级评定等。

第二节　门诊就诊管理

门诊就诊管理是医疗机构的一个关键管理领域,主要负责规划、组织和协调门诊患者的就诊流程,确保患者在医院内得到高效、便捷、高质量的医疗服务。门诊患者的就诊流程包括来院、预检分诊、挂号、候诊、就诊、缴费、检验/检查、治疗、取药、离院等多个环节。门诊就诊管理可分为诊前管理、诊中管理、诊后管理三个阶段。

一、诊前管理——服务前移

(一)来院

为了方便患者快捷地到达目的地,医疗机构引入智能导航系统。该系统分为智能来院导航和智能院内导航两部分。

智能来院导航对接腾讯地图、高德地图、百度地图等地图导航软件。智能院内导航依托移动端平台,通过还原制作院区、院内楼栋、楼层等诊疗区域模型,利用移动互联网、物联网、蓝牙等室内定位技术,为来院患者实时引导院内就诊路径,提高患者通行效率。

智能推送引擎通过医院官方微信公众号、短信平台等向指定患者发送通知提醒或就诊信息。智能推送引擎的推送规则、消息模板、推送时间是根据医院实际就诊流程定制化开发的,可为患者提供精准、灵活的就诊消息提醒和指引。

(二)预检分诊

预检分诊是患者在挂号前,通过线下门诊导医或在线交互咨询,实现精准就医。这一过程能够及时识别急性病症和及早发现传染病患者,做到不延误治疗和防止交叉感染。

近年来,随着信息化的飞速发展,越来越多患者选择在线交互咨询及网络预约就诊,众多医院运用信息技术搭建互联网医院,通过网络平台为患者提供准确的预检分诊。这就是智能导诊。

智能导诊是以医疗 AI、自然语言处理技术为内核,通过智能理解患者主诉、智能追问患者症状、智能推荐就诊科室和医师,从而对患者的问诊需求和医院的门诊资源进行优化匹配,提升导医服务效能。

1. 智能导诊系统的关键点　智能导诊系统的设计初衷是帮助患者找到合适的就诊科室和医师,避免医疗资源的错配和浪费,因此患者易接受、易操作、少歧义是智能导诊系统患者端设计的基本原则,除此之外,还需做到分诊准确、信息全面规范。智能导诊系统的主要关键点如下。

(1)智能理解患者主诉:尊重患者语言和思维习惯,以患者自身感受为主,并能将患者自然语言转换为规范的医学术语,总结出患者主诉,包含症状以及症状所在部位等信息,并推荐对应的就诊科室。

(2)智能追问患者症状:AI接收到患者初步症状后,如果疾病明确或症状典型,将会直接推荐就诊科室或医师。如果存在多歧义的症状,需进行多轮追问。围绕患者主诉,通过多次追问,进一步了解患者症状,从而更好地为患者推荐就诊科室和医师。这种追问一般包含两个维度的信息:一是患者的基础信息,包括年龄、性别、孕产时间等;二是关于准确症状的追问,包含症状所在部位、主诉症状的伴随症状、症状持续时间等信息,判断潜在疾病的可能性后,推荐就诊科室。

(3)智能推荐就诊科室:随着医院分科越来越细,科室设置远远超过传统二级学科的数量,甚至某种疾病也单独成科,再加之存在一种疾病可以由多个科室诊疗的情况,智能导诊系统需能更加精细、准确地推荐科室,且能识别急性病症,为患者推荐合适的科室,不延误患者的病情。

(4)智能推荐就诊医师:智能导诊系统除可以智能推荐就诊科室以外,还支持智能推荐就诊医师。智能导诊系统可根据医师简介、所在科室及擅长领域等信息,综合考虑诊疗范围、职称高低、号源有无等情况后为患者推荐医师。

(5)智能导诊系统关键知识库:包括语言转换知识库及医学知识库,可将患者的自然语言转换成规范的医学术语,并基于医学知识、概念等为患者导诊。

2.操作流程　包括注册登录、智能科室分诊、专家医师推荐、预约挂号等。

(1)注册登录:患者使用智能导诊系统前首先填写个人信息,注册账号并绑定就诊卡,注册完成后登录系统,登录成功后方可正常使用。

(2)智能科室分诊:患者可以在可视化视图中选择身体部位来详细查询自己的症状并可以选择多个症状,系统会为患者推荐合适的科室。该部分主要包括症状输入、症状查询和科室推荐。

①症状输入:患者选择自身的主要不适症状输入系统中。

②症状查询:智能导诊系统在后台数据库中查询患者录入的症状的详细信息。

③科室推荐:智能导诊系统结合知识库,运用智能科室分诊算法将科室分诊结果反馈给患者。

(3)专家医师推荐:患者在确认推荐科室后,智能导诊系统通过匹配医师职称、学历、擅长领域等信息,运用医师推荐算法为患者推荐合适的医师,并为患者展示医师的专长介绍等。该部分主要包括科室确认和医师推荐。

①科室确认:患者对所推荐科室进行确认。

②医师推荐:智能导诊系统在患者所选科室中进行医师推荐,并将推荐结果及相关信息反馈给患者。

(4)预约挂号:患者可根据智能导诊系统所推荐的科室及医师,或手动查询医师的简介,查看科室及医师的剩余号源等相关信息,选择科室及医师进行预约挂号。

(三)挂号

就诊前需要挂号,以维护就诊秩序和建立必要的记录。挂号是患者与医院之间正式建立就医法律责任的依据和起点。目前挂号形式分为以下两种。

1. 现场挂号 患者进入医院,在挂号窗口或自助设备排队挂号,挂号成功后候诊、看诊等。

2. 预约挂号 患者通过支付宝、微信、医院 APP、医院官网、第三方服务平台、电话、多功能自助机等线上或线下预约渠道进行挂号,在挂号成功并支付挂号费后根据预约时间进入医院,到诊区报到候诊。

3. 预约挂号管理制度

(1)由门诊部全面管理预约挂号工作。

(2)预约挂号采取实名制。

(3)实行分时段预约就诊。

(4)对出院复诊患者提供中长期预约服务。

(5)医院通过官网、微信公众号、手机 APP、门诊公示栏等方式公示医师的出诊信息、预约挂号须知、预约流程及预约方式。

(6)预约信息系统在出诊前一天向出诊医师推送预约患者人数,向预约患者推送就诊提醒。

(7)对爽约达到规定次数的患者,取消其规定期限的预约挂号资格。

(8)出诊医师严格按公示的出诊信息出诊,不随意停换诊,如因特殊情况临时停诊,须安排同级别医师替诊。

(四)候诊

患者挂号后到相应诊区候诊,在候诊过程中护士可进行必要的诊前评估、健康宣教,并利用互联网进行智能预问诊。为维持有序的诊区秩序和方便患者,还可设置叫号分诊系统。

1. 智能预问诊 利用患者诊前等待时间,引导患者回答与病情症状相关的问题,系统后台通过人工智能算法不断引导患者更加全面、准确地描述病情,并将自然语言转换成规范的医学术语,形成患者主诉并传输到医院信息系统中,帮助医师提前了解患者情况,快速采集病史信息,提高问诊效率。

(1)智能预问诊的关键点:智能预问诊的工作流程大多是基于患者直观感受,在选择不适症状的基础上,以结构化的问题智能模拟医师问诊过程,并通过问答模式智能采集患者病情信息,包括主诉、现病史、既往史、个人史、药物过敏史、月经史、婚育史等信息,并根据患者回复动态追问,帮助医师深入了解患者情况。通过对自然语言的识别和处理,将患者的自然语言转换成标准的医学术语,并推送给医师。主要有以下几个关键点。

①智能处理挂号信息:AI引擎可智能识别患者的挂号科室信息,从而推荐患者可能的多发症状,方便患者点选。同时考虑到患者可能存在挂错号的情况,引擎还会根据患者主诉推断出适合患者病情的科室,并进行适时提醒,进一步为患者推荐与其病情相关的科室或医师。

②口语化主诉智能识别:医疗 AI 算法支持智能理解患者口语化主诉并抽取其中的阳性标准症状,方便后续进一步个性化追问患者病情信息,同时可智能识别检验、检查、用药、手术等其他意图,进一步智能追问。

③个性化病情梳理:智能预问诊基于循证医学的原则,建立强大的疾病知识图谱,通过一问一答的对话形式进一步收集更详细的病情,如针对"耳鸣"来收集耳鸣频次、持续时间等信息,同时根据患者自身情况(如患者性别)、患者回答内容(如有无伴随症状)等进行个性化动态追问。

④自动生成规范报告:系统根据收集到的症状/疾病结构化信息,遵循国家门诊电子病历书写规范,自动生成包含主诉、现病史、既往史、个人史、药物过敏史、月经史、婚育史等内容的诊前报告,为医师接诊提供重要参考。

(2)操作流程:分为患者端操作流程和医师端操作流程。

①患者端操作流程。a.线上平台:智能导诊过程中,先由 AI 机器人预问诊,提前收集病情资料。b.线下门诊:患者可在线上挂号后追加预问诊,或线下到达各科室的候诊区后扫码进行预问诊。进入智能预问诊交互页面后,系统通过模拟医师的问诊过程,向患者提问,然后根据问答内容形成标准化、结构化的预问诊报告,并发送给医师。同时,患者还可自行查看历史预问诊记录并进行修改,有效收集更多病症信息,防止错漏。

②医师端操作流程。a.查看及导入预问诊信息:医师可在该患者的门诊病历书写界面查看预问诊信息,选择并查看已结构化的预问诊病历信息,包括主诉、现病史、既往史、个人史、药物过敏史、月经史、婚育史等,并有选择地将信息同步导入电子病历。由于患者个人主诉可能存在口语化的现象,医师可以在导入后进行修改。同时,医师也可以根据患者预问诊的内容进行更有针对性、更全面的问诊。b. AI 智能辅助诊断:医师可以在预问诊界面查看患者与 AI 机器人的原始对话记录,并且可以查看后台知识库智能构建的疾病知识图谱,包括由患者目前症状推断出的相关疾病,以及各种鉴别诊断之间需要排除和确认的症状。

智能预问诊通过问答的形式,由系统模拟初诊问诊过程,在患者进入诊室之前,就采集到了初诊所需询问的主诉、现病史、既往史等情况,并形成标准化、结构化的诊前/预问诊报告病历供医师参考,有助于医师提前知晓患者病情,提高线下接诊效率。

2. 叫号分诊系统　叫号分诊系统可分为两种:一种是基于自助机签到的现场叫号分诊系统,另一种是基于手机端的在线叫号分诊系统。整个叫号分诊流程工作由接诊医师在门诊医师工作站发起,医师登录工作站,点击"开诊",系统自动叫号。第 1 次分诊由系统自动按照规则进行。第 2 次分诊须由医师结束上一位患者的诊治后,点击"下一位",系统自动联动,提示在诊室门口电子叫号屏上候诊的第一位患者进入诊室。

(1)基于自助机签到的现场叫号分诊系统:目前主要有两种方式,即以实际医院现场报到顺序为准(即门诊现场"先到先得"规则)和以预约顺序为准。采用以实际医院现场报到顺序为准的分诊叫号医院需在就诊区域设置二次候诊台或签到台,工作人员根据患者来院时间先后给予号源。患者预约挂号后来院,在自助机上"签到取号",然后等待叫号,待被叫到号后到相应诊室门口等待就诊。以预约顺序为准的叫号分诊则与签到时间无关,号位就是预约单或挂号单上标明的号位,能较好地实现预约患者最短等候时间的目标。

(2)手机端的在线叫号分诊系统:在现场叫号分诊系统基础上的延伸应用。患者在未到现场的情况下,利用医院 APP、微信公众号等平台完成挂号及签到的全部操作,号源被纳入现场叫号分诊系统。

(3)叫号分诊系统设计原则:叫号分诊系统设计的核心目标是让每个患者高效便捷就诊,总思路是在保证公平的基础上追求秩序与效率,主要遵循以下基本原则。

①减少干预、保证公平:尽可能由系统按照设定规则自主运行,尽量减少人工操作、人为干预。

②接诊效率优先:为提高接诊效率,充分利用医师门诊时间,尽可能多接诊患者,让患者适度等医师,而不是医师等患者。

③秩序优先、高效运行:由于每位患者看诊科室不同,疾病难易复杂程度不同,来院时间

不同等,会出现取消预约、爽约、过号、回诊、加号等各种情况,应妥善处理。

a. 取消预约及爽约:由于种种原因,本已预约某个号源的患者无法前来,只能取消预约或没取消预约也没有就诊。一般取消预约的号源会重新开放给公众预约,而所有未被使用的预约号源也可在接诊当日转为现场号源。为了保持候诊区秩序及医师接诊效率,可设置只允许已挂号已签到的患者进入叫号分诊系统,其他情况均不被叫号。

b. 过号:过号指叫号分诊系统中叫到的号位已经大于患者号位的情况。过号患者不能直接插队进诊室就诊,须再次签到,由叫号分诊系统按照规则再次叫号。

c. 回诊:回诊指在当次就诊中,医师为患者开具了相应的检验、检查项目,患者做完后拿到检验、检查结果,还需要医师进一步解读报告和进行诊疗,以及已经看过医师,还有重要问题需再次咨询的情况。回诊的基本要求:第一,在当次就诊过程中,如果因过号错过就诊,通常对于与首诊预约在同一个半天内的患者,医院会允许其进行回诊。同样地,对于全天排班的普通门诊,患者在当天也有机会进行回诊。第二,回诊不需要重新挂号,但是必须重新签到或登记。第三,由于首次就诊医师会对患者病情更熟悉,回诊一般优先安排首次就诊医师接诊。

d. 加号:患者没有预约挂号,来到医院就诊,而其所要就诊的科室当天号源已满,需要重新增加号源的情况。加号的决定权在当天出诊医师手中,如果患者得到了医师给出的加号确认,可以到窗口进行挂号,此后就诊流程同正常流程一致。由于加号的特殊性,部分患者会围在诊室门口或冲进诊室要求加号。为维护就诊秩序,有的医院会为此专门开发加号小程序,并生成二维码,张贴在门诊入口处,患者扫码后填写基本信息与病情,上传相关资料。医师或其助手可接收患者所提交的信息,审核后决定是否给予加号。加号数量有限,且加号号位位于当天该门诊的最后面。

e. 优先就诊情况:按照政策要求,医院应该对符合规定的对象给予优先就诊服务,如高龄老人、残疾人、军人等。

二、诊中管理——服务到位

(一)就诊

患者进入诊室,医师询问病史、进行体格检查,必要时进行检验或特殊检查,并根据检验、检查结果做出初步诊断,提出治疗意见。

主要流程为医师接诊→询问病史→进行体格检查。若需检验及特殊检查,则患者完成检验或特殊检查后持结果复诊,医师根据结果给出处理意见(取药、其他治疗或收住院);若无须检验或特殊检查,医师直接给出处理意见(取药、其他治疗或收住院)。

(二)缴费

详见第一章第二节中相关内容。

(三)检验/检查或治疗

在诊疗过程中,医师会根据病情开出检验/检查申请单或治疗单,患者缴费后方可进行。部分检验和特殊检查项目还需预约,按预约时间进行检验/检查。

医院检验/检查的传统预约流程通常是由临床医师诊疗后为患者开具检验/检查医嘱,患者持检验/检查申请单到各医技科室排队预约,各医技科室分别划价、收费、预约,患者再根据预约时间到医院检查。由于医技科室检验/检查的项目众多,不同医技科室之间及不同医技科室与临床科室之间都缺乏有效的沟通,患者通常需要往返于不同的医技科室完成预约,患者在院就诊时间延长,因此医院发展出了集中预约、诊间预约、线下自助机和线上自助预约模式,集中分时段预约,在一定程度上简化了检验/检查预约流程。

1. 集中预约模式　由医院组织专业人员搭建统一预约中心平台,对全院申请的检验/检查进行集中预约管理。预约人员可以是经过培训的护士也可以是相关科室的工作人员。医院通过集中预约模式集中管理预约资源,高效地统筹调度各项服务,确保不同检验/检查项目之间的协调与配合。

2. 诊间预约模式　基于医师工作站的一站式预约模式,患者在看诊后,由医师根据患者病情直接开出各项检验/检查项目,同时为患者预约各项检验/检查的时间,患者完成缴费后即可直接按照预约时间前往相关医技科室完成检验/检查,避免患者往返各医技科室预约。诊间预约模式可以减少人力成本,患者也无须排队等候,但先预约后缴费的方式会出现虚假预约,造成资源浪费,还会增加医师工作量。

3. 线下自助机和线上自助预约模式　基于智能终端的一种快捷预约模式。患者在获得检验/检查申请单后,可通过线下自助机或线上移动端预约检验/检查。

(四)取药

医师根据患者病情及检验/检查结果开具处方,患者缴费后由药房审方发药,患者取药。为减少患者等候时间,可使用自动发药系统实现后台摆药。

自动发药系统是通过 HIS、网络通信设备、自动化药品存取设备进行调配和发放药品的系统。这种系统根据药品调配的可行性,灵活采用预配药模式或实时发药模式。当药品只能部分由机器调配时,采用预配药模式;当药品可以全部由机器调配时,采用实时发药模式。

患者完成缴费后,处方信息传输到数据服务器,自动发药系统识别处方配药模式,分配发药窗口,并将窗口号打印在患者的凭条上,患者根据凭条前往指定的发药窗口即可快速领取到调配好的药品。

1. 预配药模式　患者完成缴费后,系统自动打印配药标签,配药员对机器不能调配的药品进行配药,配药完成并进行确认后,通过显示屏显示患者姓名,提示患者取药。患者取药时发药药师通过读取就诊卡或输入流水号、处方号等多种方式向自动发药系统发出取药指令,发药药师核对后,对患者进行用药指导并发药,确认发药后,显示屏上该患者姓名下屏。

2. 实时发药模式　患者完成缴费后,发药窗口显示屏立即显示患者姓名,提示患者取药,患者到发药窗口报到后机器开始配药,同时打印标签,配发药全程不需要配药员,由发药药师完成。

三、诊后管理——服务延续

(一)检验/检查结果查询

患者在完成检验/检查后需获取检验/检查结果,以便后续诊疗。随着信息技术和科技的发展,医院已推出线上查询检验/检查结果的功能。

患者可通过手机软件、微信公众号或等待推送短信等线上方式查询结果,也可前往检验/检查科室窗口或利用自助打印机(线下方式)查询结果。

(二)留院观察或入院

普通患者经过诊断、治疗即可离院,对部分病情较重或疾病诊断不明的患者,需要留院观察或收住院。

（三）诊后随访

诊后随访是指医院对诊治后的患者通过各种方式，定期跟踪了解患者病情变化，对患者进行专业性康复指导的一种随访行为。

主要流程为门诊患者就诊后离院，医院通过电话、互联网在线询问患者病情，给予康复指导和健康宣教以及收集患者对诊疗服务的意见和建议，并根据病情提醒复诊时间，做好随访记录。

（四）延伸医疗护理服务

延伸医疗护理服务的形式多样，包括个案管理、"互联网＋"护理、家庭访视等，具有综合性、延续性、协调性和合作性的特点。

1. 个案管理 关注患者诊疗后如何提高自我管理能力及后续如何回归社会的问题，为诊后患者提供个性化的优质医疗护理服务。

2."互联网＋"护理 "互联网＋"护理是指已在医疗机构注册的医护人员依托互联网等信息技术，为诊后或出院患者提供医疗护理服务的行为。其服务内容和临床医疗护理内容类似，但不同于传统的服务形式，服务地点由医疗机构过渡到线上或患者家中，社会上也习惯将其称为上门护理、居家护理。

（1）线上：主要为开设专科护理门诊，提供图文咨询、语音视频问诊等服务，并负责发放电子健康教育资料、搭建监督交流平台。

（2）线下：主要为医护人员上门为患者进行医疗护理操作，包括提供伤口/造口护理、导管维护、康复指导等专科医疗护理服务。

3. 家庭访视 作为延伸医疗护理服务的重要方式，形式多样且各有特征，能为不同群体及个体提供良好的服务指导。主要内容如下。

（1）组建具备良好专科知识、技能和协作沟通能力的延伸医疗护理服务团队，专职负责诊后延伸医疗护理服务的实施和评价。

（2）制订家庭访视表，对患者的病情（症状和体征）、相关知识（药物、休息与活动、康复锻炼等）掌握程度及患者的治疗、术后恢复情况、家属对疾病知识的掌握情况、有无并发症等进行评估并记录，为患者建立个人档案。

（3）定期进行访视，如遇无法解决的问题，请专科医师或专科护士给出指导意见。

第三节 门诊岗位设置

一、门诊部管理岗位

二级以上医院应设立门诊管理部门及相应岗位，组织门诊医疗活动，保证门诊工作正常运作。门诊管理的内容主要包括门诊诊疗活动中的医疗服务质量、医疗安全、服务流程和就诊环境等。

（一）门诊的管理方式

根据门诊范围内的科室、部门在领导隶属关系上的不同，门诊的管理有以下三种方式。

1. 直接管理 门诊办公室、咨询服务台、门诊导诊、预检分诊、门诊医疗护理单元、挂号收费处、体检中心等部门由门诊部直接管理。体检中心、挂号收费处等部门可根据医院管理需要，成为单独业务部门或由其他部门管理，门诊部进行协调管理。

2. 间接管理 各个科室和部门派出人员到门诊区域工作，为门诊患者提供医疗、护理、康复、心理咨询、健康指导等促进患者健康的业务以及就诊流程的辅助业务。可根据医院要求实行间接管理，其业务领导、人员调配、绩效工资和考核仍由各临床科室主任负责。

3. 协调管理 门诊患者就诊流程涉及医技、药房等其他部门，门诊部要协调管理，保证患者顺利就诊。

（二）岗位设置

根据原卫生部发布的《综合医院组织编制原则（试行草案）》，门诊部设正、副主任和（或）护士长。为满足门诊管理工作需要，依据医院规模，应设置门诊办公室工作人员数名。

（三）岗位职责

1. 门诊部主任岗位职责

（1）在分管院长的领导下，负责门诊的医疗、护理、预防、教学、科研和行政管理工作。

（2）组织制订和实施门诊工作计划，经常督促检查，按期总结汇报。

（3）负责组织、检查门诊患者的诊疗和抢救工作，协助医院质量管理部门进行门诊医疗质量督查。

（4）组织开展预约诊疗、预检分诊、健康教育、感染防控、疫情报告等工作，持续优化就诊流程与环境。

（5）定期召开门诊会议，协调各科关系，督促检查医务人员贯彻各项规章制度、医疗护理常规及技术操作规程的情况。整顿门诊秩序，改进医疗作风，改善服务态度，简化各种手续，方便患者就诊，不断提高医疗护理质量，严防差错事故。

（6）领导和组织门诊质量考核、评比工作，定期进行评奖和经验交流。

（7）组织及协调门诊安全保障工作。

（8）做好门诊各种工作量的统计和整理分析工作。

（9）负责处理门诊方面的群众来访、来信工作。

（10）负责组织门诊工作人员做好卫生宣教、清洁卫生、消毒隔离、疫情报告等工作。

（11）指导所属人员的业务训练，妥善安排进修、实习人员的工作。

（12）组织处理其他门诊相关工作。

（13）完成医院交办的其他任务等。

2. 门诊部副主任岗位职责

（1）门诊医疗质量管理：制订和完善门诊质量考核指标，并定期进行督导、检查；负责门诊患者的诊治和急诊、危重、疑难病患者的会诊和抢救工作；根据各专业特色，有计划地开设各类型门诊，并做到持续性改进。

（2）门诊服务流程管理：根据相关政策、目标和患者的就医体验，制订、修订和优化各项就诊流程，并制订相应的项目指标，督促项目负责人定期、定时完成。

（3）门诊信息化管理：根据智慧医院、电子病历有关政策文件的要求，制订相关执行方案，为全面实施做好准备。

（4）门诊服务质量管理：协助门诊部主任为窗口服务部门制订合理的考核指标和激励机制，并定期进行督察和分析评估，提出整改方案；加强窗口服务人员的岗位培训，不断提高服务质量。

（5）门诊投诉管理：对门诊的群众来访、来信工作进行分析总结，妥善处理医疗纠纷，并及时反馈给科室负责人进行整改，对纠纷、投诉较多的科室进行培训和宣教。

（6）教学培训：定期对门诊工作人员的沟通能力和工作能力进行培训。

（7）做好门诊各种数据的统计和整理分析工作，及时向门诊部主任通报分析结果，制订切实可行的整改方案。

（8）完成门诊部主任布置的其他指令性工作。

3. 门诊办公室人员职责

（1）在门诊部主任领导下，负责门诊的行政管理工作。

（2）制订门诊相关工作制度、流程、职责、预案和工作计划并积极落实。

（3）督促全院医务人员及相关科室认真贯彻执行国家颁布的各项法律、法规、制度和标准。

（4）负责各类门诊医师的出诊安排和综合管理，按规定维护和公开门诊诊疗相关信息。

（5）负责预约诊疗服务的综合管理。

（6）按照规章制度对门诊质量进行督查和反馈。

（7）接待、处理门诊相关投诉、纠纷。

（8）负责优化门诊流程，改善患者就医体验，给门诊工作人员提供便捷舒心的工作环境。

（9）定期总结工作，持续改进。

（10）负责门诊患者的满意度调查。

（11）完成上级交办的其他工作。

二、医疗护理技术岗位

（一）岗位设置

医疗护理技术岗位包括医疗岗位、护理岗位及医技岗位。

1. 医疗岗位　各临床科室有专人分管门诊工作，安排出诊医师。根据原卫生部发布的《医疗机构基本标准（试行）》，综合门诊及普通专科门诊至少应有5名医师，其中1名有副主任医师以上职称，每个临床科室至少有1名医师。门诊及临床科室可根据科室规模、人力资源情况及门诊量增设出诊医师，充分考虑医院的实际医师结构。

2. 护理岗位　设置门诊护士长，按出诊医师数量、门诊患者数量，合理配置护士。根据原卫生部《综合医院组织编制原则（试行草案）》及《卫生部关于实施医院护士岗位管理的指导意见》，门诊护士与门诊医师之比为1∶2，门（急）诊部门应当根据门（急）诊量等综合因素合理配置护士。

原卫生部发布的《医疗机构基本标准（试行）》中规定，综合门诊及普通专科门诊至少有5名护士，其中至少有1名具有护师以上职称。门诊及临床科室可根据科室规模、人力资源情况及门诊量增设门诊护士。

3. 医技岗位　放射科、检验科等医技部门安排专人分管，协调门诊工作。根据原卫生部发布的《医疗机构基本标准（试行）》，综合门诊至少有1名相应专业的卫生技术人员；普通专科门诊应具有士以上技术职称的相应的卫生技术人员；口腔门诊每牙科治疗椅至少配备1.03名卫生技术人员；整形外科门诊每台手术床至少配备2.7名卫生技术人员；医疗美容门诊每台手术床至少配备 2.4 名卫生技术人员,每张美容床至少配备 1.4 名卫生技术人员;中医门诊至少有 1 名中药士及相应的检验、放射等技术人员;中西医结合门诊至少有 1 名具有相应专业的卫生技术人员;民族医门诊至少有 1 名民族药药士和 1 名检验士。

(二)岗位职责

医疗护理技术岗位职责包括医疗岗位职责、护理岗位职责及医技岗位职责。

1. 医疗岗位职责

(1)门诊医师须严格执行《医疗机构从业人员行为规范》和《医疗机构工作人员廉洁从业九项准则》等医疗行为规范,严格遵守医院制度规定及门诊部相关管理规定。

(2)遵守劳动纪律,不迟到、早退、离岗。

(3)在门诊部管理下完成对门诊患者的诊疗工作,遵守各项技术操作常规,合理用药,合理检查,合理治疗。

(4)严格履行首诊负责制,做好双向转诊、科间会诊、线上诊疗、多学科会诊、疑难疾病会诊等相关工作,配合门诊及相关部门妥善处理投诉、纠纷。

(5)保证医疗质量并做好医患沟通,保持"一室一医一患",保护患者隐私,按照医院感染防控要求进行传染病防控。

(6)严格执行门诊医疗文件的书写规定。各类医疗文件书写项目齐全,内容准确,描述清晰,重点突出。

(7)各临床科室分管门诊工作的医疗组长应由主治医师以上人员担任,协助门诊部及科主任做好门诊医疗及行政管理工作,指导并检查科室出诊医师的门诊工作,督促出诊医师认真执行门诊部的各项规章制度,做好传染病防控及健康宣教工作。

2. 护理岗位职责　包括门诊护士长岗位职责及门诊护士岗位职责。

(1)门诊护士长岗位职责。

①在护理部和门诊部的领导下,组织制订门诊护理工作计划,并实施、检查、持续改进。

②组织制订和完善门诊护理规章制度、操作规程、应急预案,全面负责门诊护理服务质量。

③负责门诊护士管理,合理安排人力资源,定期组织培训和考核。

④督促并检查门诊护士工作完成情况。

⑤多举措改善患者就医体验,提供便民措施,开展健康宣教工作。

⑥推动专科护理门诊的发展和规范管理,负责护理带教、开展护理科学研究并及时总结经验。

⑦监督和协助管理门诊的各项设施、设备,保持功能完好。

⑧落实院内感染控制,负责传染病预检分诊等工作,做好消毒隔离。

⑨组织协调医、护、患、相关科室的关系,处理门诊突发事件。

⑩完成上级交办的其他工作。

(2)门诊护士岗位职责。

①在护士长的领导下开展工作。

②严格执行各项规章制度和工作流程。

③做好开诊前的准备工作,科学地组织安排患者就诊。

④预检分诊工作:对传染病患者要按病种分类,安排隔离诊室就诊,以免交叉感染;诊断明确者转感染科或传染病医院治疗。

⑤熟练掌握所在门诊科室的各种护理操作技术,严格执行各项护理操作规程,避免不良事件及并发症的发生。

⑥做好患者的就诊指导和健康宣教工作。

⑦负责医疗用品的保管、维修和补充,及时添置治疗用品,更换消毒灭菌物品,保证医疗护理工作的顺利进行。

⑧完成实习、进修护士的带教工作。

⑨定期总结工作,提出改进意见。

3. 医技岗位职责

(1)在门诊部及科主任的领导下,做好相关的检查、检验、报告、诊断及治疗工作,掌握检查及检验设备的操作流程,保证检验或检查结果的准确性及可靠性。

(2)严格遵守各项操作规程及制度,做好自我防护工作,告知患者各项检查、检验的注意事项,避免发生意外事故。

(3)定期对检查、检验设备进行维护、检修及清洁,保证设备正常运作,减少故障。

(4)药师应负责药品的储存、分发,确保患者用药的安全性和合理性。

(5)开展新技术、新项目和科学研究,学习和运用先进技术,及时总结经验。

(6)经常征求临床科室意见,不断改进工作。

(7)承担教学任务,做好进修、实习人员的培训工作。

三、辅助岗位

(一)岗位设置

对挂号员、收费员、导医、保洁员、保安员、司梯员等辅助岗位应安排专人分管,确保人员配备充足、合理,保证门诊工作顺利有序进行。根据国家卫健委 2022 年发布的《医疗机构门诊质量管理暂行规定》,医疗机构应当按照不少于日均门诊量 0.2%的比例配备门诊导医人数或智能引导设备数量。

(二)岗位职责

1. 挂号员岗位职责

(1)在门诊部和(或)财务处的领导下,做好门诊挂号工作。

(2)负责挂号现金和票据的兑换及保管工作。

(3)具有良好的服务态度,耐心解释患者的问题,安排有序。

(4)负责工作量统计和上报。

(5)保持挂号处清洁、整齐、卫生。

(6)经常征求科室意见,不断改进工作。

2. 收费员岗位职责

(1)在财务处的领导下,做好门诊收费、结算及报表汇总工作。

(2)按规定价格和收费标准进行收费。

(3)收付现金做到唱收唱付,当面清点。做到日清日结,及时将日报表和款项交汇总会计审收登记。

(4)严格执行交接班手续,当班的问题应由当班人员负责解决。

(5)做好防盗工作,每日按规定将所收的支票和现金一并交送银行。留存少量零款时不得超出规定限额,不得私留公款或转借他人。保管好款项、收费专用章等,不得转借他人和用于非收费业务。

(6) 如发现长款、短款现象,不得自行以长补短,应将长款、短款情况分别登记,报上级批准处理。

(7) 完成上级临时交办的各项任务。

3. 导诊、分诊及咨询人员岗位职责

(1) 在门诊护士长领导下,负责患者的预检、分诊咨询及就诊指导工作。

(2) 热情接待患者,耐心解答患者提出的问题,做到有问必答。

(3) 掌握疾病分诊相关知识、就诊流程,熟悉医院布局及开展的相关业务,正确指导患者就诊。

(4) 维护就诊秩序,按先急后缓、先重后轻的原则,安排急危重患者优先就诊。

(5) 掌握急救技能。发现急危重患者,按规范协助抢救及运转。对疑似传染病患者,按《医疗机构传染病预检分诊管理办法》处理,做好消毒隔离工作,防止发生医院内感染。

(6) 提前准备物品、器械,做好室内清洁、消毒和开诊前的准备工作。

(7) 为患者提供方便服务,如准备一次性杯子、老花镜等。

(8) 完成上级交办的其他工作。

4. 保洁人员岗位职责

(1) 负责门诊卫生并保持常态化。

(2) 负责门诊大厅、走廊、厕所等地面、门窗、墙壁及附属设施(灯、电扇、候诊椅等)的卫生清洁工作。

(3) 负责劝阻患者不在门诊吸烟、不随地吐痰和乱扔果皮纸屑。

(4) 在院感办和门诊部的业务指导下,负责门诊大厅、走廊、厕所的消毒,防止交叉感染。

5. 保安人员岗位职责

(1) 对整个门诊大楼的安全负责。

(2) 对通过门诊安检门、安检机的所有人员随身携带的金属物品进行智能分类,对重点金属物品进行标记,如管制刀具、压力气体金属罐等,便于保安人员重点复查和管控。引导患者有序通过安检门,并要求每位患者的背包接受红外探测扫描,一旦发现管制物品,应立即阻止该患者携带管制物品进入医院大楼,并做好登记。

(3) 加强门诊大楼日常安全防范巡逻,负责监管门诊大楼内的消防设备、用电设备等。对进出大楼的各种设备、物品进行检查、核实并做好登记。

(4) 积极维护门诊大楼正常的就诊秩序,若发现盗窃或纠纷情况,及时处理并向保卫处报告。

第四节　门诊工作流程

一、各科室工作流程

(一) 临床科室工作流程

临床科室主要工作流程如下。

(1) 患者入院,现场挂号(或预约挂号),根据挂号信息前往相应科室门诊,等待叫号分诊系统叫号就诊。

（2）医师叫号，患者进入诊室。

（3）询问患者主诉及详细病史，进行体格检查。

（4）根据病情和初步诊断，安排必要的辅助检查，如血常规、X线检查、CT检查等。

（5）患者完成检查，医师综合病史、体格检查和辅助检查结果，做出诊断。

（6）制订治疗计划，如使用药物、接受手术治疗、进行康复治疗等。

（7）提供疾病相关的健康指导及防护措施，包括饮食、生活方式等。

（8）完成门诊病历书写。

（9）普通患者诊疗后离院，需收住院患者由医师开具住院证，缴费后前往住院部住院。

（10）合理安排患者复诊，对诊疗结束的患者进行诊后随访。

（二）医技科室工作流程

医技科室是运用专门的技术和设备，协同临床科室诊断和治疗疾病的科室，包括检验科、影像科、内镜中心、功能检查室、病理科、门诊药房等，其工作流程如下。

1. 检验科工作流程 分为临床医师申请检验流程、血液标本采集工作流程、检验标本管理流程、检验结果报告流程。

（1）临床医师申请检验流程：医师开具检验申请单→选择检验类型（普通门诊或急诊）→采集标本→提交标本与等待检验报告→获取并解读检验报告。

（2）血液标本采集工作流程：患者准备→采血人员确认患者身份→核对医嘱→标识标本容器→采集血液标本→告知患者采集后注意事项。

（3）检验标本管理流程：标本采集→标本标识→标本转运→标本接收→标本检测→检测后标本保存→废弃标本处理。

（4）检验结果报告流程：审核人员审核检验报告→确认检验结果→执行检验后查对制度→若发现存在异常结果，执行异常检验结果复检制度，进行危急值处理，处置特殊检验项目。

2. 影像科工作流程 分为临床医师申请检查流程、影像报告流程、影像检查工作流程。

（1）临床医师申请检查流程：医师开具检查申请单→选择检查类型（普通门诊或急诊）→各检查科室为患者做好隐私保护、辐射防护后进行检查→技师打印胶片或患者在自助机自助打印胶片→诊断医师出具诊断报告→患者线下拿取报告或在线查询报告。

（2）影像报告流程：诊断医师登录医学影像管理系统→初级诊断医师书写报告→上级医师审核并签名→发放报告。

（3）影像检查工作流程：影像科确认患者身份，核对医嘱→技师检查设备间，确认设备运行良好→工作人员指导患者做检查前的准备→患者进入设备间摆好体位，技师进行检查→结束检查。

3. 内镜中心工作流程 门诊就诊后，医师开具内镜检查项目、检查所需药物、化验单等→患者取药、完成化验，签署知情同意书，预约检查时间→患者根据预约时间进行内镜检查或相关治疗→内镜中心出具报告单。

4. 功能检查室工作流程 医师开具检查申请单后按规范进行各项操作→分析检查结果，出具报告单→交给患者或医师。

5. 病理科工作流程 分为标本签收工作流程、组织取材工作流程、病理科诊断报告工作流程。

（1）标本签收工作流程：获取组织样本后填写病理检查申请单→运送病理标本→完成病理标本交接。

（2）组织取材工作流程：取材前准备→核对标本→组织取材→组织块核对→取材台消毒。

（3）病理科诊断报告工作流程：技术人员与诊断医师交接申请单和病理切片→诊断医师验收病理切片和申请单→诊断医师阅读申请单后全面阅片→疑难病例请上级医师会诊→不能确诊者进行全科讨论→出具病理报告。

6. 门诊药房工作流程　包括处方调配工作流程及处方核发工作流程。

（1）处方调配工作流程：分为审方和调配两步。

①审方：收取药品清单，审核处方内容，对存在用药错误或配伍禁忌的药品清单应交还核发人员并告知。

②调配。

a. 按药品清单上药品顺序调配药品，正确填写用法、用量贴签和注意事项，贴于药品包装盒醒目位置。调配拆零药品时，按规定在药袋上注明患者姓名、药品名称、用法、用量、批号、有效期和调配日期等。拆零药品须从原包装中准确数取，调配后原包装放回原处。已分装好的拆零药品须注明患者姓名和发药日期等。

b. 将药品清单和药品交给核对人员。

（2）处方核发工作流程：包括收方和审方、核对、发药。

①收方和审方：审核电子处方内容（患者姓名、性别、年龄、科别，药品名称、剂型、规格、数量、用法、用量，医师姓名，开方日期，金额等），按规定对处方或用药医嘱的适宜性进行审核。若处方内容有误，应向患者或家属交代清楚并通知处方医师更改医嘱。

特殊药品管理：处方的调剂严格按有关规定执行，应审核专用纸质处方及相关内容。麻醉药品、第一类精神药品、医疗用毒性药品在专用窗口调剂。

处方审核无误后进行结算，打印药品清单和订单，将清单交配方人员进行调配。

②核对：逐项核对药品清单中药品名称、剂型、规格、数量、用法、用量等，检查药品的外观质量和有效期等。

③发药：确认患者身份，按药品清单上的顺序发药，交代用法、用量、注意事项等，并将药品清单交给患者或家属。

二、门诊常规技术操作流程

（一）内科门诊常规技术操作流程

内科门诊常规技术包括氧气吸入、胸腔穿刺术、腹腔穿刺术、骨髓穿刺术等。

1. 氧气吸入　目的：供给患者氧气，提高肺泡氧分压和动脉血氧饱和度，缓解和纠正机体由各种原因所造成的缺氧状态，促进代谢，以维持人体的生命活动。

（1）鼻导管法。

①向患者说明用氧目的，取得合作。

②备齐用物，携至患者床旁，安装氧气表，检查流量表是否关好，将流量开关调整至便于操作的方向。打开总开关，再打开流量表，连接湿化瓶、鼻导管，检查氧气流出是否通畅，再关闭流量表。

③用棉签清洁患者鼻腔。

④取鼻导管,从鼻腔轻轻插入,并固定于面部。

⑤调节氧流量,观察患者有无呛咳现象。

⑥停用氧气时,先取下鼻导管,关闭流量表,再关闭总开关。

(2)面罩法:以氧气面罩代替鼻导管,按鼻导管法连接氧气面罩,调节氧流量,将氧气面罩置于患者口鼻处,用松紧带固定。

(3)氧气枕法:使用前先将枕内充满氧气,连接鼻导管或氧气面罩,调节氧流量即可供氧。

2. 胸腔穿刺术 目的:抽液检查积液的性质,鉴别渗出液或漏出液;做细胞学检查,协助病因诊断;放出积液和积气,减轻压迫症状,解除患者痛苦;向胸腔内注入抗感染、抗癌药物等进行治疗。

(1)向患者解释穿刺目的和注意事项,取得患者同意。

(2)准备用物,备胸腔穿刺包、治疗盘等。

(3)携用物至患者床旁,关好门窗,用屏风遮挡患者。

(4)视病情及病变部位取合适体位,病情轻者可反向坐在椅子上,两手臂置于椅背,头枕臂上。重症患者取半坐卧位。

(5)选好穿刺部位:通过胸部 X 线或超声检查确定穿刺部位,常规穿刺点为腋中线或腋后线第 6～7 肋间。

(6)常规消毒皮肤,戴无菌手套,铺洞巾,进行局部麻醉。

(7)当穿刺针进入胸腔后,嘱患者切勿深呼吸及咳嗽,以免针头刺伤肺脏。针头进入适当深度后,用血管钳固定,并嘱患者勿活动。将抽出的液体分为两份分别作为培养标本和常规标本。

(8)抽液结束,拔出针头,在穿刺部位覆盖无菌纱布,并按压穿刺点片刻。撤去洞巾,用胶布固定无菌纱布,协助并嘱患者卧床休息。

(9)整理用物,记录抽出液体的量、颜色、性质并标明送检标本。

3. 腹腔穿刺术 目的:明确腹水的性质,鉴别渗出液、漏出液和血性液;进行常规检查、生化检查、细胞学检查,协助病因诊断及降低腹腔压力,减轻压迫症状;向腹腔注射抗癌、抗感染、抗结核药物等,提高治疗效果。

(1)向患者解释穿刺目的和注意事项,消除患者恐惧心理。

(2)备齐用物,携至患者床旁,关好门窗,用屏风遮挡患者。嘱患者排尿,以免穿刺时误伤膀胱。

(3)根据患者病情取坐位或半坐卧位,将油布、治疗巾及腹带垫于患者腰背部,测量腹围。

(4)选择穿刺部位(一般采用脐与髂前上棘连线的中外 1/3 交界处),常规消毒皮肤,戴无菌手套,铺洞巾,行局部浸润麻醉。

(5)穿刺针经局部麻醉点垂直刺入腹腔,即可抽吸腹水,取检验标本。如需大量放液,则于穿刺针尾部接长橡皮管,并用调节夹控制放液速度,使腹水缓慢流出,而后束腹带,以防腹压骤降。

(6)拔出穿刺针后,局部以碘伏及乙醇消毒,覆盖无菌纱布,压迫穿刺点,撤去洞巾并以胶布固定。

(7)测量腹围,束紧腹带,嘱患者平卧休息,整理用物。

（8）如为诊断性腹腔穿刺,可用注射器直接穿刺抽液,穿刺部位同上。

4. 骨髓穿刺术　目的:观察骨髓内细胞形态及分布;检查造血功能;辅助诊断血液病;检查某些寄生虫感染;做骨髓培养,以便应用抗癌药物及免疫抑制剂;骨髓腔注射药物或进行骨髓移植。

（1）向患者解释穿刺目的及其临床意义,取得患者同意。

（2）备齐用物,携至患者床旁,关好门窗,用屏风遮挡患者。

（3）根据选定的穿刺部位安排患者体位,如在髂前上棘穿刺时则患者取侧卧位或俯卧位,在腰椎棘突穿刺时取坐位并头俯于胸前,背部向后突出,尽量使腰椎棘突暴露明显。

（4）常规消毒皮肤,戴无菌手套,铺洞巾,行局部浸润麻醉。

（5）先将穿刺针的固定器固定于距针尖 1.5 厘米处并旋紧,而后将穿刺针垂直用力旋转刺入。当手感阻力消失,穿刺针已能固定在骨内时,表明已进入骨髓腔,即可拔出针芯,抽吸骨髓液。将取得的骨髓液滴于玻片上,制成均匀的涂片。

（6）抽取标本后插入针芯,拔出穿刺针,覆盖无菌纱布,按压穿刺点后用胶布固定。嘱患者卧床休息 2～3 小时。

5. 肾脏穿刺术　目的:通过穿刺采集肾脏活体组织,做光镜检查、电镜检查及免疫荧光检查,以明确肾脏病变的性质;对肾脏移植术后有严重排斥反应者,可通过活检确定治疗措施。

（1）向患者解释穿刺目的、临床意义及注意事项,让患者练习并习惯在床上使用便器,反复练习吸气后屏气动作。

（2）备齐用物,携至患者床旁,关好门窗,用屏风遮挡患者。嘱患者取俯卧位,腹部垫小枕,使肾脏紧贴后腹壁。

（3）穿刺部位一般取背部第 12 肋下缘 0.5～1 厘米处,距背正中线 6～7.5 厘米处。常规消毒皮肤,戴无菌手套,铺洞巾,行局部浸润麻醉达肾包膜。

（4）嘱患者深吸气后屏气,术者先用腰椎穿刺针做试探性穿刺,以掌握皮肤距肾脏的深度,随后在穿刺点用尖手术刀刺破皮肤,用分叶活检穿刺针按照试探的方向和深度刺入,当确定达肾脏时,可见穿刺针随呼吸上下摆动。拔出针芯,接注射器并抽吸,见抽出血液时,更换注射器,嘱患者暂停呼吸,迅速将活检针向前推进 1～2 厘米,同时旋转 1 周,然后拔针。

（5）拔针后局部覆以无菌纱布,按压穿刺点,撤去洞巾,用胶布固定,使用腹带并用小沙袋加压。嘱患者卧床休息 24 小时。

（6）将穿刺所取的肾脏活体组织置于标本瓶内,及时送检。

6. 肝脏穿刺术　目的:取肝脏活体组织行病理学检查以明确诊断;抽出脓液并注入药物进行治疗。

（1）向患者解释穿刺目的、临床意义及注意事项。指导患者练习呼气后的屏气动作。

（2）备齐用物,携至患者床旁,关好门窗,拉帘遮挡患者,嘱其排便。协助患者取仰卧位,左侧背部稍垫高,使身体稍向右倾,右手屈肘置于枕后。

（3）选择右腋中线第 9 与第 10 肋间隙或右腋前线第 8 与第 9 肋间隙肝实音区为穿刺点。疑诊肝癌时,宜选择较突出的结节处穿刺。

（4）常规消毒皮肤,戴无菌手套,铺洞巾,行局部麻醉。

（5）备好快速穿刺套管针,以橡皮管将穿刺针与 50 毫升注射器相连。

（6）将穿刺针沿肋骨上缘与胸壁垂直方向刺入,紧握注射器,嘱患者在深呼气末屏气片刻,同时回抽注射器使其内形成负压。与此同时,将穿刺针迅速刺入肝脏并立即拔出,深度一般不超过 6 厘米,随后将穿刺针内的肝组织注入固定液内。

(7) 拔针后局部覆以无菌纱布,立即按压穿刺点 5～6 分钟,撤去洞巾,用胶布固定,沙袋加压。嘱患者卧床休息 24 小时,观察血压、脉搏变化。

(8) 整理用物,及时送检肝脏活体组织,必要时可制成涂片送检。

7. 心包穿刺术 目的:诊断和治疗;穿刺抽液检验,可明确心包积液、积血的性质及病原;穿刺放液,可减轻心脏压塞症状,亦可同时向心包腔注入药物,进行治疗。

(1) 向患者解释穿刺目的和注意事项,嘱患者穿刺时切勿咳嗽或深呼吸。

(2) 备齐用物,携至患者床旁,关好门窗,用屏风遮挡患者。协助患者取坐位,后垫靠背或取半坐卧位。

(3) 选择穿刺部位:一般在左前胸第 5 肋间隙锁骨中线或心浊音界左缘内侧 1～2 厘米处。对于感染性心包炎患者,宜选择剑突下与左肋弓缘夹角处。穿刺时患者头偏向一侧,在治疗过程中覆盖患者面部,避免其观看引起精神紧张,并防止口鼻分泌物污染穿刺部位。

(4) 常规消毒皮肤,戴无菌手套,铺洞巾,行局部麻醉。

(5) 持穿刺针在选定的穿刺点缓慢向心包方向刺入。当手感阻力突然消失,并有与心脏搏动一致的波动感时,表明穿刺针已进入心包腔。此时应用血管钳固定穿刺针,而后接上注射器,放松血管钳,缓慢抽出液体,当抽满注射器时,夹闭管道,取下注射器,排空液体,应严防空气进入心包腔。

(6) 按需留取标本。如需向心包腔内注入药物,应在抽液后注入。穿刺抽液过程中应持续行心电监护,观察患者血压、呼吸、心率等生命体征变化。

(7) 整理用物,记录抽取液体的量、颜色、性质,及时送检标本。

8. 环甲膜穿刺术 目的:注射麻醉药物,为气管内其他操作做准备;通过导管滴入药物,直接作用于肺部病变部位,以消炎、祛痰、修复局部组织;解除喉梗阻。

(1) 向患者解释穿刺目的、方法和注意事项,争取患者主动配合。

(2) 备齐用物,携至患者床旁,患者取平卧位,头向后仰,充分暴露颈部。穿刺部位取甲状软骨与环状软骨之间。

(3) 消毒颈部皮肤,戴无菌手套,铺洞巾。以左手食指及拇指固定穿刺部位皮肤,行局部麻醉后右手食指及拇指持穿刺针,与气管中线垂直反向刺入。当达到喉腔时即有落空感,患者可有反射性咳嗽,注射器可有气体抽出。

(4) 固定注射器于垂直位置,注入少量的表面麻醉药,然后按照穿刺目的将准备的药液缓慢滴入。

(5) 滴注完毕,拔出穿刺针,压迫穿刺点片刻,覆以无菌纱布即可。

9. 心电图检查 用于观察或诊断各种心律失常、心肌病变及冠状动脉供血情况,了解某些药物作用、电解质紊乱及某些内分泌疾病对心肌的影响。

(1) 向患者解释检查目的和注意事项,准备用物。

(2) 嘱患者取平卧位,安静休息(活动者需休息 3～5 分钟)。

(3) 关好门窗,做好遮挡措施,检查设备,启动电源开关。

(4) 暴露操作部位,清洁患者皮肤。

(5) 按正确顺序连接各导联,待机器显示波形,开始录制,可根据需要加做导联。

(6) 检查结束后取下导联,关闭设备,整理好用物。

（7）阅读心电图并书写报告。

10. 动态心电图检查　用磁带将患者一定时间内（24～48 小时）的心电图动态变化录制下来，以供诊断与治疗参考。

（1）向患者解释检查目的和注意事项，准备用物。

（2）清洁患者放置电极部位皮肤表面油脂。

（3）将正极置于体表常规 V1、V5 处，负极置于胸骨左、右缘第 2 肋间，地线置于胸骨柄上部。

（4）指导患者记好活动日志，日志内容包括饮食起居、工作学习、各种活动及服药后的自我感觉等。

（5）检查结束后取下电极并擦拭干净，检查导联是否完好，以备再用。

（6）取出磁带置于显像仪上，分析心电图，记录重要的心电图变化。

11. 纤维胃、十二指肠镜检查　目的：可弥补 X 线造影不能以肉眼直接观察胃、十二指肠病变的不足，同时可以摄取照片；取活体标本进行病理或细胞学检查，对胃和十二指肠的炎症、溃疡、肿瘤、息肉等做出正确诊断。

（1）向患者解释检查目的和注意事项，取得患者配合。

（2）准备用物，用 2％的丁卡因溶液行咽部喷雾，达到局部麻醉效果。共喷 3 次，每次间隔 2～3 分钟。

（3）协助患者取左侧卧位，解开衣领，放松腰带，有义齿者应取下。将牙垫放入患者口中，单人或者双人插镜，指导患者做吞咽动作，顺势将胃镜插入食管。再将胃镜依次插入贲门、胃体与胃窦部。当幽门开放时，借机将胃镜插入十二指肠。

（4）根据病情进行黏膜活检，以便明确病变性质。

12. 纤维结肠镜检查　目的：可对整个结肠进行观察，判断结肠病变的性质与部位；弥补钡剂灌肠检查的不足，有助于结肠病变的诊断。

（1）向患者详细解释检查目的、方法及注意事项。

（2）准备用物，协助患者取膝胸位或左侧卧位，用涂有润滑剂的扩肛器扩张肛门，将纤维结肠镜插入 20 厘米后抽回扩肛器，嘱患者张口深呼吸，将纤维结肠镜沿肠腔缓慢插入乙状结肠中部，而后协助患者取仰卧位，并将其两腿分开屈曲，以便纤维结肠镜深入。

（3）观察结肠各部位情况，酌情向肠腔内注气或向外吸引，保持视野清晰。对病变部位摄影或取活体组织送检。检查结束时整理用物，并消毒纤维结肠镜备用。

（二）外科门诊常规技术操作流程

外科门诊常规技术包括换药、手术后拆线、清创缝合、脓肿切开引流、压痛点封闭等。

1. 换药　目的：检查、清除伤口和创面的分泌物；控制感染；促进创面和伤口愈合。

（1）准备用物，嘱患者取舒适卧位或坐位，以利于暴露伤口。

（2）取下绷带和外层敷料，再用无菌镊子或戴无菌手套取下内层敷料，若内层敷料与伤口粘连，应先用生理盐水湿润后揭去，以免损伤肉芽组织或引起出血。揭除敷料的方向应与伤口纵轴方向平行，以减轻患者疼痛。

（3）一手持无菌镊子将换药碗内的碘伏棉球传递给另一手的镊子，擦洗伤口周围皮肤，再用生理盐水浸湿的棉球蘸去分泌物以清洁创面。对于清洁创面由内向外擦拭，对于化脓伤口则由外向内擦拭。

（4）手持无菌镊子探查伤口或去除过度生长的肉芽组织、异物等，并观察伤口的深度及有无引流不畅等情况,再用碘伏棉球清除沾染在皮肤上的分泌物,最后用无菌敷料覆盖创面,固定包扎。

2．手术后拆线　手术切口愈合后拆除缝线。

(1)取下敷料,用碘伏棉球沿切口向周围方向消毒皮肤。

(2)用有齿镊子将线头一侧提起,将埋在皮内的缝线拉出针眼少许且在该处剪断,用镊子抽出缝线。

(3)用碘伏消毒切口皮肤后覆盖纱布,固定包扎。

3．清创缝合　清除开放性伤口内异物和坏死组织,尽量清除细菌,争取伤口一期愈合。

(1)向患者说明伤口情况,准备用物。

(2)用无菌纱布覆盖伤口,剪去毛发,用松节油以软毛刷或纱布轻轻擦洗伤口周围皮肤,除去泥垢等,再用过氧化氢和生理盐水清洗伤口。

(3)消毒伤口周围皮肤,戴无菌手套,铺无菌治疗巾。

(4)行局部麻醉后检查伤口,清除血凝块和异物,对出血点进行压迫止血,剪除失去活力的皮下组织、筋膜和肌肉等。

(5)必要时可沿肢体长轴扩大伤口,以便处理深部创伤组织。

(6)重新消毒皮肤,铺无菌治疗巾,更换器械,用生理盐水再次冲洗伤口,缝合断裂的神经、肌腱或原位固定。

(7)按组织层次缝合创缘(如面部、颈前部创口整齐,最好做皮内缝合,避免瘢痕形成),消毒缝合的皮肤,覆盖无菌纱布,用胶布固定,必要时加棉垫,用绷带包扎。

4．脓肿切开引流　脓肿一旦形成,须切开引流,以防炎症扩散或细菌入血,同时可以减轻局部张力,消除全身症状,加快炎症的消退。处理特殊部位的炎症时应早期切开以降低病灶内的压力,防止感染扩散。

(1)向患者解释引流目的,嘱患者清洗局部皮肤,必要时剃毛。

(2)准备用物,常规消毒皮肤,戴无菌手套,铺无菌治疗巾,行局部麻醉。

(3)用刀刺入脓肿中央,向两端延长切口。如脓肿不大,切口最好达脓肿边缘。

(4)切开脓肿后,以手指伸入腔内,如有间隔组织,可轻轻地将其分离,使成单腔,以利于排脓。

(5)在切口内填入生理盐水或凡士林纱布条,覆盖干纱布,固定或加棉垫包扎。

5．压痛点封闭　通过利多卡因对神经的麻醉作用,阻断局部病灶刺激产生的神经冲动,达到解痉、止痛等目的。

(1)向患者说明疗效,封闭前做利多卡因皮肤过敏试验。

(2)准备用物,根据压痛点部位协助患者取适当体位,以拇指尖仔细找出明显的压痛点,做好标志,常规消毒皮肤。

(3)根据压痛点部位深浅选用长度适宜的针头,在压痛点上用利多卡因做局部表浅的浸润麻醉,然后直接刺到压痛点深层腱鞘内或骨膜上,肌肉痉挛者可直接注射到该部位的肌肉上。注入药液时,患者局部有酸胀沉重感,有时向四周放射。

(4)压痛范围较大时,单点注射药液不能达到全部效果,应做多点或扇形封闭。

(5)注射完毕后拔出针头,消毒针眼,用无菌纱布覆盖,以胶布固定。

6．负压引流术　利用负压将创面的渗液或腔内积液吸出,以减少感染,促进伤口愈合。

(1)向患者说明放置引流管的重要性及注意事项,准备用物。

（2）选用多孔导管或橡皮管，体外端由体表戳孔引出，接无菌引流瓶，并与吸引器相接，保持一定负压。

（3）使用一次性负压引流装置时，将引流器上的塞子打开，将气体全部排出，塞紧塞子，再将引流管与引流器接头连接。当引流出的液体超过引流器一半时应倒掉，再重新排气，形成负压，持续引流。

7. 胃肠减压术　利用胃管或双腔管及负压吸引装置，吸出胃或肠腔内容物及气体，减轻胃肠道内的压力，解除腹胀，减轻患者痛苦。用于胃肠手术时，可减少手术中的困难，增加安全性，利于术后吻合口的愈合，还可用于观察肠道内容物的性质，从而协助诊断和治疗。

（1）向患者说明胃肠减压的目的和注意事项，准备用物。

（2）协助患者取平卧位或半坐卧位，头略后仰，清洁鼻腔。

（3）在胃管前段涂润滑剂，由一侧鼻孔插入至咽喉，嘱患者做吞咽动作，随吞咽缓慢插入。如患者发生呛咳，立即退出少许或拔出重插。

（4）胃管插入 45～55 厘米时，可用注射器抽吸、注入空气听诊等方式确定胃管位置。如有胃液抽出或可听到气过水声说明胃管正确插入胃内。

（5）用胶布固定胃管，连接胃肠减压器。

8. 导尿术　目的：解除排尿困难所致尿潴留和相关并发症；导出不受污染的尿液标本，做细菌培养等检查；部分手术为避免术中误伤膀胱，术前需进行导尿。

（1）向患者解释导尿目的和注意事项，准备无菌导尿包及相关用物。

（2）嘱患者取平卧位，两腿弯曲，膝盖向外展，充分暴露尿道。

（3）清洁外阴部，使用消毒棉球首次消毒尿道，每个棉球只能使用一次。

（4）二次消毒尿道，使用润滑剂润滑尿管前段，暴露尿道口，缓慢插入尿管，女性患者插入深度为 4～6 厘米，男性患者插入深度为 15～20 厘米。

（5）见尿液流出后固定尿管。

9. 尿道扩张术　治疗尿道狭窄的有效方法。定期为尿道损伤的患者进行尿道扩张，防止其发生严重的尿道狭窄而致排尿困难。

（1）向患者解释尿道扩张的重要性，扩张前做利多卡因皮肤过敏试验，清洁外阴部，嘱患者排尿。

（2）准备用物，嘱患者取平卧位或膀胱截石位，消毒外阴部，戴无菌手套，铺巾。

（3）由尿道口注入表面麻醉剂 10～20 毫升，并在尿道内保留 15 分钟。

（4）一手暴露尿道口，另一手将涂有润滑剂的尿道扩张器轻轻插入尿道，穿过尿道后进入膀胱。

（5）扩张完毕后拔出尿道扩张器，嘱患者多饮水。

（三）妇产科门诊常规技术操作流程

妇产科门诊常规技术包括外阴擦洗、阴道冲洗、产科检查、阴道检查等。

1. 外阴擦洗　目的：保持产褥期及妇产科手术后外阴清洁，防止切口感染、生殖器官逆行感染。

（1）向患者说明擦洗目的、方法。

（2）准备用物，嘱患者排空尿液，取截石位，将便盆置于患者臀下。

（3）一手用镊子钳夹消毒棉球，按顺序（自上而下、由里向外）擦洗，最后擦洗肛门。

2. 阴道冲洗　通过冲洗，杀灭或减少阴道内的细菌等病原体，治疗阴道炎症。

（1）向患者说明冲洗目的，嘱患者排空尿液。

（2）准备用物，协助患者取截石位，先冲洗外阴，再将灌洗头轻轻插入阴道，打开灌洗头，冲洗阴道壁及穹窿部。

（3）灌洗结束后关闭灌洗头，以灌洗头压阴道后壁，使冲洗液流出，取出灌洗头。

（4）若需放置药物进行治疗，可用窥阴器扩开阴道，钳夹药物放入阴道顶端。

3. 产科检查　目的：确诊胎儿发育情况，观察孕妇腹部形态，确诊单胎或双胎妊娠，检查羊水、水肿、腹水、腹直肌分离等情况，确定胎方位、胎先露、胎产式、胎头是否衔接等，通过听诊、触诊等了解胎儿的胎动及胎心音。

（1）向孕妇说明检查目的，嘱检查前排尿。

（2）准备用物，嘱孕妇仰卧于检查床上，头部稍高，两膝屈曲，腹部放松，暴露腹部，检查者站于孕妇右侧。

（3）根据妊娠月份，观察腹部形态。如腹部过度膨隆，可能为双胎、巨大儿、羊水过多、腹水等。腹部过小，可能为胎儿宫内发育迟缓。

（4）用双手指腹触摸腹部，了解肌肉的紧张度及敏感度、羊水多少。用软卷尺测量子宫底的高度及腹围，随后运用四步触诊检查法，检查胎儿大小、胎产式、胎方位、胎先露等。

（5）妊娠 18～20 周时，可在孕妇的腹部听到胎心音。正常胎心音节律规则、有力，120～160 次/分。超过 160 次/分为异常胎心。听诊最清楚的部位因胎先露部位的不同而有所区别。在听诊过程中应注意与和胎心音一致的吹风样脐杂音、胎盘杂音及腹主动脉的搏动相鉴别。当子宫较敏感，且腹壁紧张导致胎心不好确定时，可借助胎心音的部位与腹部检查中胎先露的情况综合分析和判断胎方位。

4. 阴道检查　目的：通过阴道检查，对某些妇科疾病做出诊断；在分娩过程中，发现可疑情况而通过肛诊不能明确诊断时，经阴道检查可达到确诊的目的；当治疗某些疾病需经阴道放药或进行其他治疗时应行此检查。

（1）嘱患者排空膀胱，进行阴道检查前应备皮。

（2）准备用物：用窥阴器检查时，协助患者取截石位，一手手指分开小阴唇，另一手持两叶并拢的窥阴器，先涂润滑剂，再将窥阴器倾斜 45°，沿阴道后壁插入，然后旋转至正位，打开窥阴器，直至宫颈完全暴露。

（3）进行双合诊检查时，戴无菌手套，食指和中指蘸润滑剂，轻轻沿阴道后壁进入，检查阴道深度、有无畸形、黏膜有无瘢痕及肿块等。另一手放在耻骨联合上方，按压下腹部，与阴道内手相配合，触摸子宫的轮廓、大小、硬度、活动、压痛、位置，再触摸卵巢大小、有无肿块及输卵管区有无增厚、包块、压痛。

（4）三合诊时一手食指、中指先涂润滑剂，分别伸入阴道、直肠，另一手置于下腹部。

（5）产科阴道检查时需先进行外阴冲洗，常规消毒，铺无菌治疗巾，同法暴露宫颈。

5. 肛门检查　检查直肠与阴道相关疾病，以明确诊断。

（1）嘱患者取平卧位，双腿屈曲分开。

（2）一手戴手套，蘸润滑剂，以食指轻轻插入肛门内，其余四指取握拳姿势，食指在肛门内按检查目的进行检查。

（3）诊断妇科疾病时应注意肿块的大小、性状等。

6. 宫颈黏液检查　可间接了解和判断卵巢功能。

（1）向患者说明检查目的，取得配合。

（2）准备用物，嘱患者取截石位，用窥阴器暴露宫颈，拭净宫颈口及阴道后穹窿的分泌物。

（3）用长弯钳伸入宫颈口夹取黏液，涂于玻片上，用另一玻片蘸取黏液，拉成丝状，观其长度。待玻片上黏液干燥后，置显微镜下观察黏液结晶类型。

7. 诊断性刮宫　刮取宫颈管或子宫内膜组织，进行病理学检查，以明确诊断及指导治疗。

（1）对患者给予耐心解释和疏导，必要时可给予镇静药，嘱患者排空膀胱。

（2）准备用物，嘱患者取截石位，常规消毒，铺无菌洞巾。

（3）先行双合诊探清子宫的位置和大小，再用窥阴器暴露宫颈，消毒后，钳夹宫颈前唇，持子宫探针探测宫腔方向及深度。

（4）若宫颈口较紧，可用扩张器逐次扩张，而后用刮匙从宫底至宫颈内口，沿前后壁及两侧子宫角，仔细刮尽所有内膜组织。

（5）疑有癌变时，可做分段刮宫，即先刮取宫颈管组织，再取子宫内膜组织，并将刮出物分别放入盛有固定液的标本瓶内。

8. 宫颈活组织检查　切取宫颈病变组织做病理学检查，以判断宫颈病变性质。

（1）向患者讲明检查目的及注意事项，准备用物。

（2）嘱患者取截石位，用窥阴器暴露宫颈。用消毒棉球拭净宫颈表面的血液或分泌物。

（3）用宫颈活检钳夹取一小块病变组织放入标本瓶，标记后送检。

（4）若怀疑有宫颈管内病变，应用小刮匙刮取宫颈管内组织，注意所取组织不可过浅。老年绝经患者，宫颈萎缩变小，有时用活检钳钳取组织较为困难，可用活检钳钳住组织后用长弯剪剪取。

（5）宫颈局部伤口处压以棉球或纱布止血。若压迫不能有效止血，可以在纱布上撒上适量的止血粉或覆盖一层明胶海绵，压紧，24 小时后取出。

9. 宫腔镜检查　目的：通过宫腔镜检查，可以直视子宫内壁病变，便于定性、定位及取活组织标本，早期诊断子宫内膜病变；可在宫腔镜直视下做输卵管通畅试验、输卵管粘堵术、电凝术等。

（1）向患者说明检查目的，准备用物。

（2）嘱患者取截石位，常规消毒外阴、阴道、宫颈，戴无菌手套，铺无菌洞巾。

（3）行双合诊检查，用窥阴器暴露宫颈后再次消毒。用宫颈钳钳夹宫颈并牵引，持子宫探针探测宫腔深度及方向，扩张宫颈管，将子宫镜纤维导管系统及光源开启，检查各部件性能，将镜头的前端慢慢送入宫腔，反复冲洗宫腔，直至流出的冲洗液澄清后缓慢滴注葡萄糖 50 毫升以上，使宫腔充分扩张，子宫内膜清晰可见。

（4）此时移动镜头，依次检查子宫底部、两侧子宫角及宫腔各部，最后检视宫颈管，再慢慢将镜头退出宫颈管。

10. 羊膜腔穿刺术　目的：常用于抽取羊水标本进行分析检查，以间接了解胎儿宫内情况；向羊膜腔内注入药物，行妊娠中期引产；对羊水过多者，可抽取部分羊水以缓解宫内压力。

（1）向患者及其家属讲明穿刺目的，取得同意及合作。术前备皮，嘱患者排空膀胱。

（2）嘱患者取平卧位，常规消毒腹部皮肤，铺无菌洞巾，再次消毒皮肤。

（3）将穿刺针经腹壁垂直刺入，再向子宫内刺入，有 2 次阻挡感和 1 次突破感，即进入羊膜腔。抽出针芯,用注射器抽取羊水,按需送检。

(4)套入针芯后拔出穿刺针,覆以无菌纱布,压迫穿刺部位,防止出血。

（四）眼科门诊常规技术操作流程

眼科门诊常规技术包括中心视力检查、视野检查、色觉检查、眼压检查等。

1. 中心视力检查 测定视网膜黄斑中心凹的视功能,协助眼科疾病的临床诊断和预防保健。

(1)教会患者看视力表的方法及正确回答方式,准备相关用物。

(2)嘱患者以左手持遮眼板遮盖左眼查右眼视力,再以右手持遮眼板遮盖右眼查左眼视力。

(3)检查者手持指示杆自上而下顺次指向视力表。如患者能看清最后一行全部视标则为 1.0 正常视力,不足 1.0 为非正常视力。

(4)进行近视力检查,可将标准"E"字形视力表置于患者眼前 30 厘米处,分别检查两眼,仍嘱患者由上而下辨认"E"字缺口,正常视力应在 1.0 以上。若在距离视力表 30 厘米处患者视力达不到 1.0,可将视力表前移或后退,直至测得患者最佳视力,然后记录此时的视力/距离。

2. 视野检查 可测定周边视网膜各点的视功能。

静态视野计检查:①向患者说明检查方法,准备好用物。②利用不动的光点作视标,令其出现在背景的不同部位以进行静态定量检查。该检查不但可以测定视野缺损的范围,而且可以测定缺损区视觉敏感度受损的程度、发展和预后。

3. 色觉检查 测定视网膜锥体细胞的功能,确诊色盲或色弱。

色盲表检查:根据各类型的色盲患者不能分辨某种颜色,却能分辨其明亮度的特点,将某些颜色不同而明亮度相同的色点融入包含红绿元素的简单文字或图案中,使色盲患者不能辨认,从而暴露色觉异常。

4. 眼压检查 测定眼内压,常用于青光眼及其他眼病的诊断。

(1)测量前告知患者测量过程中有气流冲击眼球,略有不适但无疼痛,嘱患者不要紧张。

(2)准备用物,打开电源(先打开电动桌电源,再打开机器电源)。

(3)嘱患者取坐位,头置于头架上,前额紧靠额头架。

(4)嘱患者双眼同时注视前方,睁大眼睛注视仪器内红色指示点,并告知测量时有轻微气流喷出,避免瞬目及后退。

(5)根据患者高度调节电动桌至适当高度。

(6)调整患者眼角至约与额头架旁标示高度相同。

(7)调整仪器操纵杆并对焦,按测量键进行测量,连续 3 次,取平均值,测量结束后将结果打印出来。

(8)关机前先擦拭颌托、额头架、镜头(先用吹球将灰尘吹去,再以拭镜纸蘸 95% 的乙醇小心擦拭清洁)。

(9)关机时调整机器并对准中线,盖上镜头盖,先关闭机器电源,再关闭电动桌电源。

(10)紫外线消毒后盖上保护盖。

5. 洗眼法 目的:清洁眼睑皮肤,冲洗结膜囊及角膜异物、有害化学物、炎性分泌物或荧光素染色剂。

(1)向患者说明洗眼目的、方法和注意事项。

（2）准备用物，嘱患者取仰卧位或坐位，头略向后仰并向冲洗侧倾斜，铺治疗巾于冲洗侧肩部。

（3）右手持洗眼壶，先冲洗眼睑及周围皮肤，左手轻轻翻转上、下眼睑，暴露结膜囊并冲洗，嘱患者向上、下、左、右各方向转动眼球，进行彻底冲洗，然后用消毒棉签擦干眼睑，每次冲洗3～4分钟。

6. 泪道冲洗法　目的：检查泪道有无狭窄或阻塞，并判断阻塞部位；冲洗分泌物；治疗慢性泪囊炎。

（1）向患者说明冲洗目的及配合事项，准备用物。

（2）嘱患者取坐位仰头或仰卧位，头偏向患眼侧。冲洗前先用手挤压泪囊，观察有无分泌物排出，并注意量及性质。

（3）用棉签蘸1%丁卡因置于上、下泪点之间，行表面麻醉5～10分钟后开始冲洗。若泪点小或阻塞，须先用泪点扩张器扩张后再行冲洗。

（4）一手持抽有生理盐水的注射器，接冲洗针头，另一手拉开患者下眼睑，将冲洗针头垂直插入泪点1.5～2毫米，再将冲洗针头转向水平方向，使其与睑缘平行，将冲洗针头推向内眦方向（推进5～6毫米）。

（5）缓慢注入生理盐水，并询问患者有无液体流入咽部，再依同法自上泪点进行冲洗。

（6）冲洗结束后滴抗生素滴眼液或涂眼药膏。

（7）泪道通畅者注入的液体应流入咽部而不会从泪点反流，鼻泪管阻塞者则冲洗液全部反流，有时伴有脓性分泌物外溢。泪小管和泪总管阻塞时，插入冲洗针头时有抵抗感，冲洗液自原泪点或另一泪点回流。

（五）耳鼻喉科门诊常规技术操作流程

耳鼻喉科门诊常规技术包括鼻腔冲洗、外耳道冲洗、外耳道滴药等。

1. 鼻腔冲洗　可清除鼻腔内分泌物或脓痂，以利于鼻腔黏膜恢复正常生理功能。

（1）对初诊患者应向其说明冲洗的目的和方法，做好解释。

（2）准备用物，将盛有温生理盐水300～500毫升的冲洗桶高挂于患者头部30厘米处。

（3）嘱患者取坐位，头向前倾，将连接在冲洗桶上的冲洗头塞入患者前鼻腔，打开夹子，使温生理盐水缓慢流入鼻腔。

（4）嘱患者勿言语，张口自然呼吸，使温生理盐水经过侧鼻腔排出（部分流入口内的吐出即可），分泌物、脓痂即可随冲洗液流出体外。两侧鼻腔交替进行。

（5）冲洗完毕协助患者头向前倾，以利于鼻腔内残余生理盐水自然流出。

2. 外耳道冲洗　冲洗出外耳道深部不易取出的碎软耵聍、微小异物或已经软化的耵聍。

（1）向患者说明冲洗目的，取得同意及配合。

（2）准备用物，嘱患者取坐位，头略偏向对侧，使患耳稍向上，于同侧颈及肩部铺治疗巾，患者手托弯盘紧贴耳垂下颈部皮肤，以便收集冲洗液。

（3）一手将耳廓牵向后上（对于婴幼儿则向后方牵拉），使外耳道成一直线，另一手持耳道冲洗器，将温生理盐水向外耳道后壁注入，反复冲洗。

（4）冲洗后用干棉签将外耳道擦干并消毒，检查外耳道及鼓膜有无损伤或病变。

3. 外耳道滴药　治疗中耳炎及外耳道炎、耵聍栓塞、外耳道内活昆虫类异物存留等。

（1）向患者说明滴药方法及应配合的事项。

（2）准备用物。嘱患者取侧卧位，患耳向上。先用棉签蘸过氧化氢拭净外耳道中的分泌物并擦干。

（3）顺外耳道后壁缓慢滴入药液，而后轻轻按压耳屏数次，利用外耳道空气的压力将药液压入中耳腔。

（4）滴药后保持侧卧数分钟，使药液与中耳黏膜充分接触，然后塞一消毒棉球于外耳道口。如对侧需滴药应等待片刻再依上法滴入。

（5）若为软化耵聍栓塞，每次滴药量可稍多；若为取出昆虫类异物，可滴入乙醚，也可用各种植物油或甘油等，限制昆虫活动并使其窒息死亡。

4. 上颌窦穿刺冲洗 通过冲洗将上颌窦腔内积存脓液冲出，必要时做药敏试验，以便选用抗生素，提高治疗效果，同时可取抽吸物做病理检查，协助诊断。

（1）向患者解释冲洗目的，准备用物。

（2）嘱患者取坐位，头保持正中位。先将浸有 1%丁卡因或 4%可卡因的卷棉条置于下鼻道前段外侧，10～15 分钟后取出。如中鼻甲肿胀，中鼻道引流不畅，应放 1%丁卡因和 1%麻黄碱棉片麻醉和收敛，以便冲洗时脓液易于流出。

（3）将上颌窦穿刺针置于下鼻道距下鼻甲前端 1～1.5 厘米处穿刺，针头斜面朝向鼻中隔，针尖指向同侧眼外眦，针柄尽量压向鼻小柱。左手固定头部，右手捏持穿刺针，用力推针或轻旋捻针后刺入。

（4）当穿刺针进入窦腔时有突破感，即可拔出针芯，将连有橡皮管的注射器接于穿刺针上。先回抽，如抽出空气或脓液，则证实穿刺针在窦腔内。

（5）嘱患者低头张口呼吸，颌下接一弯盘，缓慢注入温生理盐水，观察有无脓液、脓团随冲洗液流出，直至洗出液澄清，随后注入药物，回插针芯后拔出穿刺针，再将 1%麻黄碱棉片或棉球塞入下鼻道压迫止血。

（六）口腔科门诊常规技术操作流程

口腔科门诊常规技术包括银汞合金调拌、磷酸锌粘固粉调拌等。

1. 银汞合金调拌 用于中龋及深龋的干髓治疗和后牙填充。目前已逐渐淘汰。

（1）手工调制时，将 5 份合金粉与 7～8 份汞置于研钵中，以 120～150 r/min 的速度、14.7 kPa 的压力研磨约 2 分钟，取出放于橡皮布内裹住并揉搓，挤出多余的汞，手指揉捻时有捻发音或握雪声即可用于填充。从调拌到开始填充不得超过 3 分钟。

（2）用全自动银汞调拌器调拌银汞合金时，将所需的银汞和合金粉放入银汞调拌器的密闭帽状器内，再将帽状器置于固定夹上，利用机器的快速旋转，振荡密闭帽状器，调拌完成后取下密闭帽状器，将银汞合金倾倒在橡皮布上，用手揉搓 30 秒，挤出余汞后即可使用。

2. 磷酸锌粘固粉调拌 用于粘固冠桥等固定修复体，正畸时用于粘固带环。

（1）将磷酸锌粘固粉末和液体分别置于清洁干燥的玻璃板两端，将粉末分为若干份。

（2）平持不锈钢调刀，使之与玻璃板完全接触，将粉末逐份加入液体内，旋转调拌至所需稠度。

3. 氧化锌、丁香油粘固粉调拌 用于暂时填充或封闭龋齿，达到安抚治疗的目的。

（1）将氧化锌粉剂和丁香油分别置于玻璃板上，将氧化锌粉剂分为若干份。

（2）用不锈钢调刀将氧化锌粉剂逐份加入丁香油中，旋转调拌至所需稠度。

4. 复合树脂调拌 用于填充前牙缺损和粘接整畸附件。

将粉剂和液剂按 2∶1 的比例置于清洁干燥的玻璃板上，用塑料或玛瑙调刀将粉剂逐份加入液剂中,充分调匀成糊状,需在 30~45 分钟完成调拌。

5. 石膏调拌   用于制作模型材料、印模材料、包埋材料。

(1) 将 100 克石膏粉加入 40~50 毫升水中,快而均匀地调拌约 1 分钟,使其成为糊状。

(2) 轻轻敲动橡皮碗,排出内部气泡,即可用于灌注模型。

(七) 皮肤科门诊常规技术操作流程

皮肤科门诊常规技术包括封闭疗法、冷冻疗法、二氧化碳激光疗法、氦氖激光疗法等。

1. 封闭疗法   可以阻断恶性刺激,对神经系统有保护作用,还可产生微弱而温和的良性刺激,使神经系统恢复正常功能。

(1) 采用静脉注射封闭时,将 50 毫克利多卡因、100 毫克维生素 C 溶于 20 毫升生理盐水中,于 3~5 分钟推注完毕。必要时间隔 1 周后可重复注射。

(2) 行局部封闭时,用 0.25%~0.5%利多卡因在皮损周围行皮下注射,一般用量为 10~40 毫升,每日或隔日 1 次。

(3) 行股部封闭时注射部位选在股中部前方外侧,应用长针。先将针头刺入皮内,然后向深处推进,当触及骨膜时再稍退针,即可注射。

(4) 行胸交感神经封闭时患者取俯卧位,于第 1 胸椎横突外侧 4 厘米处垂直刺入,当触及横突时,针尖向上或向下在第 2 胸椎横突间刺入,再以 20°角向正中线前刺入约 3 厘米,若无回血,即可将 0.25%利多卡因注入。

(5) 行肌内注射封闭时以 2%利多卡因每日或隔日肌内注射 1 次。

2. 冷冻疗法   通过低温治疗某些皮肤疾病。多采用 1 次或多次冰融。皮损表面平且边缘规则时,选择相同大小、形状的冷头接触。皮损高低不平且面积稍大时,用喷冻。喷冻时,需注意周围正常皮肤的防护,一般在硬纸板中央剪出一个与患处皮肤大小、形状一致的小洞,而后将硬纸板覆盖在需要治疗的皮肤上,进行喷冻。喷冻时间因病种、皮肤厚度、皮损部位、患者性别及年龄而有所不同。

3. 二氧化碳激光疗法   主要通过热效应使组织细胞酶失活,蛋白质变性进而发生凝固性坏死、碳化和气化。

(1) 原光束烧灼。

①采用原光束烧灼时,常规消毒治疗区域,并以利多卡因行局部麻醉。为了保护周围正常组织,可用生理盐水浸湿的敷料进行覆盖。

②接通激光器电流,开启水冷系统,调试所需的光束。小面积皮损可一次除去,较大面积的皮损需分区治疗。

③治疗结束后局部涂 2%甲紫溶液,并用无菌纱布包扎。痂皮脱去后,如果 1 次未治愈,可重复治疗。

(2) 聚焦激光切割:采用聚焦激光切割时,照射距离以患者皮损处有温热感为准,每次照射 15~20 分钟。

4. 氦氖激光疗法   使用低能量的氦氖激光照射皮损部位,不仅能够有效刺激细胞生长,促进受损组织的修复与再生,还能扩张血管,增强局部血液循环,进而达到消炎镇痛的治疗效果。

多采用对局部皮肤进行照射的方法,每次照射 10~15 分钟,隔日 1 次。

5. 光化学疗法   通过口服 8-甲氧基补骨脂素加黑光照射产生光毒反应,抑制表皮细胞 DNA 的合成,从而达到治疗目的。

（1）照射前嘱患者口服 8-甲氧基补骨脂素，2～3 小时后按生物剂量测定法予以照射。48～72 小时观察到的能够引发最弱红斑所需的最短照射时间，称为 1 个光毒量。

（2）一般从 3/4～1 个光毒量开始，每周治疗 2～3 次。

（3）当皮损部位明显好转时，维持此量至 95％的皮损被吸收，再进行巩固治疗，治疗频度可随皮损的改善而减少。

（4）每次照射时间不得超过 30 分钟，照射距离为 10 厘米左右。

三、门诊常用设备操作流程

（一）心电监护仪操作流程

（1）评估患者病情、意识及配合程度。

（2）连接电源，检查心电监护仪能否正常运行。

（3）核对患者信息，使患者平卧，松解衣领，暴露胸前区，清洁皮肤。

（4）贴电极片，绑血压袖带，戴血氧夹。

（5）调节心电监护参考值。

（6）协助患者取舒适体位，调整心电监护仪位置。

（二）除颤仪操作流程

（1）评估患者病情、意识、心电图波形、电极连接情况等，使患者平卧，松解衣领，暴露胸前区，取下义齿，去除金属饰物及导电物。

（2）准备用物：带电极板的除颤仪、导电糊、心电监测导联线、急救药品等。

（3）确认患者发生心律失常（心室颤动、心室扑动），开机，选择非同步除颤方式，同时取下两个电极板，确认电极板与除颤仪连接，均匀涂擦导电糊。

（4）选择能量，按充电键或按电极板上的充电按钮，至屏幕显示充电完成。

（5）将一个电极板置于心底部，即右锁骨中线第 2 肋间，另一个电极板置于心尖部，即左腋中线第 5 肋间。

（6）胸骨电极板上的患者接触指示器显示接触良好时，同时按下两个电极板上的"除颤电击"按钮，进行除颤。

（7）观察患者呼吸、心律、血压、电极板接触部位的皮肤情况及心电图变化，如原有心律失常持续出现，立即重复上述步骤，再次除颤。

（8）操作完毕后关机，清洁患者皮肤，协助患者取舒适体位，持续监测心率、心律及血压。

（三）简易呼吸器操作流程

（1）评估患者意识、有无自主呼吸及使用简易呼吸器的指征等。

（2）备齐用物，携至患者床旁，使患者去枕平卧，取下活动义齿，连接面罩、呼吸囊。

（3）开放患者气道，清除上呼吸道分泌物及呕吐物，松解衣领，站于患者头侧，使患者头后仰，托起下颌，用面罩罩住患者口鼻，按紧不漏气，单手挤压呼吸囊。

（4）观察患者胸廓是否随着挤压呼吸囊而起伏，面罩是否出现雾气，患者的生命体征等。

（5）结束后协助患者取舒适体位，整理用物。

（四）体温计操作流程

（1）检查体温计功能是否完好。

（2）根据具体型号及测温需求选择合适的测温部位（口腔、腋下、耳朵等）。

（3）将体温计放入或对准测温部位。

（4）等待体温计测量完成或在屏幕上显示结果。

（5）记录测量数值，并根据结果开具相应的医嘱或进行必要的医疗处理。

（五）血压计操作流程

（1）评估患者病情、意识，询问有无活动及可能造成血压波动的行为。

（2）嘱患者坐于安静的环境中，确保患者放松。

（3）选择大小合适的袖带，将袖带包裹患者的上臂。

（4）将血压计放在患者心脏水平位置，并开始测量。

（5）等待测量完成，记录收缩压和舒张压。

（6）根据测量结果开具相应的医嘱或进行必要的医疗处理。

（六）血糖仪操作流程

（1）评估患者意识，询问基础血糖及进食情况。

（2）洗净双手，用乙醇棉签擦拭采血区域。

（3）打开血糖仪，插入血糖试纸。

（4）将血糖针头扎入采血区域。

（5）吸取血滴，等待血糖仪显示结果。

（6）记录血糖值，根据结果进行相应处理。

（七）心电图机操作流程

参照内科门诊常规技术操作流程中"心电图检查"内容。

（八）听诊器操作流程

（1）选取适宜的听诊头，确保听诊器清洁干净，一用一消毒。

（2）将听诊头置于患者身体相应部位，如心区、肺部等。

（3）戴上听诊器听诊耳塞。

（4）注意听取心区、肺部的各种异常声音。

（5）根据听诊结果进行初步诊断。

（九）病历打印机操作流程

（1）身份识别：患者输入就诊卡号/门诊号或其他身份验证信息。

（2）机器识别，检索病历。

（3）显示可打印病历，患者选择需要打印的病历。

（4）打印成功，患者取走纸质病历。

（十）检验/检查结果打印机操作流程

（1）患者扫描凭条二维码或输入就诊卡号或门诊号。

（2）机器识别报告数量，等待打印。

（3）打印成功，患者取走报告。

（十一）自助终端服务机操作流程

以缴费流程为例。

（1）选择自助机，点击缴费，选择身份识别类型（插医保卡、贴身份证、插就诊卡等）。

（2）系统识别身份，进入缴费服务。

（3）选择缴费项目，点击确定，选择支付方式（如医保支付或自费支付）输入密码或扫描支付二维码，完成支付。

（4）缴费成功。

第五节　门诊工作制度

一、门诊工作制度

（1）门诊实行主任负责制，门诊部主任在分管院长领导下负责门诊的全面管理。

（2）遵守医院各项规章制度，门诊工作人员着装符合职业要求，具有良好的仪容、仪表。

（3）经常检查督促各科室、各部门工作制度和工作职责执行情况，加强信息反馈，提高医疗和服务质量。

（4）做好门诊环境管理和秩序管理，使环境整洁、舒适、安全，工作有序。

（5）经常深入科室调查并了解各项工作的落实情况；认真收集各科室对门诊工作的反馈意见并进行分析，以便发现问题，及时解决；及时向院长汇报工作进展并提出改进措施。

（6）健全和落实好本部门各项规章制度。

（7）严守工作岗位，每日检查开诊情况，对门诊各楼层进行巡查，排除安全隐患。

（8）加强医德医风建设，做好门诊患者满意度调查，整理分析，改进工作，提高服务水平。

（9）根据医院门诊发展总体规划，制定和完善各项规章制度；负责各类门诊出诊安排；组织和督查门诊医疗质量和安全；开展预约诊疗服务，优化就诊流程；公开诊疗信息，提供导诊分诊服务；维护诊疗秩序；开展健康教育；协调处理患者投诉，并持续改进门诊服务质量，改善患者就医感受。

（10）负责相关文件的上传下达、收集、汇总，接受、处理各种公文函件，做好登记存档。协助完成外单位请求配合事项及需门诊配合的其他部门事项。

二、门诊首诊负责制

（一）定义

首诊负责制是首诊医院、首诊科室及首诊医师负责制的简称，是指患者的首位接诊医师（首诊医师）在一次就诊过程结束前或由其他医师接诊前，负责该患者全程诊疗管理的制度。

（二）基本要求

（1）明确患者在诊疗过程中不同阶段的责任主体。

（2）保障患者诊疗过程中诊疗服务的连续性。

（3）首诊医师应当做好门诊医疗记录，保障医疗行为的可追溯性。

（4）对于非本医疗机构诊疗科目范围内的疾病，应告知患者或其法定代理人，并建议患者前往相应医疗机构就诊。

（三）具体内容

（1）患者的首位接诊医师或科室为首诊医师或首诊科室，是诊疗过程中不同阶段的责任主体,对患者的检查、诊断、治疗、抢救、转诊等全程诊疗工作负主要责任。

(2)凡来院就诊的患者,首诊科室和首诊医师都应该认真接诊,任何科室和工作人员不能以任何理由推诿、拒绝诊疗患者。

(3)首诊医师须详细询问患者病史,进行体格检查、必要的辅助检查,做出初步诊断与处理,并认真书写门诊病历。对诊断明确的患者积极治疗或提出处理意见,对尚未明确诊断的患者应在对症治疗的同时,及时请上级医师或有关科室医师会诊。

(4)首诊医师应保障患者诊疗过程中诊疗服务的连续性,当诊疗结束后,应详细告知患者下一步诊疗流程。

(5)诊断为本科疾病时,首诊医师应负责处理,若诊治困难,应及时请上级医师会诊及处理。

(6)当患者初步诊断为非本专业疾病时,需向患者推荐就诊科室,并指导患者挂号就诊。对于病情涉及2个科室以上的患者,如需住院治疗,应根据患者的主要病情收住院。如有争议,由门诊部出面协调,科室不得拒收患者。

(7)对于门诊会诊患者,若为单科会诊,首诊医师应协助患者挂号,推荐适合的会诊科室或医师,并在病历上写明会诊需求;若为多科会诊,首诊医师应推荐患者挂多学科联合门诊,并告知患者下一步就诊流程。会诊科室必须安排高年资医师会诊,认真检查,如不属于本科疾病,应写好会诊记录和拟诊意见,由首诊科室做进一步检查与处理。

(8)对急危重症患者,首诊医师应采取积极措施进行抢救,如需检查、转诊或住院,首诊医师应陪同或安排其他医务人员陪同护送。如需转院,首诊医师应与所转医院先联系,安排好后再嘱患者转院。首诊医师在处理患者,特别是急危重症患者时,有组织相关人员会诊、决定患者是否收住院等的决定权。

(9)一切以救治为先,不得用办理手续(挂号、缴费等)、不属本科疾病、无家属陪同等理由延误抢救。遇到多发伤或者疑难急危重症患者时,无论诊断是否明确,都应第一时间抢救,保证患者生命安全,做好病历记录后寻求下一步诊疗方案。

(10)对疑似的传染病患者,应按照规范流程进行接诊、转送,及时上报,采取必要的防护措施、彻底消毒等。

(11)对因推诿或拒收而引发的医疗纠纷或事故,医院将追究当事人及科室的责任。

三、挂号收费处工作制度

(一)建立健全医院挂号收费处管理制度,提升收费和票据管理的规范化

首先,建立完善的内部控制制度,明确收费、稽核、现金收缴以及票据管理等岗位职责,并根据不相容岗位相分离的原则明确各岗位的职责、权限,以确保各项工作顺利进行。此外,还应建立内控制度的监督评价体系,对内控管理实施再管理,以加大内部控制的力度和效用。其次,健全票据管理制度,严格落实票据编码措施,确保票据号码在收费系统中按照顺序连续编号,并有效防止跳号和空号等不良现象的发生。与此同时,票据的领用及核销也应由专门人员负责管理,并定期对票据使用情况进行核查、校对。再次,贯彻收费印章制度,尽量确保收费印章每人一个,并且收费工作人员在领用印章时必须进行详细登记,且应当做到专章专用。最后,完善退费管理制度。

(二)建立工作人员培训机制,切实提升挂号收费处工作人员的业务素质

首先,由于挂号收费处工作主要涉及接诊服务和收费管理这两大方面的内容,医院在加

强挂号收费处工作人员业务能力培训的同时,还应当加强思想道德方面的教育,让他们更好地认识到自身所担负的职责,从而以积极、认真、负责的态度投入日常工作中。

（三）充分利用先进的信息技术,不断强化挂号收费处现金管理制度

首先,挂号收费处现金管理必须坚持日清日结原则,对于在经营中收缴的现金,必须当日进行清点、登记入账,并送存银行,以确保现金保管的安全性。其次,对于医院挂号收费处的发票存根、结算报表等原始凭证,应当先由挂号收费处主管人员及会计人员稽核后,再交由医院财务部门进行会计稽核。此外,医院还应当充分利用当前的先进信息技术,大力推行网上预约和自助挂号缴费,如此既能够缓解患者排队就医的现象,也能够大大提升挂号收费处的工作效率,从而提高医院的整体服务水平。

（四）注重挂号收费处退费管理,维护医院的合法权益

挂号收费处审核人员以及医院监管部门还应当做好退费审核审查工作,杜绝违规、违法办理退费情况的发生。

四、门诊各科室工作制度

（一）临床科室工作制度

（1）在门诊部和（或）各临床科室的领导下开展工作,遵守门诊部和科室的各项规章制度。

（2）依法依规开展临床业务,合理排班,确保出诊医师的出诊时间符合患者需要,保障医疗安全。

（3）按照专业相关诊疗指南和操作规范对患者进行规范诊疗。

（4）按要求书写门诊病历,规范填写检验/检查申请单,合理开具处方,做好登记,持续改进医疗质量。

（5）严格执行《医院感染管理办法》《医务人员手卫生规范》及预检分诊制度,落实消毒隔离和防护制度,保持诊室卫生、整洁,防止医院交叉感染。

（6）严格执行无菌技术操作规程,严谨施行门诊可开展的各项手术,避免差错。

（7）妥善保管、使用各种器械、药品,分类存放,准确登记,定期检查,及时补充和更换。

（8）主动报告医疗不良事件并做好记录,积极进行疾病健康宣教。

（9）按照教学办公室要求做好学生带教工作。

（二）门诊医疗业务辅助部门工作制度

门诊医疗业务辅助部门工作制度包括检验科工作制度、放射科工作制度、病理科工作制度等。

1. 检验科工作制度

（1）科室有质量管理小组,开展质量与安全管理和持续改进工作。

（2）所有工作人员具备相应的专业学历,并取得相应专业技术职务任职资格,特殊岗位人员应具备相关岗位资格证书。

（3）检验项目在卫生行政部门核准的职业范围内,满足临床工作需要;提供 24 小时急诊服务,临检项目的出结果时间小于 30 分钟,生化免疫项目的出结果时间小于等于 120 分钟。有危急值报告制度和流程。

（4）检验仪器、试剂、耗材符合国家规定;严格执行临床检验项目标准操作规程和检验仪器的标准操作、维护规程;有试剂和校准品管理相关制度。

（5）标本处置严格按照实验室标本管理的相关制度和流程执行。有报告管理和签发制度，有检验结果预期报告时间。

（6）有质控制度和失控处理方案，按规定参加各级别质量评价。

（7）有科室安全管理制度和应急预案。

（8）将菌株、剧毒试剂及易燃、易爆、强酸、强碱药品和贵重仪器放置在安全位置，指定专人看管。

（9）保持室内清洁，物品放置有序。

（10）严格落实各项工作流程，加强监管力度。

2. 放射科工作制度

（1）科室有质量管理小组，开展质量与安全管理和持续改进工作。

（2）医师、技师、护士以及辅助人员配备符合相关管理规定，各级各类人员具备相应资质和职业资格。

（3）开展项目符合医疗机构执业诊疗科目许可登记，符合《放射诊疗管理规定》，取得放射诊疗许可证。提供24小时X线摄影、超声检查、CT检查等急诊服务，急危重症患者检查后30分钟内出报告。有危急值报告制度和流程。

（4）报告的书写及审核遵循相关规范要求，为各类检查项目设定预期的报告时间。

（5）严格执行技术操作规范；定期对设备进行校准和维护，技术指标和安全防护性能符合相关标准。

（6）在放射影像检查区域张贴电离辐射警告标志，为工作人员和受检者采取防护措施。有放射安全管理相关制度及应急预案。

（7）急救药品和设备配备齐全，有应急预案并定期培训考核。

（8）严格遵守操作规程，做好防护工作。工作人员要定期进行健康检查，并妥善安排休假。

（9）严格落实各项工作流程，加强监管力度。

3. 病理科工作制度

（1）科室有质量管理小组，开展质量与安全管理和持续改进工作。

（2）科室设置、人员配备符合相关规范，各级各类人员具备相应任职资格。

（3）使用的仪器、试剂和耗材应当符合国家有关规定，定期校准仪器设备。

（4）严格执行技术规范、操作规程。病历诊断报告书写及时、准确、规范，有严格审核制度。

（5）开展科室内质量控制，有质量失控处理流程。按规定参加科室间质量评价。

（6）严格执行消防安全、危化品管理、生物安全等相关管理制度，并按照规定妥善处理医疗废物、有害化学液体等。有针对生物安全事故和危险品、危险设施等意外事故的预防措施和应急预案。

（7）严格落实查对制度等相关核心制度。

（8）病理切片应编号并长期保存。有价值的病理标本要妥善保管，活检大体标本一般要保存半年，尸检大体标本一般保存数年，组织切片和蜡片以及有科研、教学价值的标本均应分类整理并长期保存。

（三）门诊手术室工作制度

（1）门诊手术室在医院相关部门（医务处、门诊部、护理部、院感办）和科室指导下工作。

（2）为保障门诊手术医疗质量与安全,门诊手术室需明确业务范围、制订相应的管理规范和诊疗流程,且对门诊手术主刀医师资质实施严格准入机制。

（3）门诊手术室应在医疗机构18项核心制度的基础上制订适合门诊手术室的相关管理制度,如首诊负责制、手术预约排班制度、手术核查制度、病历管理制度、患者离院安全评估制度、身份识别制度等。

（4）门诊手术室需制订常见的应急预案,如手术患者发生局部麻醉药毒性反应应急预案及流程、手术患者发生呼吸心搏骤停的应急预案及流程、术中患者休克应急预案及流程、手术室发生意外事件应急预案及流程,并给予培训和考核。

（5）手术室所有人员应落实各项规定、制度、流程,并落实质量管理,保障医疗安全和提高患者满意度。

（张其红　杨　霞）

第三章 门诊质量管理

第一节 门诊质量管理概述

一、门诊质量管理的意义

（一）门诊质量管理的相关概念

1. 质量与质量管理 在质量管理中，狭义的质量仅指产品质量，广义的质量除产品质量外，还包括工作质量。

产品质量是指产品适应社会生产和生活消费需要而具备的特性，它是产品使用价值的具体体现。工作质量是指同产品质量直接相关的各项工作的有效性，体现了单位或部门的组织工作、技术工作和管理工作等对保证产品和服务质量实现的程度。

产品质量取决于工作质量，工作质量是保证产品质量的前提条件。实施质量管理需要兼顾产品质量和工作质量，通过确保和提高工作质量来保证产品质量。

2. 医疗质量与医疗质量管理 医疗质量是指在现有医疗技术水平及能力、条件下，医疗机构及其医务人员在临床诊断及治疗过程中，按照职业道德及诊疗规范要求，给予患者医疗照顾的程度。医疗质量的形成是将技术服务、心理关怀和生活服务融为一体，对患者实施诊断、治疗并期望达到康复目标的连续过程。

医疗质量管理指按照医疗质量形成的规律和有关法律、法规要求，运用现代科学管理方法，对医疗服务要素、过程和结果进行管理与控制，以实现医疗质量系统持续改进的过程。

3. 门诊质量与门诊质量管理 门诊质量管理是指按照门诊质量形成的规律和有关法律、法规要求，运用现代科学管理方法，对门诊服务要素、过程和结果进行管理与控制，以实现门诊质量持续改进的过程。门诊质量一般包括门诊工作质量、门诊医疗质量和门诊护理质量。

（1）门诊工作质量：指同门诊医疗质量直接相关的各项工作的有效性，是医院或部门的组织工作、技术工作和管理工作对保证门诊医疗质量实现的程度。主要反映在门诊医疗作风、门诊服务态度、门诊资源管理、门诊诊疗服务流程、门诊环境设施、预约诊疗服务、质量安全保障等方面。

（2）门诊医疗质量：在现有医疗技术水平及能力、条件下，医疗机构及其医务人员在门诊临床诊断及治疗过程中，按照职业道德及诊疗规范要求，给予患者医疗照顾的程度。门诊医疗质量涵盖了门诊医疗效果、门诊医疗成本核算、门诊医疗安全质量等方面，反映了医疗技术管理的成效及其经济效益。其中，门诊医疗效果一般指诊断是否正确、及时、全面，治疗是否及时、有效、彻底，诊疗时间的长短，诊疗工作效率的高低，以及医疗技术使用的合理程度。门诊医疗成本核算主要关注医疗资源的利用效率及其经济效益。门诊医疗安全质量指在诊疗过程中有无事故发生。

（3）门诊护理质量：评估门诊护理团队在技术应用和满足患者需求服务方面所取得成效的关键指标。它涵盖了多个方面，包括护理诊断的准确性和全面性、患者病情和心理状态的及时监测、护理程序的全面和正确，以及通过主动服务帮助患者得到最佳的预检分诊、治疗和康复服务。此外，门诊护理质量还体现在护理团队在诊疗、生活服务和环境管理等方面的协调作用上。

此外，社会对医院整体服务功能评价的满意程度，如门诊患者满意度是对门诊工作质量、门诊医疗质量和门诊护理质量的综合反馈。

（二）门诊质量管理体系的发展

门诊质量管理体系的发展随着医疗质量管理的逐步完善而逐步发展，其发展阶段主要包括萌芽阶段、成长阶段和高质量发展阶段。

1. 萌芽阶段　自中华人民共和国成立到改革开放以来，质量管理的意识逐渐在行业中扎根，其中"医疗质量"这一概念开始在各类规章制度中崭露头角，标志着医疗质量管理体系的初步形成，而门诊质量管理也在这个时期开始萌芽。

2. 成长阶段　传统的"以疾病为中心"的功能制医疗模式开始向"以患者为中心"的整体制医疗模式转变，门诊质量管理主要向现代化发展，逐渐趋向于规范化和标准化。

3. 高质量发展阶段　医疗模式逐步向"以人民健康为中心"转变，门诊的服务对象从"疾病"转为"健康"。2016年国家卫生和计划生育委员会发布《医疗质量管理办法》，对门诊质量管理提出明确的要求和指导。2021年发布的《国务院办公厅关于推动公立医院高质量发展的意见》《公立医院高质量发展促进行动（2021—2025年）》等文件，提出医疗服务不断向健康管理、健康教育、疾病预防等方向扩展，门诊服务是其中的重要一环，门诊质量管理在这一阶段不断持续改进。2022年国家卫健委发布《医疗机构门诊质量管理暂行规定》，对门诊质量管理进行较全面的指导，促进门诊质量高质量可持续发展。

（三）门诊质量管理的地位和作用

1. 门诊质量管理是医院质量管理的第一道关口　门诊是大多数患者就诊的第一站，为患者提供多项医疗服务，存在多重工作职能、流程、环节的交错，因此门诊质量管理直接反映医院的综合管理水平和技术实力。

2. 门诊质量管理是保证门诊质量的基础条件　门诊质量管理是按照门诊质量形成的规律和有关法律、法规要求，运用现代科学管理方法，以实现门诊质量持续改进的过程，因此门诊质量管理是保证门诊质量的基础条件。

3. 门诊质量管理是实现医疗服务同质化的关键环节　门诊质量管理指对门诊服务的要素、过程和结果进行管理和控制，而标准是质量管理的核心。设置标准，并严格执行各项核心制度和规章制度，才能促进门诊质量发展的标准化，从而促进医疗服务的同质化。

4. 门诊质量管理是提升患者就医体验的有效路径　一般疾病患者通过门诊诊疗，在不脱离自身工作和学习的情况下即可满足自身健康需要，因此门诊形式的医疗服务比较受患者欢迎。2023年5月，国家卫健委与国家中医药局联合发布《改善就医感受　提升患者体验主题活动方案（2023—2025年）》，明确要求应通过创新理念、服务向前，提升患者诊前体验，通过简化流程、创新模式，提升患者门诊体验。

二、门诊质量管理的特点

(一)门诊质量管理的健康性与预防性

门诊质量管理作为医院质量管理的第一道关口,其根本目的是保障人民健康。因此健康性应贯穿门诊质量管理的全过程,这要求医院在对门诊质量进行全过程管理时,应从人民的健康利益出发,以人民的健康需求为指导,对门诊患者实施高质量诊疗,促进患者快速康复。

传统的门诊质量管理的预防性指确保患者安全,严格控制误诊率、漏诊率并有效防范不良事件的发生等,这不仅需要预防性的措施,更需要门诊工作人员具备高度的责任感。现代的门诊质量管理的预防性指实施全面质量管理,对患者就医的全过程实施全面的质量控制,门诊质量管理指标不仅包括结果指标,而且包括过程指标。

(二)门诊质量管理的双重性与复杂性

门诊涉及多科室多部门,从门诊自身管理上看,门诊工作人员受医院行政层面的管理和领导,同时接受业务科室的领导。此外,门诊质量管理承担双重管理职能,一是承担业务技术质量管理职能,二是承担门诊医务机关管理职能,代表医院和机关,与社区等医疗单位联络,发展院前预防和院后延续等功能,并协助下级机构提升医疗服务能力,提供技术指导与服务支持。

(三)门诊质量管理的程序性和动态性

门诊质量管理应遵循门诊质量形成的规律进行管理,具备较为明确的程序性。第一,明确的质量目标。门诊质量目标应从门诊服务安全、服务质量、服务效率和患者体验等方面不断完善。第二,详细的质量计划。依据门诊服务流程的客观情况,制订详尽、科学、实用的计划,并在实践中,不断完善、修订。第三,完善的质量保证,包括组织体系和制度体系。第四,全方位的质量控制。可从评价标准、考核机制、监测体系等方面加强门诊质量控制。第五,持续改进。可通过 PDCA 循环等质量改善工具,以问题为导向、项目为抓手开展质量改善项目,不断提高门诊质量。

门诊质量管理的动态性,一方面是指门诊科室多,患者流量大且具有随机性,因此门诊质量管理常需要依据门诊的现状和患者的需求,对门诊的流程、制度进行及时的更新,对人员配置、资源、诊室布局等进行合理的调配,这需要管理者深入一线临床,了解实际工作情况,才能顺应规律,实现动态性管理;另一方面,门诊质量管理的应急情况较多,更需要管理者具备足够的应变能力来处理突发情况,能协调多部门及人员的各种关系。

(四)门诊质量管理的普遍性与特异性

门诊质量管理的普遍性有两层含义:一是指门诊质量管理存在于门诊各种活动场所中,二是指门诊质量管理与其他质量管理具有共同的规律性,可吸纳其他行业的好的质量管理经验。而针对门诊服务的重点行为、关键流程和薄弱环节等,医院应进行特异性管理,可采用关键过程指标,例如对于诊疗服务流程的关键过程指标,可采用出诊专家次均接诊人次、患者取药等候时间等。

(五)门诊质量管理的人本性与社会性

门诊质量管理应遵循"以人为本"的理念。对于工作人员,应引导其树立团队精神,尊重其人格,促进他们的全面自由发展;对于患者,在门诊质量管理的各个环节应渗透人文关怀。在人员培训上,应注重改善医务人员的医疗作风、服务态度;在环境设施上,应注重建设便民设施及无障碍设施;在就医环节上,应做到简洁、高效、安全;在服务设置上,应从人民需要出发;在医院文化建设上,应反映医院特色和精神风貌。同时,门诊质量管理受社会文化、政治、经济制度的影响,具有社会性,从而形成其独特的管理模式。

三、门诊质量管理的基本要求

(一)门诊质量管理的目标

门诊质量管理的目标为构建一种简洁、高效、低耗、规范、安全的管理模式,并不断改善患者体验,应包括以下三点。

(1)门诊服务流程通畅,门诊运行效率不断提高。

(2)门诊质量管理体系不断优化,门诊医疗服务品质不断提升。

(3)门诊服务不断改善,患者就医体验提升。

(二)门诊质量管理的质量策划

门诊质量管理的质量策划应从基础质量管理、环节质量管理和终末质量管理三方面进行策划。

1. 基础质量管理

(1)人员:门诊人员管理应包括资质授权管理和纪律管理。门诊医师相对固定,各级医师的配备应以保证门诊质量为前提。门诊人员应具备良好医疗作风和服务态度。

(2)技术:加强门诊技术管理,建立准入制度,明确技术在门诊是否可以开展,落实申报审批程序。各临床科室应根据本专业常见病、多发病,制订规范的诊疗常规,在门诊诊疗中应秉持合理检查、合理用药、合理住院的原则以减少患者的医疗费用。加强门诊疑难病例管理,建立门诊疑难病例会诊制度,提供门诊疑难病例会诊服务,保证患者得到及时诊疗。

(3)物资:门诊物资应满足门诊需求,应详细记录物资的使用情况。

(4)环境:门诊布局应适应患者流量,环境应整洁、明亮、舒适和安全,门诊标识和指示应清晰。针对老年人、儿童、残疾人、孕产妇等特殊群体,应做好就诊环境的适老化、无障碍等改造。

2. 环节质量管理

(1)门诊就诊流程质量管理:就诊是门诊的核心环节,门诊质量管理应保证就诊的各个环节顺利进行,应保证预约挂号、排队候诊、门诊缴费及报告查询等环节的简洁流畅。

(2)门诊医疗文书质量管理:门诊应建立门(急)诊及住院病历规范书写、管理和质量控制制度,建立病历质量检查、评估与反馈机制。

(3)门诊患者安全质量管理:门诊应严格执行身份识别与查对制度,做好医疗安全不良事件防范工作,制订并落实门诊应急管理制度。

(4)门诊院感控制和护理质量管理:门诊应重视院感控制和护理质量管理。

(5)门诊患者权益质量管理:门诊应重视患者的权益,保障患者的隐私权、知情权与选择权,尊重患者的习惯和信仰。门诊质量管理部门应制订并落实投诉管理制度与处理流程。

(6)门诊患者教育质量管理:门诊是健康教育的重要场所,应通过板报、公屏、讲座等方式对患者进行健康教育。

(7)门诊人文关怀质量管理:门诊人文关怀应纳入门诊工作规划和年度计划。在门诊制度中应体现人文关怀,明确门诊工作人员的人文素质要求和关怀职责。设置门诊关怀环境与设备设施,对门诊人文关怀质量进行评价并纳入绩效考核。

3. 终末质量管理

(1) 门诊终末质量管理应以数据为依据,对门诊的基础质量、环节质量和终末质量进行综合评价。

(2) 门诊终末质量管理应通过事后检查并总结经验的方式对门诊质量过程管理进行及时的反馈控制,从而促进门诊质量管理的持续改进。

(三) 门诊质量管理的质量保证

门诊质量管理的质量保证包括完善的组织管理和制度建设。

1. 组织管理　完善的组织管理是门诊质量管理的主要保障。门诊质量管理应完善组织架构,明确管理部门。二级及以上医疗机构应当将门诊质量管理纳入医疗质量管理委员会工作体系。医院应设置以门诊工作为主的独立门诊管理机构,明确负责门诊日常管理工作的部门和职能,按照院、科两级责任制不断完善门诊质量管理体系。

2. 制度建设　制度建设是门诊质量管理的根本依据,是管理者实施管理的前提。门诊质量管理制度是指由医疗机构根据国家有关法律、法规和管理要求制订的医疗机构及其医务人员在门诊诊疗活动中应当严格遵守的制度。在构建医院门诊质量管理制度时,首先要确保严格遵守法律、法规,其次是结合医院的特点,做到目标明确,措施具体,加强日常监督检查,定期收集、分析、反馈门诊质量数据,推动门诊质量持续改进。

(四) 门诊质量管理的质量控制

质量控制是门诊质量管理的主要手段。第一步为制订目标标准,目标是质量控制的基础,门诊质量管理的质量控制目标应分层次、分等级,如院级、科室和个人目标,长期和短期目标,远期和近期目标,周、月、季度和年度目标。第二步为落实标准,即贯彻标准、检查标准和执行标准,发现问题,及时反馈,对于重要的问题要及时处理等。在执行目标标准过程中进行阶段性的总结、考核并修订标准等,门诊质量管理考核标准应具备科学性、敏感性和可获得性,应采用自查与他查、质性与量性研究、数据收集与现场查验等多方法,从多角度对门诊质量进行严格的监测、考核与评价。

(五) 门诊质量管理的持续改进

(1) 门诊应将随机检查与定期检查制度化。通过随机检查,及时发现问题,及时处理、解决并登记;通过月查、季评、半年小结、一年总结等定期检查,对门诊质量现状评价、近期改进成效、现存问题和不足、整改建议等形成反馈报告,不断改进门诊质量的过程管理。

(2) 门诊质量管理应运用六西格玛、PDCA 循环、QC 小组、根本原因分析等先进质量管理工具与方法,通过绩效考核、及时反馈对项目进行整改和持续改进,以项目为抓手,以结果为导向,形成管理闭环,不断促进门诊质量持续改进。

第二节　门诊质量管理基本内容

一、门诊质量管理的基本原则

(一) 以患者为中心

门诊质量管理应以患者为中心实施。在提供诊疗服务时,应尊重患者的人格尊严和隐私权,注重患者的需求,通过建立患者需求评估机制,提供温馨干净的环境、多元化的医疗服务和支持,使患者得到人性化、温馨的服务,并确保患者得到及时、安全、有效的诊疗。

（二）依法依规

门诊质量管理应严格遵守相关法律、法规,应对门诊开设科目、人员资质授权准入与退出、医疗作风、医疗费用等进行严格管理,不得违规发布医疗广告,不可对外出租、承包科室。对于医务人员,需培养其责任意识和慎独精神。

（三）科学管理

科学管理指结合质量管理的方法和工具对门诊质量进行过程管理和系统管理。门诊质量管理应对门诊服务的各环节进行识别和分析,明确各环节各人员的职责和权限。由于各环节之间是相互联系的,因此需要系统性地识别影响质量管理目标的各个过程及过程间关联性,将门诊质量视为一个整体,才能科学有效地实施质量管理。

（四）标准管理

标准是科学、技术和实践经验的总结,指对重复性事物和概念所做的统一规定,作为全体成员共同遵守的准则和依据。标准是门诊质量管理的依据,包括对人员、设备、技术的基础要求,也包括工作制度、人员职责等的标准,还包括指标评价等的考评标准。门诊质量管理工作的具体化、科学化、规范化需通过标准管理来实现。

（五）全员参与

全员参与即充分调动门诊相关部门、相关科室的各级各类员工的积极性,促进员工主动承担解决问题的责任,主动寻求机会进行质量改进,主动提升技能、获取知识和积累经验,能在团队中自由地分享知识和经验,从工作中得到满足感,激发员工的管理潜能。只有全员参与才能保证门诊的全过程质量管理和全面质量管理,最终达到门诊质量管理的目标。

（六）预防为主

质量管理离不开预防,医疗质量管理更应将"预防为主"作为核心,门诊质量管理应加强门诊全面质量管理工作,对患者就医全过程进行管理。针对过程,将事后质量管理转变成事前。这也体现了"以患者为中心"的原则,只有想患者之所想,才能针对门诊的各个过程进行预防性管理。

（七）持续改进

持续改进是门诊质量管理的目标。为满足人民日益增加的美好生活需要,门诊质量应当不断提高和完善。门诊一方面可通过考核评价,识别门诊质量问题或识别具有改进潜力的相关方向,采取措施进行改进,在改进过程中可使用有关持续改进的方法和工具;另一方面可关注医疗技术的更新和发展,及时开展新技术和新项目,以提高门诊服务水平。

二、门诊质量管理的主要内容

（一）门诊质量管理工作体系的建设

1. 组织管理 建立院、科两级管理体系,以垂直方式管理,由分管院长全面负责。门诊部落实和实施门诊医疗质量控制工作,并协同信息部门、临床科室、医技科室、药事管理部门、医务处、护理部等相关部门及科室,组成门诊医疗质量控制和改进小组。制订门诊医疗质量控制和改进方案,结合绩效考核指标,汇总检查结果,形成反馈报告,通过持续改进,全面提升门诊质量。

2. 制度建设　围绕《医疗质量安全核心制度要点》并结合《医疗机构门诊质量管理暂行规定》及国家有关法律、法规制定门诊质量管理相关制度，建立健全门诊工作规章制度和岗位职责。门诊工作规章制度主要包括医务人员出诊管理制度、号源管理制度、门诊首诊负责制度、门诊医疗文书管理制度、门诊转诊制度、门诊手术管理制度以及门诊突发事件应急处理制度等。

（1）严格执行医务人员出诊管理制度，依照门诊患者病种分类和特点，合理安排各专业不同年资、职称医师出诊，并针对地域、季节特点，结合号源使用情况，动态调整出诊单元数以及每诊疗单元接诊人次，合理配置门诊人力资源。做好出诊医师的管理和带教学生的管理工作，做到"放手不放眼"。

（2）严格执行号源管理制度并推行患者实名就医制度。在注册、挂号、诊疗等各环节实行患者唯一身份标识管理。根据就诊量变化动态调整各挂号途径、号源投放量，加强退号与爽约管理，建立退号候补机制，提升号源使用效率。加强预约挂号管理，提供网络预约、自助机预约、诊间预约、人工窗口预约等多种预约挂号方式。明确挂号的有效时间，并建立患者因检验、检查结果回报而需要继续就诊的保障机制。合理安排患者复诊的次序。

（3）严格执行门诊首诊负责制度，在本次就诊过程结束前或由其他医师接诊前，首诊医师应当对患者的检查、诊断、治疗、抢救和转科等负责。

（4）严格执行门诊医疗文书管理制度，将门诊病历与患者唯一身份标识关联，开展门诊病历点评及质量控制工作，保障门诊病历内容客观、真实、准确，记录及时、完整、规范。门诊诊断应当区分主要诊断及其他诊断。使用门诊电子病历的医院，应当采用卫生健康行政部门统一的疾病诊断、手术操作编码库，按照《电子病历应用管理规范（试行）》有关规定建立、记录、修改、使用、保存和管理门诊电子病历信息，确保患者诊疗信息完整、连续并可追溯。

（5）严格执行门诊转诊制度，实行分级诊疗，转诊双方医疗机构应明确转诊流程及双方责任义务。

（6）严格执行门诊手术管理制度，制订门诊手术和有创诊疗的目录，严格把握适应证，根据患者病情、手术级别、麻醉方式等，制订具体的术前讨论、手术安全核查、手术部位标识等制度及流程，确保门诊有创诊疗和手术的安全。门诊手术记录内容应当包括手术时间、手术名称、手术级别、术前诊断、术后诊断、术者及助手姓名、麻醉方式、手术经过、标本去向等。

（7）严格执行门诊突发事件应急处理制度，建立应急预案，按标准配备抢救设备和药品，定期组织培训、演练，加强巡视，及时、妥善处理门诊突发事件。

（二）门诊患者体验的质量管理

1. 门诊环境质量管理

（1）门诊相对独立。有单独通道，建筑布局科学、合理。符合卫生学标准。有一定的区域划分，做到人、物流向合理，污、洁相对分开。

（2）门诊流程有序、连贯、便捷，具备缩短患者就诊等候时间的措施。

（3）门诊的基础设施（包括消防、环境保护、放射卫生、电梯等）符合相应管理规定。

（4）门诊在装修地面时使用防滑、减噪材料。各诊室相对独立，通风、采光良好。诊室安静、整洁，就诊秩序良好，患者的隐私得到保护。

（5）门诊设有手术室的医院，手术室应设在相对安静、通风良好、光线充足的地方，符合感染控制要求。设有发热门诊的医院，发热门诊应与其他诊室隔开，并设有夜间醒目标识和患者通道标识。

（6）便民设施保持清洁、功能良好，定点放置，并有温馨提示标语。

2. 门诊窗口质量管理

（1）一站式服务中心质量管理：一站式服务中心提供导诊、咨询、挂号、投诉处理、医疗文书审核、盖章、邮寄办理、检查预约、退费审核、医保审核、维持就诊秩序、门诊就诊量预警、健康宣教等服务。一站式服务中心岗位设置及工作职责如下。

①导医岗位职责：a. 提供预检分诊、导诊、咨询服务。b. 维持门诊公共区域诊疗秩序。c. 严格执行消毒隔离制度。d. 负责门诊患者满意度调查，反馈患者意见和建议。e. 门诊就诊量预警。

②窗口办公人员岗位职责：a. 接待现场咨询人员，接听、回复咨询电话。b. 负责门诊病历集中打印、病历复印、票据补打。c. 负责门诊部公章的保管及医疗文书的审核、集中打印、盖章。d. 指导老年患者就诊。e. 办理邮寄。

③预约人员岗位职责：负责协助各项检查、检验的预约工作。

④医保人员岗位职责：a. 负责医保慢性病、特殊疾病的审核和办理。b. 负责异地医保办理。

⑤志愿者岗位职责：a. 维持就诊秩序，指导患者使用自助查询机。b. 便民服务：提供便民轮椅、平车和老花镜，设充电服务点和失物招领处等。c. 为特殊人群（如年老体弱者、残疾人等）就诊提供推送服务。

（2）挂号收费处质量管理。

①建立便捷的挂号渠道：通过简化挂号流程，减少不必要的环节，并提供多种挂号方式，方便患者快速挂号。

②定期对挂号收费员进行专业培训和考核，提高其业务水平和服务质量。

③保证挂号质量：实施严格的审核制度以确保信息的准确性和完整性，同时为患者提供咨询服务，及时解答患者的疑问，从而提高患者满意度。

④强化内部控制，防范财务风险。

（3）门诊药房质量管理。

①建立药品和医疗用品管理制度，确保药品和医疗用品的采购、储存、使用等流程的规范化和标准化。

②对药品和医疗用品进行定期检查和维护，确保药品和医疗用品的质量和安全。

③严格执行药品和医疗用品的领用和使用制度，防范药品和医疗用品的浪费和不良事件的发生。

3. 门诊预约诊疗质量管理 医院质量管理的重要组成部分，对于提高医疗服务质量、改善患者体验以及提升医院整体运营效率具有重要意义。

（1）通过建立健全预约制度与流程并采取有效措施防范"倒号"行为。

（2）提供多种形式的实名制预约方式以增强患者的预约挂号参与感，并为有特殊需求的患者提供个性化的服务以提高患者满意度。

（3）建立门诊各类号源管理制度，降低专家门诊停诊率，逐步增加专家门诊号源网上开放比例。

（4）优化预约挂号系统并进行功能升级，同时实行多渠道预约方式和管理机制。提供分时段预约诊疗、复诊预约、诊间预约等服务，同时加强医务人员培训与指导，积极开展检验、检查、手术等项目的分时段预约诊疗。

（5）通过电脑抓取预约数据及计算公式获取门诊患者平均预约诊疗率、门诊患者预约后平均等待时长以及特需医疗服务占比，并建立预约诊疗监测、考核、反馈制度，来提高预约诊疗质量。

4. 门诊健康教育质量管理 通过制订门诊健康教育工作制度，组织专人团队开展"诊间课堂"，同时设置专科宣传栏，利用电子宣传设备滚动播放健康知识，并通过网络专栏推送和视频教授等多种方式开展健康教育工作，以提升健康教育知晓率，进而达到门诊健康教育质量管理的目的。可通过问卷调查、患者回访和咨询等方式落实健康教育活动效果评价工作。

（三）门诊质量控制的质量管理

1. 门诊诊疗质量管理

（1）门诊出诊医师质量管理。

①持证上岗，实行严格的执业准入制度。

②加强各级医师坐诊、换诊、停诊、会诊、门诊手术审批、转诊转科、分科收治等制度的贯彻落实。

③落实门诊查对工作。

④抓好值班制度：保证节假日值班技术力量充足，同时做好交接班及报告的书写工作。

⑤做好沟通工作：一方面做好医患沟通工作并做好谈话记录，另一方面做好院内上下级、科室之间、同事之间工作的沟通以确保质量管理的决策及时执行，工作中能互相协作，确保工作正常运转。

（2）门诊合理检查、用药及治疗质量管理：根据门诊医疗质量控制评分体系为门诊的检查、用药及治疗制订明确的管理规范，并定期抽查门诊处方，严格禁止超适应证的用药、检查和治疗。因疾病诊疗尚无统一的规范化制度，对于疾病的诊疗和用药的适应证无法做出明确的规定，因此可设置反馈机制。抽查到违规处方时通知开具处方的医师进行说明和解释，然后根据其说明和解释，对诊疗和用药的适应证进行审慎评估，并据此进行合理的改进和优化。

2. 门诊医疗文书质量管理 门诊病历的书写必须及时、客观且准确，严禁漏写、随意丢弃或涂改；门诊处方的开具应严格遵守规范，确保药品名称、剂量、用法等信息准确无误；门诊诊断证明作为患者疾病诊断的重要文件，其书写同样需要严谨，内容必须真实、准确。此外，还需关注各种检查、申请单的书写质量，确保书写合格率达标；各种传染病报告卡、肿瘤和性病登记卡的上报工作必须严格按照规定执行，确保内容正确、及时上报。

3. 门诊院感控制质量管理 应设立门诊医院感染管理体系，确保根据国家实时更新的相关规范制订管理措施，严格执行医院感染管理制度及消毒灭菌与隔离制度。二级以上的综合医院应设立感染性疾病门诊，标识明显，予以分区域就诊，同时做好登记及接诊处的消毒隔离措施。门诊各工作室物品放置有序，保持整洁，各诊室标识明显，清洁区、污染区划分合理，一次性物品使用后处理符合规范。

4. 门诊安全质量管理

（1）门诊安全质量管理基本原则：遵循预防为主、常备不懈的方针。在门诊突发事件应急领导小组的统一领导下，各部门相关人员应通力合作，保证各项应急工作的顺利执行。一旦发生突发事件，工作人员应当及时识别预警信息并快速启动应急系统。

（2）保证突发事件应急处理所需的通信设备、医疗救护设备、救治药品、医疗器械、防护物品等物资的调配和储备，并做好后勤保障工作。

（3）一旦发生突发事件，任何人不得隐瞒、缓报、谎报或授意他人隐瞒、缓报、谎报。

（4）在门诊突发事件应急领导小组的统一指挥下，各专业及相关人员对因突发事件致病的人员提供医疗救护和现场救援。

（5）对传染病要按《中华人民共和国传染病防治法》及《中华人民共和国传染病防治法实施办法》等相关的法律、法规要求，做到早发现、早报告、早隔离、早治疗，严格执行消毒隔离制度和措施，防止交叉感染和院内感染的发生。

（6）门诊信息安全管理：包括信息设备管理、服务器的管理、终端网络的管理、病毒防范的管理及人员安全意识的管理。建立门诊信息安全制度、风险评估机制及应急预案，不断提高诊疗信息安全水平，防止丢失、泄露、损毁。

（四）门诊就诊流程的质量管理

1. 流程优化

（1）简化挂号流程，提供多种挂号方式（如人工窗口挂号、自助机挂号、手机 APP 挂号等）方便患者选择。

（2）改善候诊环境，提供舒适、宽敞、明亮的候诊区域，并在候诊区域设置专科宣教设备。

（3）加强医患沟通及健康教育，提高工作人员的沟通技巧和教育患者的能力，还可以选择现代化科技手段提供在线咨询及健康管理服务。

（4）使用现代化设备，简化医疗流程，减少患者等待和检查时间。

（5）定期开展工作人员培训及患者满意度调查，了解患者需求，建立投诉机制，及时解决和反馈。

2. 智慧门诊　智慧门诊作为现代化医疗的重要发展方向，具有提高就诊效率、优化资源配置等多方面的优点。

（1）构建线上线下一体化服务体系：开展图文问诊、视频问诊等线上门诊服务，并完善线上处方、药品配送、线上缴费、在线检查预约等功能的建设与应用。

（2）优化门诊就诊服务流程：基于移动端提供智能导诊、预约挂号、院内导航、就诊提醒、移动支付、检查预约、报告查看、自助入院等全流程服务。

（3）积极推进面向医联体的远程会诊、远程诊断、预约挂号、检查预约、床位预约等医疗服务。

（4）加强综合信息系统建设：涵盖门诊号源管理工作站、门诊医师工作站、门诊医疗质量管理系统等工作平台。

（5）积极探索新技术的应用：如将人工智能辅助诊断、智能语音录入、可穿戴设备远程监测等应用于门诊医疗服务。

（五）门诊人文关怀的质量管理

门诊人文关怀的质量管理注重门诊工作人员的人文关怀知识和能力、关怀环境及设施的合理配置、关怀措施的落实情况、关怀性关系的构建情况，关注院前服务过程、院内就医全过程、人文关怀就医体验和患者满意度及投诉等。

（六）门诊定量评价的质量管理

门诊定量评价的质量管理通过量化的方式，评估门诊服务的效率、效果和满意度，以便发现问题并采取有效的改进措施。在实施门诊定量评价时,应遵循公平、客观、科学、可操作的原则。门诊定量评价的指标主要包括门诊停诊率、门诊电子病历书写率、大型医用设备检查阳性率、门诊患者静脉输液使用率、门诊患者平均预约诊疗率、患者预约后平均等待时间、门诊次均费用增幅率、门诊药品费用增幅率、门诊收入占医疗收入比例、门诊患者满意度等。

三、门诊质量管理的影响因素

门诊质量管理受多种因素的影响,可分为外在因素和内在因素。外在因素包括政策导向、患者因素等;内在因素包括组织管理、服务能力等。

（一）政策导向

政府的卫生政策、医疗法规以及相关的管理条例对门诊服务的质量管理起着重要的指导和约束作用。例如门诊科室的设置、服务技术的准入等只有在完善、明确的政策指导下才能确保门诊服务规范、标准地开展,如此医疗机构的门诊质量才能不断改进、发展。

（二）组织管理

高效的管理可以调动一切影响质量的因素发挥出最大效应,可以从根本上决定门诊的运行效率及服务质量,一般由管理体制、管理者和管理方法决定。

1. 从管理体制层面看　目前各医院门诊管理体制和运行机制不同。有的医院将门诊部作为医院的一个部门,直接隶属于医院,设门诊部主任,由业务副院长领导;有的医院将门诊部隶属于医务处(科),不设门诊部主任,门诊的组织领导工作由医务处(科)负责;或设置由医务处(科)直接管理的门诊办公室,并指定门诊办公室主任负责。由于管理体制和运行机制的差异,门诊被医院赋予的职责和权利不同,门诊质量管理的管理效果也不同。

2. 从管理者角度看　门诊质量管理者的素质和能力直接影响门诊质量管理的目标和方向,影响管理的决策和结果。因此,医院要促进门诊质量的提高,应重视和加强门诊质量管理者的培养和选拔。

3. 从管理方法层面看　经验管理法已远不能满足门诊质量管理发展的需要,只有选择并运用科学有效的管理方法才能实现门诊质量管理的高质量、可持续发展。不同的管理方法各有利弊,管理者应综合、系统地运用多种管理方法来达到管理目标,如常用的目标管理法、全面质量管理法、系统管理法等。

（三）服务能力

医疗机构的服务能力直接决定了门诊质量管理的成效。其核心要素为人员配备、技术实力和设备配置三方面。

1. 从人员层面看　门诊人员的综合素质直接影响门诊质量。

（1）人员的配备:医护人员数量和职称结构应能满足患者的需要,医疗机构应根据地域、季节、号源使用情况等,合理配置门诊人力资源。

（2）人员的素质:包括人员的业务水平、服务态度、思想作风、人文关怀能力等。医护人员的专业技术水平是门诊质量的根本保证,而良好的服务态度和人文关怀措施能有效提升患者体验,避免患者投诉。

（3）团队协作:由于门诊就诊流程多,患者病情复杂,常需要多学科多部门的协作,因此不同部门、不同科室的密切协作和配合能有效提升门诊运行效率,从而提高门诊质量。

2. 从技术层面看　医学专业人员完成某项技术性工作的能力越强就说明技术水平越

高,从而能以最小的付出取得最佳的医疗效益,因此门诊的医疗技术水平是门诊的核心竞争力。门诊的诊断方法越先进、诊疗质量越好、出诊医师的技术水平越高,门诊质量就越高。此外,门诊也应规范技术准入制度,确保门诊质量安全。

3. 从设备层面看 高、精、尖的医疗仪器设备能显著提升疾病诊断和治疗的便捷性、准确性、有效性,部分医疗技术项目甚至离不开设备的支持。设备在一定程度上能将门诊医疗质量提高到新的层次和水平,因此医疗仪器设备是影响门诊质量的重要因素。同时,门诊管理者也应注意设备的利用率,设备只有利用起来,才能切实地提高门诊质量。门诊在引进设备时应进行充分的论证,避免造成医疗资源的浪费,同时要加强技术操作人员相关专业知识的培训。

（四）信息技术

信息技术是门诊服务的重要支撑。

信息技术可以提高医疗服务效率和质量,例如在挂号、取药、检查等环节,利用信息系统和信息设备可以有效减少患者等待时间。

信息技术为门诊的发展提供了新的机遇,门诊以信息技术为支撑,能不断扩大门诊的功能,如院前预防和院后延续。

信息技术能为门诊质量管理实现数据化、科学化提供工具,有助于管理者通过可视化的门诊质量指标发现门诊质量问题,及时实施质量控制。因此,信息技术的优化是门诊质量发展的方向之一。

（五）患者因素

门诊服务应紧密围绕患者的真实就医需求展开,而患者的满意度是衡量门诊质量管理水平的重要标准。患者的投诉等能直观反映门诊质量管理中存在的问题。因此,门诊应以提高患者满意度,减少患者投诉为目标实施质量管理。

此外,患者的生理和心理状态影响治疗效果,因此医护人员应该充分了解患者的需求,提供个性化的医疗服务以满足患者的需求。

第三节 门诊质量管理主要指标

一、门诊工作质量指标

（一）门诊工作质量指标现况

在深入探究门诊工作质量评价指标的文献后,我们发现国内现行引用的质量评价体系有以王震坤等以 Donabedian 模型为基础的门诊质量评价体系,也有李刚等依据《卓越绩效评价准则》将"过程管理"类目分为"过程的识别、过程要求的确认、过程的设计、过程的实施、过程的改进"等条款的门诊质量评价体系。此外,还有众多研究致力于探索建立综合医院门诊医疗质量评价体系,以期健全完善医院绩效考核管理体系。

（二）门诊工作质量评价指标内容

1. 结构指标

1）门诊人次数与出院人次数比

【指标来源】《国家三级公立医院绩效考核操作手册(2024 版)》

【指标属性】　定量指标

【计量单位】　比值（X：1）

【指标定义】　考核年度门诊患者人次数与同期出院患者人次数之比

【计算方法】　门诊人次数与出院人次数比$=\dfrac{门诊患者人次数}{同期出院患者人次数}$

2）门诊患者基本药物处方占比

【指标来源】　《国家三级公立医院绩效考核操作手册（2024 版）》

【指标属性】　定量指标

【计量单位】　百分比（%）

【指标定义】　考核年度门诊患者处方中使用基本药物人次数占同期门诊诊疗总人次数的比例

【计算方法】　门诊患者基本药物处方占比$=\dfrac{门诊使用基本药物人次数}{同期门诊诊疗总人次数}\times100\%$

延伸指标：门诊患者基本药物处方使用占比$=\dfrac{门诊使用基本药物品种数量}{同期门诊使用药品品种数量}\times100\%$

2. 过程指标

1）门诊患者平均预约诊疗率

【指标来源】　《国家三级公立医院绩效考核操作手册（2024 版）》

【指标属性】　定量指标

【计量单位】　百分比（%）

【指标定义】　考核年度门诊患者预约诊疗人次数占总诊疗人次数的比例

【计算方法】　门诊患者平均预约诊疗率$=\dfrac{预约诊疗人次数}{总诊疗人次数}\times100\%$

延伸指标：复诊预约诊疗率$=\dfrac{复诊预约诊疗人次数}{复诊总诊疗人次数}\times100\%$

2）门诊患者预约后平均等待时间

【指标来源】　《国家三级公立医院绩效考核操作手册（2024 版）》

【指标属性】　定量指标

【计量单位】　分钟

【指标定义】　门诊患者按预约时间到达医院后至进入诊室前的等待时间

【计算方法】　门诊患者预约后平均等待时间$=\dfrac{进入诊室诊疗的时钟时间-到达分诊台或通过信息系统（自助机、APP 等）报到的时钟时间}{预约诊疗人次数}$

3）门诊收入占医疗收入比例

【指标来源】　《国家三级公立医院绩效考核操作手册（2024 版）》

【指标属性】　定量指标

【计量单位】　百分比（%）

【指标定义】　考核年度门诊收入占医疗收入的比例

【计算方法】　门诊收入占医疗收入比例$=\dfrac{门诊收入}{医疗收入}\times100\%$

4）门诊收入中来自医保基金的比例

【指标来源】　《国家三级公立医院绩效考核操作手册（2024 版）》

【指标属性】　定量指标

【计量单位】　百分比（％）

【指标定义】　考核年度门诊收入中来自医保基金的收入占门诊收入的比例

【计算方法】　$门诊收入来自医保基金的比例 = \dfrac{门诊收入中来自医保基金的收入}{门诊收入} \times 100\%$

5）医疗服务收入（不含药品、耗材、检查检验收入）占医疗收入比例

【指标来源】　《国家三级公立医院绩效考核操作手册（2024 版）》

【指标属性】　定量指标，国家监测指标

【计量单位】　百分比（％）

【指标定义】　考核年度医疗服务收入（不包含药品、耗材、检查检验收入）占医疗收入的比例

【计算方法】　$医疗服务收入占比 = \dfrac{医疗服务收入}{医疗收入} \times 100\%$

【指标说明】

①分子：医疗服务收入包括挂号收入、床位收入、诊察收入、治疗收入、手术收入、护理收入等。不包括药品、耗材（即卫生材料）、检查检验收入。

②分母：医疗收入是指医院开展医疗服务活动取得的收入，包括门急诊收入、住院收入和结算差额。

③由于医疗服务收入（不含药品、耗材、检查检验收入）占医疗收入比例受多种因素影响，为使数据尽量可比，通过反映疾病复杂程度的病例组合指数（CMI）校正。

3. 结果指标

1）门诊患者满意度

【指标来源】　《国家三级公立医院绩效考核操作手册（2024 版）》

【指标属性】　定量指标，国家监测指标

【计量单位】　分值

【指标定义】　患者在门诊就诊期间对医疗服务怀有的期望与其对医疗服务的实际感知的一致性程度

【计算方法】　门诊患者满意度调查得分

【指标说明】　调查问题维度包括挂号体验、医患沟通、医务人员回应性、隐私保护、环境与标识等。

该考核指标作为医院绩效考核的组成部分，仅考察医院可控的部分（医院本身的绩效），故不包括患者就医体验的所有方面，比如服务价格。

2）门诊患者投诉发生率

【指标来源】　《湖北省三级医院评审标准实施细则（2023 年版）》

【计量单位】　百分比（％）

【指标定义】　反映医院门诊医疗水平和服务水平

【计算方法】　$门诊患者投诉发生率 = \dfrac{门诊就诊患者投诉人次数}{同期门诊就诊人次数} \times 100\%$

二、门诊医疗质量指标

(一)门诊医疗质量指标现况

郝晓刚等学者运用德尔菲法,将门诊医疗质量的评估细化为几个关键维度,包括门诊处方合格率、门诊患者次均费用等;吴家锋等学者构建了三级医院门诊医生服务质量评价体系,其中包括结构质量等 4 项一级指标、职称等 16 项二级指标、是否准时出诊等 35 项三级指标。本部分基于相关文献研究和当前综合医院门诊实际情况,并结合近年来国家对于医院门诊所发布的相关政策文件的要求,将门诊医疗质量指标分为结构指标、过程指标、结果指标。

(二)门诊医疗质量评价指标内容

1. 结构指标   专家门诊量及占比

【指标来源】《湖北省三级医院评审标准实施细则(2023 年版)》

【指标定义】 反映医院利用优质资源服务患者的水平

【计算方法】 专家门诊量占比 $= \dfrac{专家门诊量}{总门诊量} \times 100\%$

2. 过程指标

1)专家门诊停诊率

【指标来源】《湖北省三级医院评审标准实施细则(2023 年版)》

【指标定义】 反映专家患者的接诊率

【计算方法】 专家门诊停诊率 $= \dfrac{专家门诊停诊例数}{同期专家门诊总例数} \times 100\%$

【指标说明】 门诊出诊次数以每半天为一个统计单元

2)多学科联合门诊数量、门诊量及占比

【指标来源】《湖北省二、三级综合医院评审评价指南》

【指标定义】 以患者为中心,联合多学科一站式服务患者的水平

【计算方法】 多学科联合门诊量占比 $= \dfrac{多学科联合门诊量}{总门诊量} \times 100\%$

3)点评处方占处方总数的比例

【指标来源】《国家三级公立医院绩效考核操作手册(2024 版)》

【指标定义】 考核年度点评处方占处方总数的比例。点评处方包括点评门急诊处方和点评出院患者住院医嘱两部分

【计算方法】 点评处方占处方总数的比例 $= \dfrac{点评处方数}{处方总数} \times 100\%$

点评出院患者医嘱比例 $= \dfrac{出院患者住院医嘱点评数}{同期出院人数} \times 100\%$

4)门诊电子病历书写率

【指标来源】《湖北省三级医院门诊质量评价标准(试行)》

【指标定义】 反映门诊推进电子病历情况

【计算方法】 门诊电子病历书写率 $= \dfrac{医师书写门诊电子病历的门诊人次}{同期门诊人次} \times 100\%$

5）门诊次均费用增幅

【指标来源】 《国家三级公立医院绩效考核操作手册（2024版）》

【指标属性】 定量指标，国家监测指标

【计量单位】 百分比（％）

【指标定义】 考核年度门诊患者次均医药费用与上一年度次均医药费用之差与上一年度次均医药费用的比值

【计算方法】

$$门诊次均费用增幅 = \frac{本年度门诊患者次均医药费用 - 上一年度门诊患者次均医药费用}{上一年度门诊患者次均医药费用} \times 100\%$$

$$门诊患者次均医药费用 = \frac{门诊收入}{门诊人次数}$$

6）门诊次均药品费用增幅

【指标来源】 《国家三级公立医院绩效考核操作手册（2024版）》

【指标属性】 定量指标，国家监测指标

【计量单位】 百分比（％）

【指标定义】 考核年度门诊患者次均药品费用与上一年度次均药品费用之差与上一年度次均药品费用的比值

【计算方法】
$$门诊次均药品费用增幅 = \frac{本年度门诊患者次均药品费用 - 上一年度门诊患者次均药品费用}{上一年度门诊患者次均药品费用} \times 100\%$$

$$门诊患者次均药品费用 = \frac{门诊药品收入}{门诊人次数}$$

7）危急值通报率

【指标来源】 《湖北省三级医院评审标准实施细则（2023年版）》

【指标定义】 反映医院门诊危急值管理水平

【计算方法】
$$危急值通报率 = \frac{已通报的危急值检验项目数}{同期需要通报的危急值检验项目总数} \times 100\%$$

延伸指标：
$$危急值通报及时率 = \frac{危急值通报时间符合规定时间的检验项目数}{同期需要危急值通报的检验项目总数} \times 100\%$$

3. 结果指标

1）门诊处方合格率

【指标来源】 《湖北省三级医院评审标准实施细则（2023年版）》

【指标定义】 合格的门诊处方人次数占同期点评门诊处方总人次数的比例

【计算方法】
$$门诊处方合格率 = \frac{合格的门诊处方人次数}{同期点评门诊处方总人次数} \times 100\%$$

2）电子病历应用功能水平分级

【指标来源】 《国家三级公立医院绩效考核操作手册（2024版）》

【指标定义】 评价医疗机构以电子病历为核心的信息系统的应用水平。从系统功能实现、有效应用范围、数据质量三个维度对医疗机构电子病历及相关临床系统的应用水平进行评价

【计算方法】 按照国家卫生健康委电子病历应用功能水平分级标准评估。具体计算方法：满足每一级别要求的基本项、选择项实现的个数，且基本项的有效应用范围超过80％、数

据质量指数超过 0.5;选择项的有效应用范围超过 50%,数据质量指数超过 0.5。同时满足以上要求和前序级别的所有要求,即为达到该级别

3) 门诊医疗安全(不良)事件上报率

【指标来源】 《湖北省三级医院评审标准实施细则(2023 年版)》

【指标定义】 反映门诊医疗安全管理水平

【计算方法】 $门诊医疗安全(不良)事件上报率 = \dfrac{门诊上报不良事件的件数}{门诊就诊总次数} \times 100\%$

三、门诊护理质量指标

(一)门诊护理质量指标现况

目前门诊护理管理质量及服务水平参差不齐,且缺少统一的、规范的评价标准。廖艳芳等学者通过调查我国 46 所医院门急诊护理质量指标,共收集了 225 项门诊护理质量指标。他们分析了这些指标的名称、定义及公式,并进行了系统的整合与归纳。最终,这些指标被精简为 18 项门诊护理质量指标,这些指标又被进一步细分为 5 项结构指标、9 项过程指标和 4 项结果指标。王月等以结构-过程-结果的三维质量评价模式为框架,并结合医院实际情况,采用德尔菲法,构建了一套门诊管理质量评价体系。该体系包含 6 项一级指标、10 项二级指标、77 项三级指标。

除上述针对综合医院门诊的结构指标外,也有关于中医门诊、儿童门诊、认知门诊的护理质量指标的研究。如孙敏等以 Donabedian 模型为理论框架,构建了一个针对中医门诊护理质量的全面评价指标体系。他们遵循结构、过程、结果三个维度,利用德尔菲法进行了深入的专家咨询和意见征集,最终形成了包含 3 项一级指标、10 项二级指标和 42 项三级指标的综合评价体系。唐燕等基于德尔菲法与层次分析法构建了一套针对儿童医院门诊护理管理质量的评价指标体系。该体系包含 3 项一级指标、9 项二级指标和 43 项三级指标。常红等也以结构-过程-结果模型为理论框架,利用德尔菲法构建了一个针对认知训练护理门诊护理质量的评价指标体系。这一体系涵盖 3 项一级指标(结构质量、过程质量和结果质量)、10 项二级指标和 34 项三级指标。

基于相关文献研究和当前综合医院门诊实际情况,并结合近年来国家对于医院门诊管理的相关要求,我们以 Donabedian 提出的结构-过程-结果模型为理论框架,将门诊护理质量指标分为结构指标、过程指标和结果指标。

(二)门诊护理质量评价指标的内容

1. 结构指标　护士离职率

【指标来源】 《湖北省三级医院评审标准实施细则(2023 年版)》

【指标定义】 单位时间内,某医疗机构护士离职人数与执业护士总人数的比

【计算方法】 $护士离职率 = \dfrac{护士离职人数}{\left(\dfrac{期初医疗机构}{执业护士总人数} + \dfrac{期末医疗机构}{执业护士总人数}\right) \div 2} \times 100\%$

2. 过程指标

1) 用药错误报告率

【指标来源】 《药事管理专业医疗质量控制指标(2020 年版)》

【指标定义】 用药错误人次数占同期用药患者总数的比例

【计算方法】　$\text{用药错误报告率} = \dfrac{\text{用药错误人次数}}{\text{同期用药患者总数}} \times 100\%$

2）护士手卫生依从率

【指标来源】　《湖北省三级医院评审标准实施细则（2023 年版）》

【指标定义】　受调查的护士实际实施手卫生次数占同期调查中应实施手卫生次数的比例

【计算方法】　$\text{护士手卫生依从率} = \dfrac{\text{受调查的护士实际实施手卫生次数}}{\text{同期调查中应实施手卫生次数}} \times 100\%$

第四节　常用管理工具

一、质量标准

（一）质量标准的概念

质量标准是指产品、服务或过程所需达到的特定要求或规范。它是确保产品或服务符合预期质量水平的基准。质量标准可以涉及多个方面,如产品的性能、可靠性、耐久性、安全性、外观等,因不同行业、产品或服务的特点而有所不同。一般来说,质量标准应该是明确的、可测量的,并且与客户的需求和期望相一致,可帮助企业提高产品或服务的质量水平,满足客户的需求,提升客户满意度,并建立良好的企业声誉。质量标准的制订通常依赖于相关的国家标准、行业标准、公司内部标准或国际标准组织制定的标准。质量标准可以为企业提供法律保护,有效减少因不合规而产生的法律风险。

（二）门诊质量标准的特点

门诊质量标准的特点按照门诊结构及其患者的特异性可总结为多样性、可量化性、科学性。

1. 多样性　门诊质量标准的内容涵盖了医疗服务的多个方面,包括诊疗、护理、医患沟通、设施设备、信息技术等。标准的多样性有助于全面评估门诊质量,确保医疗服务的各个方面都符合要求。

2. 可量化性　门诊质量标准需要具备可量化的性质,即可以通过定量指标和评估方法来进行衡量和监测,这样可以使标准的执行和评价更为客观和科学。

3. 科学性　门诊质量标准是参考相关法律、法规、指南、标准和专业经验制订的,具有权威性和专业性。门诊质量标准是门诊质量管理的指导方针和参考依据。

（三）门诊质量标准的内容

因门诊医疗服务各个方面的标准和要求不同,门诊质量标准的内容也有所差异。常见的门诊质量标准内容如下。

1. 门诊综合管理标准　包括组织纪律、出诊管理、仪器设备管理、药品管理、预约挂号、科室质控小组、突发事件应急能力等方面的要求,确保合理利用和管理门诊资源。

2. 门诊医疗质量管理标准　包括医疗文书书写、诊疗质量、传染病管理等方面的标准,确保门诊医疗服务的质量和安全性。

3. 门诊护理质量管理标准　包括门诊护理管理、责任制整体护理、专业护理、健康教育等方面的标准,确保患者在门诊治疗过程中得到适当的护理和关注。

4. 门诊服务质量管理标准   包括优化服务流程、服务态度、诊疗秩序、窗口管理等方面的要求,通过门诊服务质量管理实行目标管理,把握重点环节,关注细节服务,提升患者满意度。

（四）门诊质量标准的作用

1. 衡量和评估   门诊质量标准提供了一套明确的指标和要求,用于衡量和评估门诊医疗服务质量水平。通过监测和评估标准的执行情况,可以了解门诊服务的优势和不足之处,从而有针对性地实施改进措施。

2. 统一规范   门诊质量标准为门诊医疗服务提供了统一的规范和操作指南,明确了医务人员在诊疗过程中的职责、流程和操作规范。这有助于提高门诊服务的标准化程度,减少操作的不确定性和差异性,提升诊疗质量和诊疗效果。

3. 管理风险   门诊质量标准关注医疗服务的安全性和风险管理,提供了一系列的安全操作指引和风险评估要求。通过遵循标准要求,门诊可以更有效地识别和管理潜在的风险因素,预防医疗事故的发生,保障医疗安全。

4. 持续改进   门诊质量标准不仅为门诊运营提供了明确的指导,更构建了一个推动持续质量改进的有效框架。管理者通过对标准执行情况和门诊质量数据的分析,可以发现问题所在,从而制订改进措施,并通过周期性的评估和审查来监督改进的成效。

5. 保护患者权益   门诊质量标准关注医患关系和患者体验,强调患者的参与和知情同意,保护患者的权益和隐私。通过明确医患沟通、患者教育、知情同意等方面的要求,提高医务人员对患者需求的关注度和尊重程度,从而增强患者的安全感和提升患者的满意度。

二、门诊质量活动的开展

（一）门诊质量活动的概述

门诊质量活动是指医疗机构为提高门诊服务质量、促进患者安全、优化医疗流程和改进医疗效果等而进行的一系列质量管理和改进措施。它旨在通过系统性的方法和策略,评估门诊质量,发现问题,采取相应的改进措施,以达到提高医疗质量和满足患者需求的目标。门诊质量活动包括以下几个方面。

1. 质量评估与监测   通过制订科学的评估方法和指标体系,对门诊质量进行评估和监测,包括患者满意度调查、医疗不良事件报告、医疗错误分析等,旨在全面了解门诊质量现状和问题。

2. 质量管理制度建设   建立健全的门诊质量管理体系和内部管理制度,包括制订门诊标准化工作流程和规范患者信息管理、医疗文件管理、医疗器械使用管理等规章制度,确保门诊质量管理的规范化和持续性。

3. 质量培训与专业技能提升   针对医护人员开展质量培训和专业技能提升活动,涵盖门诊专科知识、医疗质量安全标准、患者沟通与关怀技巧等,以提高医护人员的专业水平并改善其服务态度。

4. 质量改进与风险控制   基于质量评估结果和监测数据,确定改进重点与方向,采取有效的改进措施,包括流程优化、制订和执行临床路径、设立患者安全管理机构等,以持续改进门诊质量并控制风险。

5. 质量沟通与反馈   建立患者意见反馈渠道,定期收集患者的意见和建议,开展质量沟通和教育活动,积极与患者沟通,确保他们能够参与到门诊质量改进的过程中。

门诊质量活动的具体开展形式可以包括但不限于实施患者满意度调查、组织医疗不良事件的讨论会、制订并执行质量管理制度文件、定期召开门诊护理质量评估会议、开展医护人员专业技能培训等。

（二）门诊质量管理的常用方法与工具

门诊质量管理是通过制订标准、管理流程和改进活动等手段，对门诊医疗服务的各个环节进行全面把控和优化，以提高门诊医疗服务质量的行为和过程。常用的门诊质量管理方法与工具如下。

1. PDCA 循环　PDCA 循环是一种基于过程控制和持续改进的管理方法。PDCA 即 plan（计划）、do（实施）、check（检查）和 action（改进）的缩写。在门诊医疗服务中，PDCA 循环模式可以帮助医护人员和管理人员逐步优化和改进门诊医疗服务的各个环节，达到持续改进的目的。具体步骤如下。

（1）计划阶段：在 PDCA 循环中，计划阶段是非常重要的一环，主要是制订门诊质量管理计划和建立质量标准。门诊需要考虑医疗资源、医护人员技能和患者需求等因素，制订合理、可行和有效的质量管理计划。

（2）实施阶段：在实施阶段，需要通过专业培训、操作规范指导、流程管理等方式确保医护人员按照质量标准和计划开展工作；同时，需要收集相关数据和指标，为后期检查和改进提供数据支持。

（3）检查阶段：需要定期评估和检查门诊的运行情况，包括医疗服务质量、患者满意度和医疗安全等，通过数据分析和实地巡查等方式对门诊质量进行全面和细致的评估。

（4）改进阶段：根据检查的情况，门诊需要调整和改进质量管理计划和标准。针对发现的问题，门诊应制订具体的质量改进方案，确定实施时间和责任人，并对改进措施进行跟踪和监督。

PDCA 循环方法可以使门诊质量管理工作连续不断地进行，不断提升门诊服务质量。

2. SWOT 分析　SWOT 分析是基于内外部竞争环境和竞争条件下的态势分析，可从中得出一系列相应的结论，而结论通常带有一定的决策性。具体实施步骤如下。

（1）识别门诊的优势：SWOT 分析可以帮助门诊明确优势，如先进的医疗设备、专业的医护团队、雄厚的医疗技术水平等。识别优势有助于门诊进一步发挥潜力，提供更好的服务质量。

（2）分析门诊的劣势：SWOT 分析可以帮助门诊认识到自身的劣势，如人员培训不足、设备更新缓慢、管理流程不规范等。分析劣势有助于门诊查找改进之处，并采取相应的措施来提升服务质量。

（3）捕捉门诊的机会：SWOT 分析可以发现门诊外部环境中的机会因素，如市场需求增长、地区医疗资源的合作机会等。捕捉机会有助于门诊抓住市场机遇，进一步提高服务质量。

（4）揭示门诊的威胁：SWOT 分析也可揭示门诊所面临的威胁，如激烈的市场竞争、法律法规变化等。揭示威胁，门诊可以采取相应的应对措施，提前做好准备，保障门诊质量管理的稳定运行。

通过 SWOT 分析对门诊医疗服务的内部优势、劣势，以及外部机会、威胁进行评估和分析，门诊可以有效整合和利用这些信息来制订具体的门诊质量管理策略。同时，SWOT 分析模式也有助于门诊不断改进和创新服务举措，从而持续提升门诊医疗服务质量。

3. 全面质量管理　全面质量管理是指一个组织以质量为中心，以全员参与为基础，通过让顾客满意和本组织所有成员及社会受益而实现长期成功的管理方法。它强调医疗服务的全过程管理和持续改进。在门诊医疗服务中,全面质量管理模式重点关注服务质量、患者满意度、工作人员的敬业精神和工作效率等,通过持续的监测和改进措施推动医疗服务高质量发展。

4. 六西格玛模式　六西格玛模式是一种通过减少过程变异性来提高服务质量的方法。它以数据和事实为支撑,以客户需求为导向。在门诊医疗服务中,六西格玛模式可以帮助医护人员通过数据分析来识别服务质量的瓶颈,找到优化服务、提升质量的切实措施。

5. Lean 模式　Lean 模式是一种通过精益医疗等工作实践,不断精简、优化、标准化服务过程以降低成本的模式。这种模式特别适合于门诊这种大批量、高流量的服务环境,其通过优化服务过程能在提高效率的同时降低成本,从而提高医疗服务的竞争力。

6. ISO 认证模式　代表了一种全面的、标准化的门诊质量管理理念。该模式要求门诊按照指定的流程和标准进行规范化操作。通过认证的门诊医疗团队往往具有规范化的服务质量和管理标准,可极大增强客户对医疗服务的信任。

综上所述,门诊质量管理方法通常包括 PDCA 循环、SWOT 分析、全面质量管理、六西格玛模式、Lean 模式和 ISO 认证模式等。选择时需要考虑门诊的实际管理情况、医疗服务的特点、人员和技术等方面的实际情况,按需定制,从而达到优化服务质量的目标。

7. 鱼骨图(因果分析图表法)　鱼骨图(因果分析图表法)是一种发现问题主要原因的方法。这种质量管理工具形似鱼骨,问题或缺陷(即后果)标在"鱼头"处,而在鱼骨上延伸出的"鱼刺"则详细列出了可能导致问题的各种潜在原因,这些原因按照其出现可能性的大小进行排列。通过这种方式,鱼骨图清晰地展示了各种潜在原因是如何导致最终问题或缺陷的。我们通过头脑风暴法找出这些原因,并将它们与特性值一起,按相互关联性整理而成的层次分明、条理清楚并标出重要原因的图形称作特性要因图或特性原因图。此方法主要用于查找和理清问题与其潜在原因之间的关系,在门诊质量管理中比较常用。

8. 根本原因分析　根本原因分析是一种结构化的问题处理方法,用以逐步找出问题的根本原因并加以解决,而不是仅仅关注问题的表征。根本原因分析是一个系统化的问题处理过程,包括确定和分析问题原因,找出问题解决办法,并制订问题预防措施。

9. 柏拉图分析　柏拉图分析的重点在于发现"重要、关键的少数"(即 80/20 原则),针对某不良事件,或护理质量问题,统计各种原因出现的频次,按出现频次高低排序,找出导致80%问题发生的关键少数原因,从而制订改进措施。

10. 5W1H 分析　通过对选定的对象(项目或操作等),提出事情(what,何事)、原因(why,何因)、地点(where,何地)、时间(when,何时)、人员(who,何人)、做法(how,何法)六个方面的问题来帮助思考和分析。分析出结果后即按照制订的计划去实施操作。

11. 矩阵图分析　矩阵图分析是一种基于多元思考的工具。它专注于分析现象、问题与原因三者之间的关联性。矩阵图分析法通过组合不同要素间的关系,揭示问题的形态与内涵,从而有助于找到问题解决方案。在门诊质量管理中,矩阵图分析法常被用于分析项目及措施中各个因素之间的关系,以优化管理效果。

质量管理工具并不仅限于上述五种,在日常门诊质量管理中,要充分利用好相关质量工具,才能够大幅提高工作效率,提升质量管理水平。

(三)门诊质量标准的实施步骤

具体执行门诊质量标准的主要步骤包括计划阶段、实施阶段、监控阶段、检查阶段和改进阶段。

1. 计划阶段　需确定标准内容和制订质量活动计划。

2. 实施阶段　需培训医护人员、建立管理流程、收集数据、进行患者满意度测评和推进质量改进。

3. 监控阶段　主要指定期进行质量审核和评估，对门诊质量管理的执行情况进行监控，检查医护人员的培训效果和素质提升情况，评估医疗服务数据和指标的达标情况等。

4. 检查阶段　通过审核和评估来监测标准执行情况。

5. 改进阶段　根据检查结果制订改进措施、跟进实施情况并调整管理措施。

这些步骤有助于不断优化和提升门诊的质量活动，从而提供更好的医疗服务质量。

三、PDCA 循环在门诊质量活动开展中的应用案例

┃ **案例主题为 PDCA 循环在降低消化内科门诊患者平均等待时间中的应用** ┃

（一）背景与现状

门诊患者预约后平均等待时间是指患者预约后经分诊台签到至进入诊室前的平均等待时间，是《国务院办公厅关于加强三级公立医院绩效考核工作的意见》（国办发〔2019〕4 号）对医院服务流程评估的指标之一。有研究证实，患者就诊等待时间的长短是影响患者就诊满意度的重要因素之一。《国家卫生健康委办公厅关于 2021 年度全国三级公立医院绩效考核国家监测分析情况的通报》指出，2021 年全国三级公立医院门诊患者预约后平均等待时间为 20.12 分钟。本案例聚焦于某院消化内科门诊，患者平均等待时间为 35.70 分钟，过长的等待时间是导致该院门诊患者就医体验不佳的因素之一。

（二）计划阶段（plan）

1. 选定主题　缩短消化内科门诊患者平均等待时间。

2. 小组成员　门诊成立专项小组，成员来自门诊办公室、导诊部、信息科、宣传科 4 个部门，具体分工见表 3-1，组能力＝3.25/5×100％＝65％。

表 3-1　组织成员分工

组内职务	部门	职务	成员	分值	平均分	分　工
组长	门诊办公室	主任	林	5		负责总体统筹与规划
秘书		质管员	李	3		负责制订和监管
组员	导诊部	护士长	周	3		负责诊区工作统筹与规划
组员		护士	张	3	3.25	负责诊区具体工作实施
组员		护士	王	3		负责诊区具体工作实施
组员		护士	刘	3		负责诊区具体工作实施
组员	信息科	科员	杨	3		负责信息化设备投入，实现自助设备多环节服务
组员	宣传科	科员	秦	3		负责门诊区域标识，确保清晰易懂，有效引导分流患者

评分标准：能自行解决＝5分，需一个单位配合＝3分，需多个单位配合＝1分。

小组部门合计 4 个，小组成员共计 8 人。

本次活动时间：2022 年 3 月 1 日至 2022 年 9 月 30 日。

3. 制订计划进度表　质量改善项目计划进度表见图 3-1。

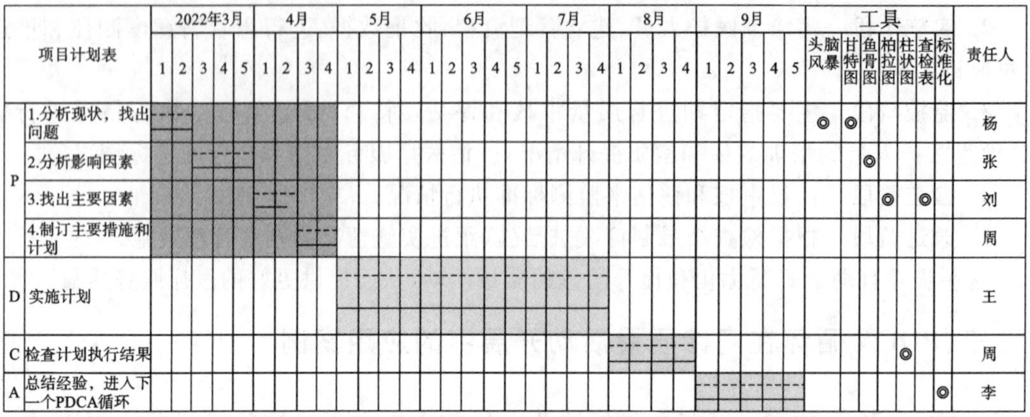

阶段	项目计划表	计划进度（2022年3—9月，按周）	工具（◎为选定方法）	责任人
P	1.分析现状，找出问题	3月	头脑风暴◎、甘特图◎	杨
P	2.分析影响因素	3—4月	鱼骨图◎	张
P	3.找出主要因素	4月	柏拉图◎、柱状图◎	刘
P	4.制订主要措施和计划	4月		周
D	实施计划	5—7月		王
C	检查计划执行结果	8月	查检表◎	周
A	总结经验，进入下一个PDCA循环	9月	标准化◎	李

图 3-1　计划进度表

注：虚线"---"代表任务计划完成时间，实线"—"代表实际完成情况，小圆圈"◎"代表选定的方法或工具。

4. 分析原因

（1）查找原因：专项小组成员召开头脑风暴会议，从人、机、料、法、环 5 个方面分析可能导致患者等待时间长的原因。集合小组成员观点后得到 17 个原因，具体如下。

①患者年纪大，理解能力差，找不到就诊诊室。

②患者不知晓就诊流程。

③医师业务不熟练。

④高峰时段就诊患者多，接诊医师数量少。

⑤护士引导意识欠缺。

⑥护士岗位工作能力欠缺。

⑦医师信息系统操作复杂、不便捷。

⑧网络不稳定，系统卡顿或故障。

⑨打印机故障，无替代打印机。

⑩签到单未匹配就诊诊室号。

⑪签到单字体过小。

⑫缺乏完善的门诊出诊制度及放号规则。

⑬缺乏完善的质量控制标准及绩效考核机制。

⑭指引标识不清晰。

⑮专科检查多，回诊患者占比大，回诊患者插入就诊序列。

⑯无备用诊室。

⑰科室环境布局欠合理。

采用鱼骨图的方式分析原因，详见图 3-2。

（2）确定要因：通过 5-3-1 评价法勾选要因。成员共 8 人，每项满分 40 分，根据 80/20 原则，32 分及以上为要因（表 3-2）。

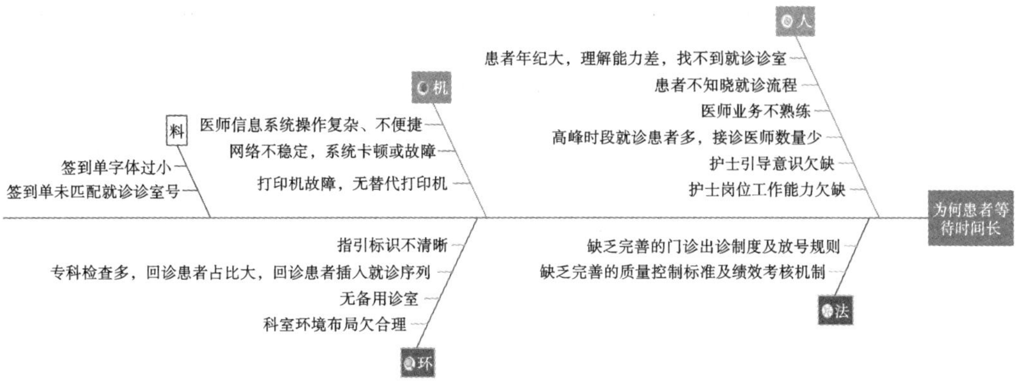

图 3-2　原因分析鱼骨图

表 3-2　要因分析

患者等待时间长		成 员 打 分								总分	要因
大要因	小要因	成员1	成员2	成员3	成员4	成员5	成员6	成员7	成员8		
人	患者年纪大,理解能力差,找不到就诊诊室	5	1	5	3	3	3	3	3	26	
	患者不知晓就诊流程	5	1	3	3	1	3	3	1	20	
	医师业务不熟练	3	5	5	3	3	3	5	3	30	
	高峰时段就诊患者多,接诊医师数量少	5	5	5	5	5	5	5	5	40	√
	护士引导意识欠缺	5	1	3	3	3	3	1	1	20	
	护士岗位工作能力欠缺	3	1	3	3	1	3	1	1	16	
机	医师信息系统操作复杂、不便捷	3	5	5	3	5	3	5	3	32	√
	网络不稳定,系统卡顿或故障	3	3	3	3	5	3	1	5	26	
	打印机故障,无替代打印机	3	3	3	3	1	3	1	3	20	
料	签到单未匹配就诊诊室号	3	3	5	3	1	3	3	3	24	
	签到单字体过小	5	1	3	1	1	3	1	3	18	

大要因	小要因	成员1	成员2	成员3	成员4	成员5	成员6	成员7	成员8	总分	要因
患者等待时间长		成 员 打 分								总分	要因
法	缺乏完善的门诊出诊制度及放号规则	5	5	5	5	1	3	5	3	32	√
	缺乏完善的质量控制标准及绩效考核机制	5	3	5	5	3	3	5	3	32	√
环	指引标识不清晰	5	5	3	3	1	3	1	5	26	
	专科检查多,回诊患者占比大,回诊患者插入就诊序列	5	5	5	5	5	5	5	5	40	√
	无备用诊室	3	1	3	1	1	5	1	1	18	
	科室环境布局欠合理	1	1	3	3	1	5	3	1	18	

(3) 调查现况,确定真因。

依据要因分析确定的 5 个要因,制作简易等待原因查检表(表 3-3)。

表 3-3　等待原因查检表

序号	等待时间	缺乏完善的质量控制标准及绩效考核机制	缺乏完善的门诊出诊制度及放号规则	高峰时段就诊患者多,接诊医师数量少	医师信息系统操作复杂、不便捷	专科检查多,回诊患者占比大,回诊患者插入就诊序列	其他
		等 待 原 因					
合计							

具体查检方式见表 3-4,如在分诊系统中查询患者等待时间,若超过消化内科就诊平均等待时间 35.70 分钟,即采取现场查看的方式,以访谈的方式询问医师、护士或患者等待时间长的原因,在所对应的单元格中勾选,最后进行问题数量的汇总统计。

表 3-4 等待原因查检表检查示例

序号	等待时间	等待原因					
		缺乏完善的质量控制标准及绩效考核机制	缺乏完善的门诊出诊制度及放号规则	高峰时段就诊患者多,接诊医师数量少	医师信息系统操作复杂、不便捷	专科检查多,回诊患者占比大,回诊患者插入就诊序列	其他
1	40 分钟	√				√	
2	38 分钟		√				√
3	42 分钟			√			
4	50 分钟		√		√		
5	45 分钟					√	
⋮	⋮						
89	39 分钟			√		√	
合计	—	5	16	64	11	77	5

在相应的地方打"√"。

研究者收集了 2022 年 4 月 4 日至 2022 年 4 月 10 日(除去周末)的工作日每日早高峰时段(9:30—11:00),门诊患者等待时间长的原因(表 3-5)。

表 3-5 项目统计表

项目名称	频数	百分比	累计百分比
专科检查多,回诊患者占比大,回诊患者插入就诊序列	77	43%	43%
高峰时段就诊患者多,接诊医师数量少	64	36%	79%
缺乏完善的门诊出诊制度及放号规则	16	9%	88%
医师信息系统操作复杂、不便捷	11	6%	94%
缺乏完善的质量控制标准及绩效考核机制	5	3%	97%
其他	5	3%	100%
合计	178	100%	—

运用柏拉图可知,"专科检查多,回诊患者占比大,回诊患者插入就诊序列"和"高峰时段就诊患者多,接诊医师数量少"是患者等待时间长的真实原因,见图 3-3。

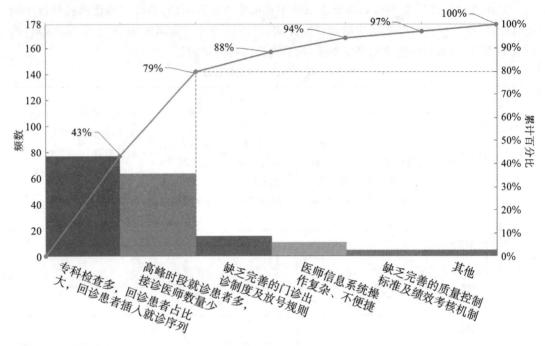

图 3-3　柏拉图

5. 目标值确定

目标值计算公式:目标值＝现况值－(现况值×组能力×改善重点)

目标值＝35.70－(35.70×65％×79％)≈17.37

目标设定:在 2022 年 7 月 31 日前将患者平均等待时间由 35.70 分钟缩短至 17.37 分钟。

6. 制订改进计划表　采用 5W1H 分析法对质量改善项目进行规划以明确时间分配、负责部门、实施方法、执行地点等,见表 3-6。

表 3-6　改进计划表

what	why	how	who	where	when
专科检查多,回诊患者占比大,回诊患者插入就诊序列	回诊患者多是集中返回科室,回诊患者插入当日首诊患者队列不受限制	建立患者二次回诊系统,合理划分患者等候区域	信息科导诊部宣传科	门诊	2022 年 5 月 1 日—7 月 31 日
高峰时段就诊患者多,接诊医师数量少	患者易集中在 9:30—11:00 和 14:30—16:00 两个时段,医师接诊压力大	建立接诊压力预警系统,优化医师诊疗系统,强化医师培训	信息科导诊部门诊办公室	门诊	2022 年 5 月 1 日—7 月 31 日

（三）实施阶段（do）

1. 建立患者二次回诊系统,合理划分患者等候区域

（1）建立患者二次回诊系统:将回诊患者分为两类,对回诊患者进行有效分流,避免因回诊患者集中多次回诊,延长首诊患者的就诊等待时间。

第一类是就诊当天完成 3 项及以上或全部检查的患者。系统进行标记并推送提醒信息,引导患者至专科门诊外。通过点击二次回诊按钮,他们可以重新进入等待就诊队列。

第二类是完成 1～2 项检查的患者。系统不推送提醒信息。患者如需回诊,需在自助机点击二次回诊按钮,否则医师无法开具医嘱。

在患者预约挂号时,系统将明确告知并提醒他们这一回诊规则。

进入等待就诊的回诊患者,系统按"过二插一"方式确定看诊顺序,即回诊患者之间必须有 2 名首诊患者,保证回诊患者秩序,减少候诊压力,不延误首诊患者就诊。

（2）合理划分患者等候区域:将等候区域划分为三个明确的功能区域(就诊区、诊室外候诊区和专科候诊区)从而确保医疗过程的有序进行,同时为患者提供舒适且有效的医疗服务。

①就诊区:主要负责接待患者,该区域严格执行"一医一患一诊室"的规定,确保每位患者都能在私密且舒适的环境中接受诊疗。为了提高接诊效率,在醒目区域设置提醒标识,确保诊疗活动有序进行。

②诊室外候诊区:每个诊室外规划就诊患者后三位患者的候诊区,这样既能保证诊室外的有序候诊,也能让患者在等待时保持适当的距离,以避免拥挤。

③专科候诊区:为后续候诊患者设置的等候区域。为了缓解患者的焦虑和烦躁情绪,由专业的护士在等候区开展"诊间课堂"健康宣教活动,针对该专科的疾病特点,提供针对性的健康指导,旨在提升患者的就医体验,同时促进患者的健康。为了确保上述区域的划分得以顺利实施,还可以辅以线下的人工引导和秩序维护措施。

2. 建立接诊压力预警系统,优化医师诊疗系统,强化医师培训

（1）各诊室的专家可以通过电脑端查看自己诊室的患者队列,并按照顺序呼叫队列中的患者。当高峰期患者数量超过本诊室医师的接诊能力时,系统将及时发出预警,以便及时启动人力资源调配,增加医师数量,从而有效缩短患者的就诊等待时间。

（2）预约信息系统医师端将自动统计每位医师的平均接诊时间,并将其自动上传至预约系统。预约信息系统将根据每位医师的平均接诊速度,个性化地设置号源间隔时长。在执行过程中,系统将持续调整号源间隔时长,以达到缩短患者等待时间的目标。

（3）为提高医师诊疗效率,可对诊疗系统进行优化,将叫号、检验、检查系统集中于同一平台。医师通过点击患者姓名即可进入系统,完成患者就诊所需的各项操作。在开具检查单和书写病历时,医师只需根据模板进行内容选择与填写,其他所需信息均从数据中心自动提取,从而极大地提高了医师的接诊效率。同时,建立门诊电脑更换机制。当电脑使用满 3 年后,可进行替换。每年定期检测电脑的运行速率,如果电脑性能不满足使用要求,及时进行替换,有效保障电脑的运行速率,进一步提升医师的接诊效率。

（4）强化医师培训,提升医师接诊效率。建立门诊医师培训考核准入机制。通过专业业务培训和系统操作培训,确保医师掌握相关知识和技能、具备系统操作能力和应急处理能力。综合考核合格后方可上岗。在培训过程中,利用便捷的系统操作辅助医师工作,以减轻他们的负担,进而提高工作效率。此外,通过统计各科室医师的接诊数量、时间和患者等待时间等数据并以此为指标考核医师,激励医师提高工作效率,同时让患者更快捷地获得医疗服务。加强医师培训并采取有效的考核措施是改善医疗服务工作、提升工作效率的重要途径。

(四)检查阶段(check)

通过实施以上改进措施,该院消化内科门诊患者平均等待时间由改进前的 35.70 分钟缩短到 15.61 分钟,见图 3-4。

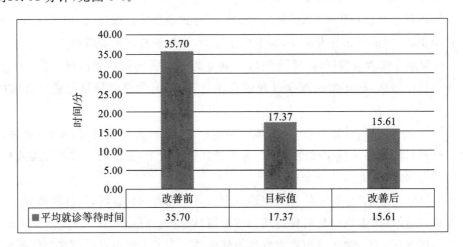

图 3-4   门诊患者平均等待时间

进步率(%)=(35.70−15.61)/35.70≈56%

目标达成率(%)=(35.70−15.61)/(35.70−17.37)≈110%

实施改进措施后,进步率和目标达成率较高,这表明采取的措施对缩短门诊患者平均等待时间是有效的。

(五)改进阶段(action)

通过实施以上改进措施,明显缩短了门诊患者平均等待时间,改善了患者的就医体验。可将改进经验推广至全院,全院推广措施如下。

(1)全院推广接诊压力预警系统,建立接诊医师人力资源应急调配机制,优化资源配置,提升服务质量和医院形象。

(2)强化医师培训,建立医师接诊数量、时间与患者等待时间月度考核机制,以提高医疗质量和效率。

(3)建立门诊电脑及信息化设备规范化检测及更换制度,提升就诊效率。

(4)建立标准化门诊就诊流程,见图 3-5。

(六)总结

本质量改进项目中的对策对缩短门诊患者等待时间效果明显,但是在实施过程中,患者在缴费、检查、检验过程中仍存在等待时间长的情况。

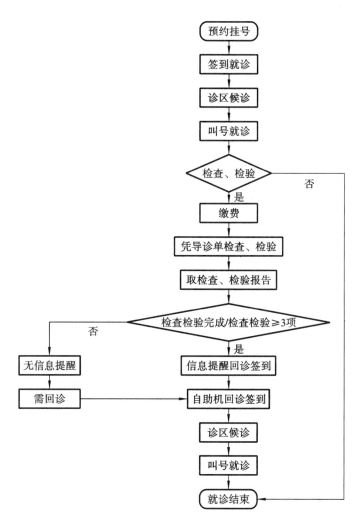

图 3-5 标准化门诊就诊流程

四、SWOT 分析在门诊质量活动开展中的应用案例

案例分享——基于 SWOT 分析探讨公立医院互联网医院线上线下一体化门诊医疗服务模式的建设与创新

（一）背景介绍

2021 年《国务院办公厅关于推动公立医院高质量发展的意见》中明确指出：公立医院要积极构建院内院外结合，线上线下一体化，覆盖诊前、诊中、诊后的新型医疗服务体系，推动新一代信息技术与医疗服务深度融合，大力发展远程医疗和互联网诊疗，建设智慧医院。随着医疗信息化和数字化发展的趋势，线上线下一体化门诊医疗服务体系已经成为现代医疗发展的必然趋势。

（二）分析研究

SWOT 分析又称态势分析，是综合考虑分析单位自身所处的各种内外部环境因素的分析方法。本案例运用 SWOT 分析公立医院互联网医院线上线下一体化门诊医疗服务模式的发展现状,探索其适宜的发展策略,旨在为公立医院互联网医院线上线下一体化医疗服务模式的发展、医疗资源配置的优化提供参考。

1. 优势(strength)分析

(1) 一体化全流程便捷就医:公立医院互联网医院能够形成线上线下服务闭环,患者在线完成挂号问诊、开具检查/检验单、移动支付后,可直接到对应的实体机构门诊完成检查/检验,然后至线上平台进行报告查验、在线复诊和随访,有效缓解了门诊患者候诊时间长、取药时间长、缴费时间长、看病时间短的问题。同时,一体化医疗服务模式有助于建立完整、动态的患者档案,涵盖诊前、诊中、诊后整个治疗过程,实现数据驱动和信息的互联互通,从而为医患双方提供便利,并提升医疗服务的质量和效率。

(2) 管理实践经验丰富:互联网医疗是实体医疗在线上的拓展延伸,其核心仍是医疗行为。公立医院互联网医院在医疗资源配置和人员配备上占据优势,能借鉴实体医院规范化管理、诊疗行为监管等实践经验。相较于企业主导的互联网医院通过医师"多点执业"入驻平台坐诊,公立医院互联网医院管理体系明确,更具执行力。此外,受传统就医观念影响,居民对公立医疗机构较为信赖,对公立医院的互联网诊疗平台接受程度高,过渡阻力较小。

(3) 延伸护理服务:在"互联网+医疗"发展的带动下,"互联网+护理服务"线上线下一体化模式也应运而生。"互联网+护理服务"打破了传统护理的行业壁垒,延伸了护理服务半径,扩大了护理服务供给,在更宽、更广范围内提高了患者就医的便利性。通过平台的整合,高效地调配医疗人员资源,从而有效满足老年人、孕产妇等重点人群的实际需求。这一举措减少了患者到医院就诊的交通时间、挂号和排队等待时间与相关费用,降低了就医成本。

2. 劣势(weakness)分析

(1) 医患存在"信息鸿沟":互联网医院线上线下一体化医疗服务模式,需要通过线上线下相结合的方式来完成和实现。线上线下一体化服务模式需要借助大量的信息化手段和工具,就医人群中的老年人群对信息化不熟悉也就存在很大的"信息鸿沟"。"信息鸿沟"伴随着"信息不对称"仍是较为普遍的现象,老年患者与医师在互联网沟通方面存在信息表述和接收不清的情况,而且老年患者普遍对于新兴事物接受度不高,电子软件等设备使用率较低。老年患者的就诊特征导致医院信息在"发布、接收"环节上双向渠道不畅通,老年患者无法及时接收、反馈医院的网络信息。

(2) 质量监管困难:线上线下一体化医疗服务模式的融合给监管带来了新的挑战。在实体医院,医疗行为受到严格的制度约束和部门监管,但是互联网开放、虚拟的特征使互联网医院的质量监管具有很大的复杂性和不确定性。在与严肃医疗行为的融合过程中,运营主体在监管医疗质量方面面临着显著的挑战。这种环境下,医疗损害责任风险更容易产生,给互联网医院的规范化监管带来了不小的挑战。在实际操作中,互联网医院坐诊的医师往往还需承担实体医院的医疗任务,他们多利用碎片化的时间在线接诊,这不仅影响了医师使用互联网医院的积极性,还可能导致线上诊疗出现医师答复不及时、态度冷淡等问题,甚至发生违纪违规行为。此外,医务人员线上接诊工作量和服务质量都难以准确评估。

(3) 线上服务定价无差异,医务人员积极性差。一体化的模式,线下医师坐诊会根据级别的不同,收取不同的诊费。目前公立医院互联网医院尚未实现自主定价,无论由哪个级别的医师提供诊疗服务,均参照同级别医院的线下普通门诊收费标准。在这种情况下,尽管部分医院将大部分或全部的诊费发放给坐诊医师,但这部分收入仍然相对较少。对于医师来说,目前的价格体系缺乏激励作用,影响接诊积极性;对于医疗机构而言,在提供线上医疗服务的同时缺乏相应的成本补偿,这在一定程度上制约了公立医院互联网医院的发展。

3. 机会(opportunity)分析

(1)政策支持:互联网医院线上线下一体化医疗服务模式发展离不开政策支持。2018年,互联网医院的相关政策开始逐步完善细化,提出促进"互联网＋医疗"的发展方向;2019年,国家医疗保障局提出互联网医疗服务纳入医保支付范围;2021年,国家卫健委提出互联网医院必须以实体医疗机构为依托。2022年3月,国家卫健委和国家中医药局联合印发《互联网诊疗监管细则(试行)》,这是互联网医疗领域首个全国范围内的监管细则,包含医疗机构监管、人员监管、业务监管、质量安全监管等内容,其中提及年度校验制度、医师和患者实名制、复诊的认定、电子病历线上线下一体化质控等要点问题。该细则标志着互联网医院将由"高速发展"向"高质量发展"转变。

(2)服务方式转变:2018年,国务院对互联网医疗的合法性做出明确的批示,针对互联网医院、诊疗及远程医疗三大环节进行规范。有学者研究表明,医院运营信息化平台建设体系的构建,可以极大改善门诊运营管理方式,提高门诊运营管理的工作质量。互联网技术下建立的区域公众健康服务平台构建了新型"互联网＋医疗健康"服务模式,优化了医疗服务流程,全面整合区域优势、线上线下一体化服务模式,实现了医疗健康数据在全民健康服务中的共享应用。

(3)患者就医需求增长:老年及慢性病患者人数逐年增长,这些患者需要定期复诊、长期用药。对此,互联网医院开设复诊开药、自助检查、上门服务、延续服务功能,为病情稳定的慢性病患者和老年患者提供线上续方、用药指导、自助开检查、延续护理等服务,进一步优化了服务流程,不仅改善了患者就医体验,让患者少跑路、减低疾病风险、控制疾病进展,还使医疗费用减少。

4. 威胁(threat)分析

(1)企业型互联网医疗加入市场,竞争激烈。互联网医疗因其巨大的市场潜力,吸引了各类企业布局互联网医院。部分医药电商模式的互联网医院凭借在客户资源、营销推广等方面的既往优势迅速抢占市场份额。然而,随着线上处方药销售的放开,电子处方审核与流转的难题逐渐浮现。处方药开具的随意性较高,尚未实现标准化管理。

(2)信息安全风险:互联网信息有一定的网络安全风险,互联网医院掌握着诸多个人隐私,不管是平台系统的技术漏洞,还是医院内部的管理疏忽,都会导致患者数据被窃取、篡改等,甚至被不法分子利用,给患者及其家庭成员造成经济损失和精神困扰,损害公立医院的信誉。

(3)老年群体信息化水平低:互联网医疗服务的目标群体中,老年患者占据相当一部分。这类患者的一个显著社会特点是对于新事物的接受度不高,特别是对信息技术的接纳度较低。因此,他们往往难以轻易放弃传统的诊疗(面对面)模式,即面对面的挂号、收费和问诊,而不是借助手机等网络渠道进行线上问诊。

本案例的SWOT分析总结详见图3-6。

(三)对策建议

据上述分析,在SWOT矩阵中形成SO(优势机会)、WO(劣势机会)、ST(优势威胁)、WT(劣势威胁)组合,并提出相应对策,见表3-7。

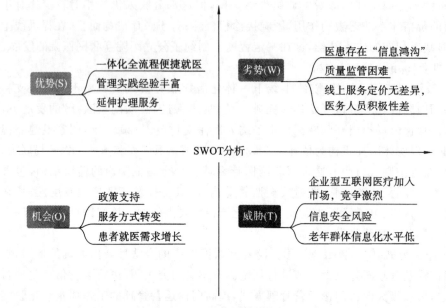

图 3-6　SWOT 分析总结

表 3-7　SWOT 分析矩阵组合

	优势（S）	劣势（W）
机会（O）	SO（依靠内部优势，利用外部机会）	WO（利用外部机会，克服内部劣势）
威胁（T）	ST（依靠内部优势，回避外部威胁）	WT（减少内部劣势，回避外部威胁）

1. 利用自身资源，拓展互联网医院一体化新模式（SO）

（1）借助实体医疗资源和管理经验，积极拓展互联网医联体、数字健共体、数字化健康管护、数字化慢性病管理等互联网医院发展新模式。在医联体内部开展远程医疗，与基层医疗机构实现数字共享，打破信息壁垒，切实推进医联体一体化进程，重塑医联体生命力，用数字化手段助力建设分级诊疗新格局；与区域内社区卫生院、养老机构、社会服务机构等积极合作，充分调动社会资源，推动居民全生命周期健康管理。

（2）针对慢性病患者数量庞大、需定期随访、治疗时间长的特性，为患者建立云端健康档案，逐渐完善预防、诊疗、康复、随访、监测的一体化动态健康服务。线上线下一体化的医疗服务模式，在提供个性化就医体验的同时，可减少患者不必要的奔波，同时，诊后的健康追踪能够及时发现健康隐患，节约线下资源，提升医疗机构工作效率。随着可穿戴设备逐渐普及，患者能够居家完成部分检测，数字化慢性病管理将具有更高的可行性和可操作性。

2. 完善激励机制，调动积极性，提升互联网医院一体化认知度（WO）

（1）完善互联网医院管理和激励措施，调动医护人员参与的积极性。针对目前无法自主定价的现状，在排班时应充分考虑医师在线接诊的时段和时长，进行统筹科学管理，并考虑通过年度绩效分配、列入评优评先参考标准等多种方式激励坐诊医师。调研医师端应用平台性能，了解医务人员使用需求，开发更具适宜性的移动工具，完善操作体验，缩短响应时间，提高服务效率及质量。

（2）通过提高服务效率及质量，让患者切身体会到互联网医疗在提供便捷性的同时仍具有严谨性，提升互联网医院的群众知晓度和接受度。

3. 增设互联网老年患者专用通道,积极构建行业新秩序(ST)

(1) 老年群体信息化水平低,可采用线上线下结合的医疗服务模式。线下现场指导老年患者进行互联网医疗操作,线上针对老年患者增设专用通道,放大字体、简化操作界面、智能导诊,帮助老年患者顺利完成线上就医及线下实体医院检验、检查、取药等操作。

(2) 发挥公立医院规范化管理优势,积极构建互联网医疗行业新秩序。随着相关政策逐步完善,互联网医疗行业发展趋于规范。实体医院主导的互联网医院已占据行业多数,公立医院应在建设互联网医院过程中做好表率,杜绝各类违法违规行为,使互联网医院回归严肃医疗本质。

4. 扩大服务监管范围,保障医疗信息安全(WT)

(1) 建立线上闭环监管体系,将诊前、诊中、诊后的信息均列入监管范围。诊前利用人脸识别、语言识别等技术手段对上线医师进行身份认证;诊疗过程做到全面留痕,必要时开展追溯,及时进行干预处理;定期考核互联网医院服务质量,对不合规的诊疗行为进行惩罚,完善患者反馈机制,建立患者投诉渠道,抵制随意散漫现象,避免因监管不当导致医疗纠纷和排查风险隐患。

(2) 推动数据互联互通的同时,谨防患者信息泄露,保障医疗信息安全。医疗数据内容私密,具有极高的商业价值,存在被窃取、泄露、冒用的风险,医院应向有资质的服务商购买第三方信息技术服务,并及时对平台进行更新升级,避免出现系统漏洞。对患者个人身份、诊疗内容、处方信息、医保信息进行加密,严格把控开放权限。在平台诊疗过程中主动提示患者注意信息保密,保障用户知情权,增强安全意识,最大限度保障用户隐私安全。

(四) 结论

在数字经济背景下,互联网医院已成为中国互联网医疗领域的重要力量。它们通过建设更加便捷、高效的线上线下一体化门诊医疗服务模式,提高医疗服务质量和效率,以满足患者日益多样化的需求。然而,在促进互联网医疗发展的同时,需要规范其发展秩序(包括强化以患者为中心的经营意识,以及促进数字化服务的推广和普及等)。

第五节　质量管理标准化

一、国际标准化认证分析

(一) 国际标准化的概念

国际标准指国际组织或机构制定、发布和推广的通用标准和规范,以协调和统一国际交流、贸易和合作。国际标准化的目的是通过制定共同的规则,确保产品、服务和管理具备一定的质量、可靠性和可比性,促进技术创新,提升贸易便利化水平和市场竞争力。国际标准化的内容包括但不限于以下几个方面。

1. 产品标准　为确保产品的质量、安全性和可靠性,国际标准化组织(International Organization for Standardization,ISO)通过制定产品的规范、要求和测试方法,建立了一系列产品标准。这些标准涵盖从原材料、制造工艺、使用性能到环境影响等多个方面的要求。

2. 服务标准　为提供高质量、可靠和一致的服务,ISO制定了各个行业和领域的服务标准。这些标准包括服务流程、服务质量管理、客户满意度等方面的要求,帮助组织规范服务和提升服务水平。

3. 管理体系标准　为了规范组织的运作和管理,ISO 制定了各类管理体系标准。这些标准通过制定规范、程序和指导原则,帮助组织建立和实施有效的管理体系。

4. 测量和测试方法标准　为了保证测试结果的准确性和可比性,ISO 制定了各类测量和测试方法标准。这些标准包括测试步骤、操作规范、精度要求等,确保在不同实验室和条件下获得一致的测量和测试结果。

5. 术语和定义标准　为了避免在国际交流和合作中出现误解和混淆,ISO 制定了各类术语和定义标准。这些标准规定了特定行业或领域中的术语、定义和符号,确保交流和合作的准确性和一致性。

（二）医院质量标准化评价体系介绍

目前,多个国家已建立相应的医疗质量管理组织和标准化评价体系。例如,ISO、美国医疗机构评审联合委员会国际部（JCI）、英国国家卫生与临床优化研究所（NICE）、德国医疗透明管理制度与标准委员会（KTQ）、澳大利亚医疗服务标准委员会（ACHS）,以及《三级医院评审标准（2022 年版）》和《医院质量国际认证标准（2021 版）》等。不同国家的医院虽然在规模、所有权、组织结构方面不尽相同,但是都设有独立的医院质量管理部门,负责医院整体的医疗质量管理和上级评审工作。此外,该部门的工作人员还可以取得医疗质量管理专业证书,以确保他们在质量管理领域具有专业知识和能力。

1. ISO 认证　ISO 是世界上最大的国际标准化机构。ISO 成立于 1947 年 2 月 23 日。ISO 的宗旨是在世界上促进标准化及其相关活动的发展,以便于商品和服务的国际交换,在智力、科学、技术和经济领域开展合作。ISO 认证的发展是为了确保组织和企业在产品质量、环境管理、信息安全、质量管理等方面的标准化和持续改进。ISO 制定了一系列的管理体系标准,如 ISO 9001（质量管理体系）、ISO 14001（环境管理体系）、ISO 27001（信息安全管理体系）等。其主要职责是评估组织或企业的管理体系是否符合 ISO 制定的相关标准,以确保其运作符合国际认可的最佳实践,达到质量稳定、环境友好、信息安全等目标。通过 ISO 认证,组织或企业可以得到国际上的承认,提高其产品质量和管理水平,增强市场竞争力。

ISO 认证对医院医疗质量安全有着严格的要求。通过 ISO 认证,医院可以在国际上取得认可,为患者提供更加安全、可靠的医疗服务,促进医疗行业的发展和进步。ISO 9001 是 ISO 制定的通用质量管理体系标准,适用于各行各业。在医疗领域,ISO 9001 为医疗机构提供了一种有效的质量管理体系框架,涵盖了组织运营、资源管理、过程控制、持续改进等方面。

2. JCI 标准　JCI 标准源于国际医疗卫生机构认证联合委员会（Joint Commission on Accreditations of Hospital Organizations,JCAHO）负责制定的美国医院质量和流程管理标准。1994 年,JCAHO 设立 JCI,用于对美国以外的医疗机构进行认证;1997 年,JCI 发布第 1 版医院评审标准,实施国际医疗机构认证。JCI 认证的核心价值是"系统性、计划性、过程性、持续性的标准化医疗质量与安全管理"。

国际组织对医院进行 JCI 认证时采用的是"循迹追踪法",即对医疗过程的各个环节进行全方位的跟踪检查,尤其关注那些严重影响患者安全与医疗服务质量的流程。检查中,国际 JCI 检查官在患者和工作人员完全不知情的状态下,对几名新入院的患者从进入医院大门一直到住进病房接受医嘱处理,进行全程追踪,涉及几十项服务环节。JCI 认证的核心是医疗质量与医疗安全,强调全员参与医疗质量与安全管理,在医院质量改进委员会体系中,医院管理者、医师、医技人员和护理人员各尽其责,群策群力,使医院管理质量得到持续改进。

3. NICE 认证 NICE 认证由英国国家卫生与临床优化研究所(National Institute for Health and Care Excellence,NICE)创立于 1999 年,2013 年获得独立法人地位,成为非政府公共机构。其主要职能是为医疗机构、公共卫生服务和社会照顾领域提供全方位的支持,包括指导临床实践、开展技术评估、制定行业标准和绩效指标。此外,它还负责对卫生技术医疗市场准入制度进行评估,制定临床诊治指南,规范诊疗技术的临床应用,并公布具有临床效果和成本效益的卫生服务信息。英国卫生部于 2001 年实施星级评审制度,对医院运行情况进行评价,主要关注医疗质量和服务水平。英国政府在 1999 年创立的 NICE 是世界上最具影响力的循证医学指南制定机构之一。

4. KTQ 认证 德国医疗透明管理制度与标准委员会(Cooperation for Transparency and Quality in Health Care,KTQ),是由德国医院协会、医师协会、护理协会、全德医学会、联邦健康保险公司、德国医疗保险公司共同组建的公益性公共管理机构。从 2002 年开始,KTQ 承担医院管理制度和标准的制定、检查和质量认证工作,其核心价值是制定一套科学化的医院管理标准与制度并进行认证。KTQ 关注医疗机构日常运营过程中的流程设计和完善,对各医疗机构的管理制度和标准进行检查和质量认证。德国从 2002 年开始推行 KTQ 认证管理制度以来,全国 1000 多家综合医院都通过了 KTQ 认证。从 2005 年起,KTQ 认证又向康复医院、专科医院推广。KTQ 认证标准强调每一条都要按 PDCA(计划、实施、检查、改进)的步骤来严格执行,并将 PDCA 循环作为自我评估和现场调查的主要依据。每一个 PDCA 循环的改进使医院管理像齿轮滚动一样不停向前,以最大限度地发挥其潜力并意识到自己的力量,这是 KTQ 认证在评审中的最大特色。

5. ACHS 认证 澳大利亚医疗服务标准委员会(Australian Council on Healthcare Standards,ACHS)认证是澳大利亚卫生部门认可的多项认证制度中最具代表性的。ACHS 成立于 1974 年,是一个独立的、非营利性机构,适用于综合医院和专科医院。澳大利亚政府参与并认可 ACHS 的评估认证标准。ACHS 的主要任务是制定卫生服务标准和评价医疗服务质量。在质量评价方面,ACHS 主要聚焦于机构服务质量和临床技术质量两个方面。对于机构服务质量,ACHS 通过实施评估和质量改进项目来进行全面评估,这些项目覆盖了澳大利亚 2/3 以上的卫生服务机构;而临床技术质量评价依托临床指标项目。ACHS 的医疗机构认证制度分为两类:三年期认证(符合认证标准)、一年期认证(基本符合认证标准)。通过 ACHS 认证,这些机构展现了它们对提供安全、优质服务并持续完善的坚定承诺。

6.《三级医院评审标准(2022 年版)》 1989 年,卫生部发布了《关于实施医院分级管理的通知》《综合医院分级管理标准(试行草案)》,启动了我国医院分级管理和评审评价工作。2011 年,卫生部发布了《三级综合医院评审标准实施细则(2011 年版)》,开始了新一轮的医院评审评价工作。并在 2012 年 3 月批准成立了医院评审评价项目办公室,指导各级卫生行政部门和医疗机构开展医院评审评价工作。目前我国医院评审评价工作,吸取了 JCI、ISO 等国际医疗质量评价体系的宝贵经验,结合我国国情和医院质量管理的现状,坚持"以评促建、以评促改、评建并举、重在内涵"的工作方针,以质量、安全、服务、绩效、管理为主题,进一步明确了对医院质量与安全管理体系的组织结构和功能的相关要求。要求院长和科主任分别为院、科两级质量管理的第一责任人。医院质量管理组织架构及职能分工体现决策、控制与执行三个层次。职能部门对重点部门、关键环节和薄弱环节进行定期检查与评估。有专门的质量管理部门,对全院质量与安全管理工作履行审核、评价、监督职能。依据医院总体目标,医院质量与安全管理委员会统一领导和协调各相关委员会,定期研讨本领域的质量相关问题,分工协作,共同推进医院质量管理与患者安全工作。

"三级医院评审标准"是为进一步完善中国医院评审评价体系,指导医院加强自身建设和管理,促进我国医院实现高质量发展,更好地满足人民群众医疗服务需求,由国家卫健委组织修订的评审标准。《三级医院评审标准(2022年版)》及其实施细则,是距《三级医院评审标准(2020年版)》发布两年之后发布的又一新版本。2022年版是对2020年版的一次更新式修订,主体内容没有发生大的变化,但融合了近年来国家发布的最新政策和规范要求,并根据行业发展对部分通用术语和编码进行了修订和完善。"三级医院评审标准"对实现我国医疗管理的标准化具有重要意义。

7. 医院质量国际认证标准 2019年中共中央、国务院发布的《关于支持深圳建设中国特色社会主义先行示范区的意见》和2020年中共中央办公厅、国务院办公厅发布的《深圳建设中国特色社会主义先行示范区综合改革试点实施方案(2020—2025年)》,均提出了探索建立与国际接轨的医院评审认证标准体系的改革任务。在国家卫健委、广东省卫健委的大力支持下,深圳市于2020年12月确定由香港大学深圳医院牵头,成立非营利性的第三方评审评价研究中心——深圳市卫健医院评审评价研究中心,吸纳国内外资深认证专家,组建评审专家库,对标国际通行规则,融合国内评审实践,编制了《医院质量国际认证标准(2021版)》,率先实现了医院评审标准国际化。2022年2月,《医院质量国际认证标准(2021版)》获得国际医疗质量协会外部评审会(ISQua EEA)的权威认证,成为全国首个经国际认证的医院评审标准。《医院质量国际认证标准(2021版)》融贯中西,是"三甲"标准的升级以及与国际标准的融合。该标准分为3章(医院功能与任务、医疗服务与质量安全、医院管理与运营),共186款评价条目,每款评价结果分为5个等级(优秀、良好、达标、不达标和不适),每4年评审1次,强调持续改进。《医院质量国际认证标准(2021版)》的优势体现在质量安全精益化、风险管理全域化、职业安全体系化、人文关怀细致化、医患关系坦诚化。

引入和推广《医院质量国际认证标准(2021版)》对我国医疗管理的标准化具有重要意义,不仅可以提升医疗服务质量,规范医院管理,保护患者权益,还能促进国际认可与合作,推动医疗服务行业的国际化发展。

(三)国际标准化认证对于医院质量发展的意义

国际标准化认证对于组织的管理模式和流程优化,组织在市场竞争中的优势提升,最终实现组织的整体效益、服务质量和声誉的提高具有重要意义,已在各行业广泛应用。

(1)通过获得国际标准化认证,医院能够证明其在医疗质量、服务水平和管理体系方面达到国际标准,这将提高医院的声誉和信誉度,增加患者和合作伙伴对医院的信任度。

(2)国际标准化认证强调医院质量管理体系的建立和运行,包括诊疗流程、药物管理、感染控制等方面。通过认证,医院将更加注重质量控制和安全管理,提高医疗服务的准确性、安全性和可靠性。

(3)国际标准化认证要求医院建立规范的标准和流程,提高医疗和服务的一致性和连续性。这将有助于提升医疗服务的效率和质量,减少错误和失误的发生。

(4)国际标准化认证注重患者需求,要求医院加强患者参与、沟通和反馈机制。通过认证,医院能够更好地满足患者的期望和需求,提高患者的满意度。

(5)国际标准化认证要求医院建立有效的管理体系,包括质量管理、人员培训、设备管理等方面。这将帮助医院优化资源的配置和利用,提高管理效能和资源利用效率。

（6）通过获得国际标准化认证,医院将具备国际竞争力,能够更好地参与全球医疗市场竞争。国际标准化认证也为医院提供了与国际合作伙伴合作的机会,促进国际交流与合作。

二、医疗管理标准化

（一）医疗管理标准化概述

1. 医疗管理标准化的概念　医疗管理标准化是指在医疗机构或医疗服务提供者中,建立和实施一套规范和标准,以确保医疗质量的持续改进和优化。这些标准可以基于国际标准、行业标准或专业组织制定的指南,旨在规范医疗过程、提高医疗服务质量和安全性,并保障患者福祉。

医务人员按照标准开展医疗服务可以提高诊疗效率,同时,标准化的诊疗行为可对提升医疗质量产生直接的、积极的影响。我国医疗质量安全管理一直受到高度重视,国家层面及医院均积极开展医疗管理标准化建设与评价,用标准来规范医疗行为,从而提升医疗质量。

2. 医疗管理标准化的发展　医疗管理标准化是医疗机构提高管理水平、优化医疗服务的重要手段。其发展经历了初级阶段、中级阶段和高级阶段,并受到 ISO 和各国相关机构的关注和推广。

（1）初级阶段:医疗管理标准化主要侧重于规范组织结构和职能分工,明确各级部门的职责和权力,建立相对简单的管理流程和制度。

（2）中级阶段:在初级阶段的基础上,医疗管理标准化逐渐引入更加详细和系统的管理标准,包括医疗服务过程的标准化、工作流程的规范化、质量控制和风险管理的要求等,以提升医疗服务的效率和质量。

（3）高级阶段:在中级阶段的基础上,医疗管理标准化更加注重细节和精细化管理,全面推行各项标准并逐步完善,包括绩效管理、过程改进、质量评估和外部认证等,以进一步提升医疗机构的管理水平和服务质量。

随着医疗行业的不断发展和社会对医疗质量和安全要求的提高,医疗管理标准化也在不断完善和深化。ISO 和各国相关机构也在制定和推广医疗管理的国际标准,如 ISO 9001（质量管理体系）、ISO 14001（环境管理体系）和 ISO 45001（职业健康安全管理体系）等,为医疗管理标准化的发展提供了指导和支持。

（二）医疗管理标准化的内容及意义

1. 医疗管理标准化的内容

（1）医疗管理体系标准:如 ISO 9001、ISO 15189 等标准,这些标准强调质量管理体系的建立和应用,包括质量政策、质量目标、质量手册、程序文件、内审及持续改进等。

（2）医疗过程标准:这些标准主要关注医疗服务的过程、流程和规范,涵盖临床实践、手术操作、药物管理、感染控制、设备维护等方面,旨在确保医疗过程的一致性、安全性和可追溯性。

（3）患者安全标准:包括患者安全管理体系、药品安全、手术安全、医疗设备安全等方面的标准,强调预防医疗事故和不良事件,提高患者的安全保障。

（4）质量指标和绩效评估标准:通常基于临床指南、循证医学和医学证据,旨在衡量医疗服务的质量水平,并提供评估、反馈和改进的基础。

2. 医疗管理标准化的意义　通过标准化,医疗机构能够实现科学管理、规范运作,为患者提供更加安全、可靠和满意的医疗服务。具体表现如下。

(1) 规范门诊业务流程:医疗管理标准化可以帮助医疗机构建立科学、规范和系统化的管理体系,明确质量要求和流程;有助于规范医疗行为和操作,减少医疗事故和差错的发生,最大限度地保护患者的安全和权益。

(2) 提升服务质量和效率:医疗管理标准化可以帮助医疗机构优化资源配置和管理,提高工作效率和资源利用率。通过标准化的流程和操作,医疗机构可以更好地组织和调配人力、设备、药品等医疗资源,提高资源利用效率,降低成本,提升整体绩效。

(3) 强化医患沟通和患者参与:医疗管理标准化要求医务人员按照一定的规范和程序进行工作,明确职责和义务,从而规范医务人员的行为和工作方式。医疗管理标准化可通过培训和教育提升医务人员的知识水平和技能,从而提高其服务质量和专业能力。

(4) 促进团队合作和沟通:医疗管理标准化要求医疗机构建立良好的团队合作机制和有效的沟通渠道,强调跨部门协作和交流。通过标准化的流程和沟通方式,医疗团队能够更好地协同工作,提高沟通效率,减少信息传递和沟通误差,提升整体工作效能。

(5) 提高患者关注度和满意度:医疗管理标准化有助于提高患者对医疗机构的关注度和满意度。通过标准化的服务流程和质量要求,医疗机构可以使患者获得更加规范和一致的医疗服务,提高患者满意度和信任度;标准化还强调患者参与和反馈,从而更好地满足患者的需求和期望。

(6) 提高国际竞争力和声誉:医疗管理标准化可以帮助医疗机构提升国际竞争力和声誉。通过达到国际标准的要求,医疗机构可以更好地适应国际市场需求,提供符合国际水准的医疗服务,提高国际竞争力和声誉。

三、标准化体系的不断完善

(一)标准化体系

标准化体系是根据特定标准和规范创建的一系列流程、程序与标准,旨在规范化、系统化和科学化管理组织的工作流程和产品服务过程,提高管理效率和产品服务质量,以满足利益相关方的需求和期望。标准化体系的构建、实施和维护需要全体员工和组织管理人员的积极参与和不断努力。通过建立和执行一系列标准、规范、程序和流程,可提高组织的运营效率、产品质量和服务安全性。在不断改进与完善标准化体系的同时,必须不断根据业务环境的变化和相关标准的更新及时调整标准化体系,以确保产品质量的稳定和持续提升。标准化体系的不断完善可帮助组织发现和解决标准化体系中存在的不足和缺陷,提高标准化体系的有效性和适应性,从而更好地达到标准化的目的。

(二)医疗管理标准化体系

1. 医疗管理标准化体系的定义　在医疗机构中建立和实施一套标准和规范,目的是规范和提高医疗管理的效率、质量和安全性。该体系主要关注医疗机构的管理流程、操作规范、服务质量以及医疗安全等方面,以确保医疗服务的合理性、安全性和可靠性。

2. 我国医疗管理标准化体系研究现状　当前,我国医疗管理标准化体系研究主要涉及医疗机构认证、临床流程标准化、医疗事故管理等方面。

(1) 我国医疗机构认证建设取得初步成效。医疗机构认证是评估医疗机构服务质量的重要手段。此前,我国医疗机构的认证存在标准异质性、评估不够客观、程序不够规范等问题。但近年来,随着医疗机构认证制度的不断完善和严格执行,医疗服务质量显著提升,医疗风险也有效降低。同时还涌现出了一批标准化管理模式,在推进医疗机构质量管理模式创新上发挥着积极作用。

(2)临床流程标准化是我国医疗管理标准化体系研究的另一重要方向。临床流程标准化以制定标准化的、可重复的医疗过程,确保患者获得一致和规范的护理为目标。近年来,我国医疗机构通过实施标准化临床流程,有效提高了医疗服务的质量和效率。这一变革不仅降低了医疗风险,而且提高了患者满意度。同时,医务人员的工作效率和管理水平也得到较大提升。

(3)我国医疗管理标准化体系研究范围广泛,涵盖医疗事故管理等领域。医疗事故管理不仅涉及医疗机构的责任,也与医务人员个人经验和专业能力有关。为此,我国针对医疗事故的管理也在不断加强和改善,目前已建立了一套完整的医疗事故管理机制和程序(包括事故预防、立案调查、赔偿处理等方面)。

未来,我国医疗管理标准化体系研究仍需探索符合我国国情的实施路径和方法,加强标准制定、评估和监管,并与国外标准接轨。同时,也需要进一步研究促进医务人员标准化管理素质提升的策略与实践,强化培训,提高其工作质量与效率,推动我国医疗管理标准化。

(三)我国医疗管理标准化体系的不断完善

针对我国医疗管理标准化体系发展现状,综合我国国情及当前相关政策,对医疗管理标准化体系的不断完善提出以下建议。

1. 进一步加强标准统一协调 《国家标准化发展纲要》提出要进一步加强标准统一协调,推动标准化工作向更高层次迈进,为促进我国经济社会持续健康发展提供重要支撑。医疗管理的标准化作为标准化的重要部分,在标准和规范制定方面,应更多关注医疗卫生行业发展的重点领域,适时制定针对性标准和规范,推行严格标准化标准框架,确保整个卫生行业管理标准的一致性和有序性,可适当参考国际先进标准,有选择地引进优秀的国际标准和实践经验,并在本土化实践中不断完善和发展。可建立一个统一的标准制定机构或委员会,负责统一协调各个标准的制定工作。该机构应由多个相关部门和专家组成,确保各个标准之间的一致性和协调性,避免重复和冲突。同时,加强与国际标准接轨,借鉴国际经验,提升我国医疗管理标准化水平。

2. 完善执行和监督机制 应贯彻标准制定到标准执行,并加强标准执行和监督,实现必须执行标准、优先执行标准的设计模式。如通过开展战略管理、流程重组、信息化建设、现代化建设等管理方式以及对人员、物资、资金等各方面的全面管理,加强标准在实践中的落实和执行力度,形成机制化的运作;采取发掘激励、考评鼓励、评价管理、退出机制等多项措施,使标准化成为医疗管理的常态化行为。同时,应建立完善的效果评估机制及加大资金投入,加强对标准化实施效果的监测和评估,形成完整的数据分析及综合评判体系,及时引导纠正存在的问题,为推动医疗管理标准化体系的不断改进提供有力的支持。

3. 推动信息化建设 加大对医疗信息化的投入,提升医疗机构的数据收集、分析和共享能力,实现医疗数据的互通互联,如采取信息化手段(包括电子病历和数字化诊疗等)提高医疗机构对数据的收集和分析能力,保证医疗信息的安全性和保密性,并且推动医疗质量管理信息化,为医疗管理标准的执行和评估提供有力的支持。同时,推动智能化技术在医疗管理标准化中的应用,提高管理效率和质量。

4. 推动专业人才培养　加强医疗管理专业教育、学历教育和继续教育,注重医疗管理机构人才独立化、专业化、人性化建设,加强标准化管理培训,包括普通技术人员、职业技师和高层次人才等,提升其标准化管理的专业能力和素质。同时,支持高校和培训机构加强相关专业的人才培养,培育一批专业的医疗管理标准化人才,为未来标准化体系的不断完善提供人才支持。

5. 加强标准化文化建设　通过开展宣传教育活动,加强医务人员对标准化的理解和认识,使其充分意识到标准化管理对于提高医疗质量和保障患者安全的重要性。同时,建立和推广标准化工作经验的分享和交流机制,促进医疗机构之间的学习和借鉴,形成共同提升的积极氛围。

6. 改革医疗制度和管理理念　加快医疗制度和管理理念的转变。推动医院管理从以疾病为中心向以患者需求和整体医疗过程为中心的转变,注重医疗卫生资源的合理配置,优化医疗服务流程,提升医疗管理效率和质量。同时,改革激励机制,提供更多的支持和激励条件,以鼓励医疗机构和医务人员积极参与标准化管理体系建设。引进国外先进的标准和规范,通过与国际接轨,提高我国医疗管理标准化水平,促进国际医学交流与合作,达到拓宽我国医疗服务市场的目标。

这些措施的落实需要政府、医疗机构、医务人员和社会各界的共同努力和参与,通过政策的支持和各方共同努力,推动我国医疗管理标准化体系制度的完善,让标准化管理惠及更多人群,促进国民健康事业的可持续发展。

(朱　聚　杨　霞)

第四章　门诊危机管理

第一节　医疗危机管理概述

一、医疗危机管理相关概念

（一）危机

1. 危机的定义　危机（crisis）一词源于希腊语 krinein，原始含义是游离于生死之间的状态，现指人类生命财产、国家政权、社会秩序等遭受直接威胁的非正常状态。《韦氏词典》将危机定义为有可能变好或变坏的转折点或关键时刻。

赫尔曼（Hermann）（1972）认为：危机就是一种情境状态，其决策主体的根本目标受到威胁，在改变情境之前反应时间很有限，其发生也出乎决策主体的意料。罗森塔尔（Rosenthal）等（1991）认为：危机就是对一个社会系统的基本价值和行为准则架构产生严重威胁，并且在时间压力和不确定性极高的情况下，必须对其做出关键决策的事件。巴顿（Barton）（1993）认为：危机是一个会引起潜在负面影响的具有不确定性的大事件，这个事件及其后果可能对组织及其人员、产品、服务、资产和声誉造成巨大的损害。斯格（Seeger）等（1998）认为：危机是一种能够带来高度不稳定性和高度威胁性的、特殊的、不可预测的、非常规的事件。

综合起来看，危机是指个人、群体或者组织以及社会正常的生存秩序、发展进程等由于某种原因，通常是突发事件的出现，而受到破坏，严重威胁正常生产与发展的状态。

2. 危机的类型

（1）按影响范围可以分为全球性危机、国际性危机、国家性危机、地方性危机。

（2）按成因性质可以分为自然灾害（地震灾害、海洋灾害、生物灾害等）、事故灾害（交通运输灾害、安全事故等）、公共卫生事件（传染病疫情、动物疫情等）、社会安全事件（恐怖袭击事件、涉外突发事件等）。

（3）按主要成因涉及范围可以分为政治危机、经济危机、社会危机、价值危机。

3. 危机的特性

（1）突发性：即不可预测性。从逻辑上说，危机必定是突发事件，但突发事件未必就能形成危机。那些能够预防的"危机"都只能称为问题，只有那些无法预知的、被忽视的、具有颠覆性的意外事件，才算得上真正的危机。

（2）紧迫性：从突发事件的暴发到酿成危机是一个极短的过程，它要求管理者必须在有限的时间里获取充分且有价值的信息，分析事件暴发的原因、程度及影响，找到有效的应对措施，并调动必要的人力、物力和财力资源，采取切实可行的有效行动，以防止事件进一步扩大。

（3）不确定性：也可称为未知性。危机的起始是无法用常规规则进行判断的，难以预见，且发生的决定性因素不容易判断。

（4）两面性："祸兮福之所倚，福兮祸之所伏"是中国古代对危机两面性的辩证思考。正如诺曼·奥古斯丁所说："每一次危机既包含了导致失败的根源，又孕育着成功的种子。"危机既是一次挑战，也是一次机遇。危机的发生必定对组织或机构造成不可忽视的负面影响，甚至是毁灭性的打击；但如果处理得当，危机又将变成未来发展的坚实基础，能促进组织的更新。

（二）危机管理

1. 危机管理的定义 我国古代有许多著作蕴含着危机管理思想。《周易》这部拥有3000 余年历史的文献典籍揭示了危机管理研究的源头在中国。《孙子兵法》作为军事管理和指挥的瑰宝，危机意识和危机管理理念贯穿始终，它特别强调对危机的预防。

"危机管理"这一术语最早正式出现于 1986 年。危机管理涉及危机预警、危机防范、危机处理，旨在避免或减少危机带来的危害和损失，并从危机中开拓出发展机遇。

苏伟伦（2000）认为，危机管理是指组织或个人通过危机监测、危机预控、危机决策和危机处理，避免或减少危机可能带来的危害，甚至将危机转化为机会的过程。薛澜等（2003）将危机管理过程划分为五个阶段：危机预警阶段、危机识别阶段、危机隔离阶段、危机管理阶段、危机后处理阶段。他们提出，根据危机管理不同阶段的特征采取相应的危机管理策略和措施，准确地估计危机形势，尽可能将危机事态控制在某一特定的阶段，以免进一步恶化。马颖、胡志（2006）认为，在经历过危机之后，人和物都会遭受不同程度的影响，不可能完全恢复到危机发生以前的状态。在这一背景下，危机后处理阶段的应对策略需包含多个层面：首先，需关注人的管理，特别是心理层面的恢复；其次，需致力于物质环境及系统功能的恢复；最后，必须进行深入的反省、学习和总结。丁文喜（2009）认为，危机管理是针对突发性危机事件的管理，目的是提升政府在危机发生前的预警能力和危机发生后的应对能力，以确保能够及时、有效地处理危机，从而恢复社会稳定，并重建公众对政府的信任。吴群红、郝艳华和赵忠厚（2010）指出，危机管理是一种积极的行为。它不仅是摆脱逆境、避免或减少损失的有效手段，更是将危机转化为转机的重要途径。通过危机管理，我们能够更有效地摆脱危机，实现组织的稳健发展。

简而言之，危机管理涵盖了危机发生前、发生中和发生后的各个阶段，它专注于危机的预防和处置，形成了一套完整的管理机制。这套机制根据危机发展的不同阶段，采取相应的管理对策，以确保危机得到妥善处理。

2. 危机管理的特性

（1）长期性："安而不忘危，存而不忘亡，治而不忘乱""思所以危则安矣，思所以乱则治矣，思所以亡则存矣"，这是中国古代对危机管理认识的精髓。危机管理并不是危机发生中和危机发生后的管理，而是一种长期的、系统化的管理，是一种长期的和系统化的反危机战略。

（2）权变性：危机管理又是权变的管理。危机发生原因的多样性，危机表现形式的多样性，以及危机造成影响的多样性，导致没有一种普遍适用的危机处理方式和方法，因此必须针对每种危机发生的具体原因，结合具体的形势和背景，来制定和实施相应的危机管理策略。

（三）医院危机

1. 医院危机的定义 医院危机是指对医院正常运营或声誉造成潜在破坏的事件，具备以下特征的医院事件称为"医院危机"：①对医院的生存、稳定构成威胁；②缺乏关键的信息和(或)精于处理该事件的人员；③在有限的时间内必须做出决策。

2. 医院危机的种类

（1）医疗灾难：包括由于医疗技术、服务质量、服务价格等原因引起的医患纠纷或导致的医疗事故，严重的院内感染事件，致命的医疗缺陷以及医患关系恶劣事件（如医护人员受暴力伤害、集体围攻等）。

（2）医院运营危机：主要包括由于医院管理不善或医院内部体制改革引起的人员危机、设备危机和财务危机，医院员工与医院利益发生冲突或劳资纠纷等导致的医院运营困难。

（3）医院声誉危机：包括但不限于社会对医院的负面舆论、医患纠纷事件被媒体广泛报道以及新闻媒体的直接曝光等。

（4）医疗政策危机：主要指对新的医疗政策（如医疗保险制度的改革、各种医疗法规的颁布等）应对不当而引发的医院危机。

（5）医院竞争危机：外资医院在中国的开设、民营医院的崛起，使各医院间的竞争日益加剧，竞争力不强的医院将面临兼并、托管或淘汰等危机。

（6）突发公共卫生事件：如重大传染病疫情，洪涝灾害、地震灾害等自然灾害，以及火灾、爆炸、食物中毒，这些事件往往导致重大伤亡，对公共卫生和社会秩序构成严重威胁。

3. 医院危机的管理策略　针对不同时期的危机，医院危机的管理可以分为 3 个阶段，即危机的防范与准备、危机的控制与处理、危机后的恢复与总结。

（1）危机的防范与准备。

①强化危机意识。不断强化危机意识是危机管理的基础。因此进行危机管理的首要任务是培育员工的危机意识，确保这种意识深深根植于医院文化之中。医院需要提升员工在面对和处理突发事件时的参与度，而不是把危机管理视为管理层需独自承担的责任。

②制订危机预案：医院要进行有效的危机管理，危机预案的制订就显得异常重要，必须有一个可行、有效、完整的危机处理预案系统，针对不同危机可能发生的情况，制订不同的预案。在危机来临时，医院能从容应对，减少危机给医院带来的危害。

③模拟危机演练：危机的情景模拟演练是必不可少的。通过模拟危机演练，可进一步强化全院人员的危机意识，并提高其应对危机的水平。

（2）危机的控制与处理。

①快速反应，权威决策，积极应对。危机到来时，医院必须正视危机，医院管理层必须迅速找到问题、了解问题，并在最短的时间内做出反应，启动制订的危机预案。这往往意味着必须打破现有的常规和制度，突破惯性思维。在应对危机的关键时刻，必须集中力量解决主要矛盾，此时的决策方式必须从"民主决策"转变为"权威决策"。

②建立高效的信息系统，保证信息畅通。良好的、畅通的信息系统可以提供快速、准确、全面的信息，帮助决策者做出正确的决策。

（3）危机后的恢复与总结：处理完危机事件后，医院应成立危机评估系统，对危机事件造成的损害进行评估。医院要尽力挽回危机带来的损失，并致力于修复受损的医院形象，以尽快恢复正常的医疗秩序。同时，为了提升未来的危机应对能力，医院要组织危机管理学习，从中获取经验和教训。

（四）医疗纠纷

1. 医疗纠纷的定义　根据卫生行政部门的规定，医疗纠纷指医患双方在诊疗活动过程中产生的争议。有研究进一步细化和具体描述了其定义,即医疗纠纷涉及医方和患方,源自诊疗活动,特指患者或家属对诊疗护理过程中医护人员的诊疗护理措施、服务态度、诊疗效果等方面不满意。当患者或家属认为医护人员在诊疗护理过程中有主观或客观方面的失误,并且这些失误导致患者伤残、死亡或组织器官损伤等不良后果时,他们可向卫生行政部门或司法机关提出追究相关责任或赔偿损失的要求。

2. 医疗纠纷的分类　医疗纠纷可分为两类:医疗事故纠纷和非医疗事故纠纷。

(1) 医疗事故纠纷:经医疗事故技术鉴定后,确定因医疗机构及其医务人员存在过失导致患者人身损害而引起的纠纷。此类医疗纠纷承认医务人员在诊疗活动中确实存在过失或缺陷。这种过失或缺陷可能与医务人员服务态度、责任心等职业道德原因有关,也可能与医疗技术水平等诊疗能力有关。

(2) 非医疗事故纠纷:因非医疗机构或医务人员过失导致的医疗纠纷。此类医疗纠纷大致包含以下三种情况。

①在诊疗护理过程中,由于不可控制的原因致使患者出现难以预料或者防范的情况,如医疗意外、并发症的发生或者患者病情复杂等。

②患者及其家属对疾病和医学知识缺乏认识,预期过高,治疗效果未达到他们的预期。

③患者因经济问题,希望借机转嫁风险,迫使医疗机构减免医疗费用或是恶意纠缠,企图通过医疗纠纷给医疗机构施加压力从而获得经济补偿。

二、危机管理相关理论

(一) 国外主要理论

1. 4R 危机管理理论　美国危机管理专家罗伯特·希斯(Robert Heath)提出 4R 危机管理理论,并将其划分为四个阶段,即缩减阶段(reduction stage)、预备阶段(readiness stage)、反应阶段(response stage)和恢复阶段(recovery stage)。他认为该理论可以帮助工作团队在面对危机事件时及时应对并短期化解,实现利益最大化。其中,缩减阶段是危机管理的核心,其贯穿危机管理的整个过程,主要通过风险评估、搭建组织结构、提升组织素养等方法消除隐患,从而降低危机发生的概率,减少危机造成的破坏。预备阶段主要是通过制订完善的危机预警系统、管理计划、开展培训和演习来不断提高组织及成员应对危机的能力,并在危机到来前做好应对危机的准备。反应阶段是危机管理的策略环节,主要是在危机事件发生后,组织及成员基于缩减阶段和预备阶段的准备,采取危机风险确认、危机沟通、决策制订、危机处理等方法降低危机所造成的影响。恢复阶段是危机管理的后续环节,主要通过分析危机影响、制订恢复计划、开展恢复行动等使组织尽快摆脱危机阴影,同时管理者分析整个危机事件,对相关经验进行归纳总结,避免重蹈覆辙。在该理论中,每个阶段的成功处置都离不开其他阶段所打下的基础,因此这四个阶段是相辅相成、紧密相连的。

2. 危机生命周期理论　危机被学者视为生命体,一般具备演进生命周期。有关危机生命周期的划分,学术界较为认可的有斯蒂文·芬可(1986)的四阶段模型、米特罗夫(1996)的五阶段模型和最基本的三阶段模型。

(1) 三阶段模型:危机前阶段、危机阶段、危机后阶段。

(2) 四阶段模型:第一阶段是潜伏期,即有迹象表明有可能发生危机,显然这是量变的阶段;第二阶段是发生期,关键性的危机事件暴发,并且迅速演变;第三阶段是蔓延期,危机的影响存在并逐步扩大;第四阶段是衰退期,危机的影响渐渐消退,但仍需保持警惕,以免危机重复。

（3）五阶段模型（一）。

第一阶段：信号的侦测与预防。在此阶段，组织需要识别潜在危机发生的警示信号并采取预防措施。

第二阶段：探测和预防。在此阶段，组织成员搜寻已知的危机风险因素，并尽力减少潜在的损害。

第三阶段：控制损害阶段，即危机发生阶段。

第四阶段：恢复阶段。

第五阶段：组织成员回顾并审视所采取的危机管理措施，并对这些宝贵的经验和知识进行整理、归纳，以便将其作为未来危机管理工作的坚实基础和参考依据。

（4）五阶段模型（二）：酝酿期、暴发期、扩散期、处理期、善后处理期。

3. 奥古斯丁的六阶段模式　美国学者诺曼·奥古斯丁（Norman R. Augustine）将危机管理划分为六个不同的阶段。

（1）第一阶段：危机的避免。为预防危机发生，在这个阶段，管理者必须竭尽全力降低危机发生的风险，对无法避免的风险必须有全面、恰当的保障措施。

（2）第二阶段：危机管理的准备。此阶段涉及多个关键组成部分，如建立危机处理办公室、选拔并组建一支高效的危机管理团队、制订应急计划和措施、完成应急计划的准备工作、建立一套全面的沟通系统等。

（3）第三阶段：危机的确认。根据危机的发生根源判断是否发生危机，同时搜寻尽可能多的信息，寻求多方的看法及意见来了解全面的情况。

（4）第四阶段：危机的控制。根据不同的实际情况采取不同的应对措施，根据事先制订的应急计划有条不紊地逐个实施措施，力求将危机的损失减少到最小。

（5）第五阶段：危机的解决。在此阶段应采取有效的措施使组织尽快度过危机。危机解除的速度和质量是衡量这一阶段成功与否的关键因素。

（6）第六阶段：危机的总结。总结前五个阶段的不足或弥补与纠正之前的损失及错误，获得丰富有效的经验，从而进一步完善应急计划，使组织转危为安。

4. 其他理论模式　米特洛夫和皮尔逊提出危机管理的五阶段模型，该模型包括危机信号侦测阶段、危机准备与预防阶段、危机损失控制阶段、危机恢复阶段、学习阶段。

海耶斯认为，危机管理指一种适应性的管理及控制过程，由六个管理步骤所组成，包括密切监测环境、切实了解问题、制订可用的替选方案、预测行动方案的可能后果、决定行动方案以及下达行动方向及排定计划内容等。这一观点将危机管理的重点放在危机发生前的管理，强调了危机意识和预警机制。

龙泽正雄认为，危机管理是发现、确认、分析、评估和处理的过程，同时他认为在这个过程中，要始终保持"以最少费用取得最佳效果"。这种理论强调了效益和成本的关系，力求在尽可能降低成本的同时将控制危害程度的效益最大化。

这些理论都按照危机的周期来进行管理，通过正确、迅速、合理的方法将危机给组织带来的损害减少到最低限度，体现了应对措施在危机管理过程中的重要性和关键性。

（二）国内主要理论

我国自古就有"居安思危，思则有备，有备无患""安而不忘危，存而不忘亡，治而不忘乱"和"防患于未然"的精辟论述，这些都深刻反映出中国早期的危机意识。

胡百精提出了危机管理的三范畴模式:危机战略规划、危机预控和危机应急管理。其中危机战略规划包括危机发展观与危机理念体系、日常化危机管理制度、危机管理战术框架;危机预控主要包括风险评估、危机预警与危机应对训练;危机应急管理包括危机决策、决策执行、恢复与评估等方面。

薛澜等认为,危机管理的核心内容是迅速地从正常情况转换到紧急情况(从常态到非常态)的能力,强调了时间的紧迫性和决策的科学性对于危机事件处理的重要性。

鲍勇剑、陈百助提出了危机管理的 5P 模式,即端正态度(perception)、防范发生(prevention)、时刻准备(preparation)、积极参与(participation)和危中找机(progression)。

随着社会的需要和科学的发展,我国对于危机管理的研究也逐渐增多,但是目前企业危机管理以及公共卫生和突发事件的政府危机管理研究较为广泛,医院危机管理研究则处于相对薄弱的阶段。

第二节　门诊危机现状

一、门诊医疗纠纷的特点

1. 高度的专业性　医疗纠纷最突出的特点。医疗纠纷的判定需由具备医学知识、法律知识的专业人员进行。

2. 发生的普遍性　哪里有医疗服务、医疗行为,哪里就有医疗纠纷。

3. 持续时间长　医疗事故技术鉴定需要委托医学会或者司法鉴定机构进行,调查鉴定时间较长。如果医患双方对鉴定结论有异议,重新鉴定所需时间更长。

4. 社会影响较大　不同于一般的纠纷,医疗纠纷关系到患者的生命健康安全,已成为社会热点问题。

二、门诊医疗纠纷危机介入

危机介入是通过给予服务对象恰当的关怀及适时的心理安慰,使其潜能激发,达到心理平衡的状态。从整体来看,危机介入包括横向介入和纵向介入两种方式。

（一）横向介入

1. 医院介入医疗纠纷　医患协调办公室是直接接待医疗纠纷的部门,首先通过与患方沟通快速了解事件,紧接着联系相关科室,让其提供患者自身情况、治疗过程、病历等全部材料,之后根据材料展开调查。如果对此次纠纷能直接定性,则由相关管理部门协助处理;如果不能直接定性,就需要邀请相关学术专家进行讨论研究,最后给出结论并协调处理。

2. 政府介入医疗纠纷　若双方不同意协调处理,可向人民调解委员会提出申请。此时,人民调解委员会也需要先了解基本情况及争议事项,之后根据《医疗纠纷预防和处理条例》等相关规定,对双方进行调解,最后签字确认。

3. 法院介入医疗纠纷　若双方不接受调解,一方向法院提起诉讼,人民法院在收到相关案件后,要依法对其进行司法鉴定,或由医学会组织鉴定。待得到鉴定结果后,根据已有的相关法律及条例进行处理。

（二）纵向介入

1. 缩减阶段应急管理　以完善医疗管理制度、成立危机应急领导小组为主。危机应急领导小组可以由中高层领导组成,院长任组长,分管副院长任副组长,科室主任及资深医师为组员。危机应急领导小组重点针对各种突发应急事件,如重大传染病疫情、食物中毒及自然灾害等,实施应急预警方案。危机应急领导小组在面对危机时可以理智、冷静地处理问题,快速组织相关人员采取措施,积极应对事件,保证在第一时间控制事发现场并把控事态走向。

2. 预备阶段应急管理 以行风管理及员工培训为主。各医院均成立了行风监察部门,专注于患者投诉的受理、纠纷案件的查处工作,同时监督员工行为,确保无违法违纪行为。该部门致力于加强医院内部的监督与制约,以提高医院预防与处理腐败案件的能力,同时加强医院的医风医德建设。医院会定时、定点、定人地对行风管理情况进行督导检查和反馈。对于违反相关规章制度的当事人进行约谈,并结合实际情况采取惩罚措施。医院需结合岗位技能举办各种培训活动,为员工参与医疗技能培训提供条件,督促员工不断学习,引导员工更新理论知识,并结合临床工作不断钻研新技术,以提高员工的综合素质与医疗水平。

3. 反应阶段应急管理 以积极、主动地应对为主,一般医院会成立工作组介入沟通,必要时会要求执法部门参与事件处理。在发生医疗纠纷后,医院应及时引入"第三方"从中调解,必要时可以邀请患者居住地具有一定威望的人士或社区、村委干部参与调解。当患方的情绪太过激动时,工作组可以通过更换人员或转移场所等方式转移患方注意力,引导患方理性地沟通和解决问题。当工作组人员劝说无效,医院保安也无法制止患方的激烈行为时,应求助执法部门,以维护医院的诊疗秩序。

4. 恢复阶段应急管理 以恢复医院诊疗秩序及安抚患者及其家属为主。首先,尽快将诊疗现场的物品整理好,及时安排患者有序就诊,快速恢复诊疗秩序。其次,重点关注纠纷中波及的医务人员,尤其是受到心理伤害的人员,医院需尽快进行全面的心理疏导。最后,当纠纷事件解决后,相关科室需要对纠纷事件的原因进行深刻剖析,也需要从不同角度解析事件原委,并组织其他科室人员参与商讨,为类似事件的解决制订相应的措施,为各科室医疗纠纷事件的处理与规避提供依据。做好患者及其家属的安抚工作,合理合法地满足患者及其家属的要求,给予患者及其家属人文关怀,做好善后工作。

三、门诊医疗纠纷危机管理存在的问题

(一)危机意识欠缺

医院管理者缺乏危机意识,对危机征兆反应迟钝;片面强调医院的经济效益,忽视了对医院医疗质量及安全等方面的管理,埋下了很多危机隐患。

(二)危机组织管理保障体系不健全

医院没有制定明确的危机管理制度、科学合理的危机处理程序。医院的各部门之间缺乏必要的沟通协调机制,当需要多个部门共同处理"综合性"危机时,便会无法及时形成应对危机的统一力量,从而影响危机事件的处理效率,导致危机事态的恶化。

(三)危机应急预案和预警机制不完善

医院缺乏完善的危机应急预案和预警机制,危机应急预案和信息预警系统不健全,信息收集意识差、信息收集方法不当、信息化工作滞后,常常使自身处于被动应付或难以应付的局面。

（四）危机调控能力和应变能力不足

医院管理层无法科学预见危机事件的发展态势，不敢承担责任、果断决断，一味等上级指示，往往因此而延误了解决危机的最佳时机。医院管理层的政策、法律掌握水平，现场调控和应变处置能力，群众工作处理水平都会直接影响危机处置效果。

（五）危机舆论引导不够重视

医院对舆论的监管、控制与引导滞后，缺乏与媒体沟通协调的能力。医院缺乏公关危机意识，危机反应迟钝，被动应对，缺乏通过媒体来引导危机舆论的能力。

第三节　完善医院危机管理

医院在进行危机管理时，应动员全社会各种力量参与，有效预防和控制危机。政府是协助医院解决危机的重要力量，媒体是医院解决危机的重要手段。医院在处理危机时，如果能加强与这些组织的沟通和合作，借助多方资源和力量，则有助于更好地解决危机。

一、争取危机管理的院外支持

医院危机管理需要完善的社会支持机制，为医院提供包括法律、管理、信息、技术和社会资源在内的强有力的支撑。医院在面对危机，特别是突发公共卫生事件时，仅仅依靠自身力量是无法预防和解决危机的。政府、社会组织、公众、媒体都是医院危机管理的重要支持平台。

（一）政府：权威配给资源的基本力量

信息公开是政府、社会组织、公众和媒体参与医院危机管理的基础和前提。构建一个有效的信息发布机制和确保信息沟通渠道的顺畅是医院实现危机管理的重要环节。政府对于相关信息的优先权有助于保障社会的知情权。政府通过加强信息披露使医院接受社会监督，进而减少供需双方信息不对称的现象。

政府管理是指政府职能部门运用权力配给社会资源，对社会的公共事务进行管理。而医院危机管理的过程，实际上就是医院对资源进行重新分配，实现危机化解和保持运营秩序的过程。这个过程旨在通过对人力、物力、财力等要素的有效配给，以实现对事态的控制，并使得事态往预期方向发展。因此，医院在进行危机管理时，需要极力寻求政府的帮助，尽可能调集更多的资源。

危机发生时，政府的公信力有助于实现社会动员。对于处于危机中的医院而言，一个具有良好形象的政府是医院寻求合作与支持的伙伴。医院可通过与政府的积极沟通，争取政府的理解与同情，借助政府的公信力发布相关信息，通过政府的态度与立场来引导舆论，这对解决危机具有重大意义。

（二）社会组织：寻求医院与社会的契合

面对危机时，医院如果能够及时与社会公益组织联系，依靠它们动员社会力量，化解危机的难度会大大降低。危机本身具有的巨大破坏力，要求医院充分调动社会组织的力量来共同应对与化解。医院通过加强与医学行会组织、红十字会、慈善团体等社会组织的合作，能够增强应对突发公共卫生事件的能力。当发生重大公共卫生事件时，这些社会组织便会积极行动起来，协助政府和医院开展防治疫情的宣传教育活动，以此增强公众战胜疫情的信心和社会责任意识;同时,它们向社会各界发起联合募捐倡议,为患者和抗击疫情的一线医护人员提供强有力的物质保障;此外,它们作为医务人员和社会各界的沟通媒介,可发挥传递信息、服务社会的作用。

长期来看,为了更加有效地应对突发公共卫生事件,医院应加强与各种社会组织的合作,并逐步完善相关组织和功能的建设。

1. 工、青、妇等群众性组织　借助这些组织比较广泛的社会联系和社会动员能力,帮助医院进行危机处理。

2. 城镇社区和村民组织　这类组织以地域为纽带,是各种社会体系的末梢和终端,可以将纳入其内的民众有效地团结起来,便于招募志愿者,参与医院危机事件的处理。

3. 各类专业组织和民间社团　可以为医院危机事件的处理提供技术上的人才支持。

4. 民间基金会　吸收各类社会捐助,为相关危机事件处理积聚民间资金。

（三）公众:成长中的社会治理主体

医院危机涉及的对象不仅包括特定公众,即医院的患者,还包括众多的非特定公众。虽然医院危机发生时一般只涉及少数公众,但危机处理不当,将无形中影响所有公众。通常情况下,社会公众是医院突发危机事件直接威胁的对象,也可以将他们称为直接的"受灾体"。此时,公众的生命和财产安全便成为医院危机管理最为重要的内容。医院在处理危机过程中,如何发挥公众的作用是非常重要的一环,在某些危机发生时,公众有组织的自救行为往往能减少危机带来的损失。公众是最可靠的危机反馈者,他们能向医院提供最为客观和准确的危机信息,来让医院及时总结危机处理的经验教训。危机发生后,医院在进行危机处理动员时,公众是最大的动员对象,同时也是医院进行危机恢复和善后的对象。

危机发生时,医院要积极主动与公众沟通,听取他们的意见,本着公众利益至上的原则,把关注受害者、关注生命放在第一位,争取患者和其他公众的支持、理解。另外,医院与公众的生活息息相关,因此也需要提高公众参与医院危机管理的公民意识。具有公民意识的公众,在医院发生重大危机事件时,一方面,会及时了解事件的客观真实情况,杜绝谣言流传;另一方面,会积极主动配合医院,承担起自己能够尽到的责任。

（四）媒体:网络时代的治理权力

信息技术的不断发展使介于医院和公众之间的媒体成为医院危机管理中不可忽视的重要力量。媒体管理已成为危机管理不可或缺的组成部分,媒体对医院危机管理的影响至关重要。媒体既可能是医院解决危机不可或缺的强大力量,也可能成为医院危机的促发者和推动者。鉴于媒体强烈的社会属性,它承担着引导舆论和稳定社会的责任,是社会公众心理状态的晴雨表。医院借助媒体来影响公众,不仅成本较低,而且能够取得较好的效果。尤其是在发生突发危机事件时,由于媒体拥有报道的主动权,掌握着报道的方式和内容,并可通过信息传播产生巨大的社会影响。因此,对于医院危机管理者而言,与媒体进行良性互动,做深入的沟通、协调和合作显得尤为重要。

媒体在医院危机管理中的作用主要表现在:第一,在危机潜伏期,媒体利用发达的信息网络,能够及时发现危机征兆,及时向医院传递信息,从而引起医院重视,及时采取行动。第二,在危机时期,公众对信息的需求更加迫切,媒体进行及时、准确、全面的信息披露和解读,使公众对于获取信息的需求得到满足。第三,医院与公众的生活息息相关,医院危机很容易吸引公众关注,而公众的情绪受媒体的影响很大。媒体的正确引导,可以稳定公众情绪,凝聚社会力量,有助于医院战胜危机。第四,影响医院决策。媒体一方面将危机状况及公众心态及时反馈给医院,帮助医院进行科学决策;另一方面将医院的应对措施及时向公众发布,实现医院与社会的良性互动。第五,塑造医院形象。媒体及时报道医院处理危机的各项措施及其效果,对塑造医院形象、尽快恢复医院危机后的正常运营起着至关重要的作用。

二、完善危机管理的院内措施

(一)危机缩减目标管理

医院的危机缩减管理是整个危机管理系统的核心内容。优效的危机缩减管理,有利于医院减少危机滋长的"土壤"。医院通过周密的计划与管理,可以避免危机的暴发,这是危机管理的重中之重。医院可以采取以下措施来提升危机缩减能力。

1. 提高团队管理水平,早期识别危机指数   危机管理组织应该是处理医院危机管理事务的常设机构,担负着医院日常的风险评估分析和危机防范职责,是医院管理体系中一个重要的组织协调部门。一个高效的医院危机管理团队应该包括院长、副院长以及医院公关、保卫、医务、科技、信息、后勤等部门的主管,还可外聘公关专家,组成一个智囊小组。医院要重视平时的人才资源储备情况,以便能组建成一个高效的危机管理团队。

危机管理的第一步就是要尽快确认危机的来源,只有当危机产生的根源被清除或者潜在的冲击减小时,危机管理才可能是最有效的。因此医院需要提高危机管理人员的危机意识,早期识别危机指数,提升他们应对和处理危机的能力,给予他们快速直接调用相关专业人员的权力,这是进行有效危机管理的关键。

2. 重视患者投诉管理,分析评估危机根源   为了优化投诉管理流程,医院管理者首先要贯彻落实《医院投诉管理办法(试行)》,实行"首诉负责制",设立或指定专门部门统一接收和处理来自患者和医务人员投诉的同时,要规范投诉处理程序,确保投诉得到及时、有效的处理和答复;其次要明确并公布投诉管理部门的名称、地点、接待时间及联系方式,同时公布上级部门的投诉电话;再次要根据患者和医务人员的投诉,建立健全的投诉档案系统,以便持续改进医疗服务;最后要对全体员工进行有关纠纷防范及处理的培训。

做好投诉管理有利于医院了解潜在的风险因素,有助于弥补医院员工危机识别能力不足的缺陷。很多医院认为评估危机根源既费时又费力,因而不重视风险评估。然而,忽视风险评估的后果严重,往往会使医院对自身存在的危机隐患毫无察觉,一旦危机暴发,其带来的损失可能会是风险评估费用的几十倍甚至几百倍。风险评估有助于医院了解可能会使其陷入危机的因素,从而制订好危机应急预案,有效应对危机。

3. 加强安全督导检查,降低危机发生率   医院通过加强对各项工作的安全督导检查,能及早发现工作中存在的风险因素和安全隐患,及时采取相应补救和防范措施。医院危机管理人员可以运用排除、转移、缩减等各种方法积极主动地管理风险,建立安全责任事故报告机制,从而降低危机发生率。

(二)加强危机预备管理

在医院的危机管理中,处理危机并不是医院危机管理的最终目的,危机的防范永远优先于危机的处理。只有学会预防危机,避免危机出现,才能使医院避免或者减少损失。危机防范不仅是成本最为低廉的危机管理方式,而且它的成效也最大。危机预备管理主要是进行危机的防范工作,医院可挑选各方面的专家,组成危机管理团队,制订危机管理预案,进行日常的危机管理工作。医院可以采取以下措施来提升医院危机管理的预备力。

1. 分析安全体系漏洞,及时把握危机动向 危机管理关注的不仅是危机爆发后的各种危害,还包括爆发前的征兆。医疗、护理等管理职能部门要组织实施全面医疗质量管理与医疗安全管理和持续改进方案,承担指导、检查、考核和评价医疗质量管理工作,定期分析安全体系漏洞,严格做好记录,发现问题后及时反馈,落实整改,做到及时把握危机动向,将危机扼杀在萌芽状态之中。

2. 成立危机应急工作小组,建立危机预警系统 医院必须成立危机应急工作小组,小组中有专人负责接待患者及其家属,专人负责媒体沟通,专人负责医院内部协调,专人负责政府和群众工作等。总之就是各个方面都要有专人负责,确保各个环节万无一失。

建立完善的危机预警系统,及时避免危机发生。危机预警系统就是一种对医院各类危机进行超前管理的系统,主要任务是分析和研究预警的范围和对象、预警的信息、预警的指标,及时发现已经存在的或者潜在的风险因素,以便采取措施减少危机的发生。通常,完善的医院危机预警系统应包括信息搜集、信息分析和评估、危机预测、危机预报和危机预处理这五个子系统。通过构建危机预警系统,医院可以及时识别、评估医院管理中的薄弱环节以及外界环境中的不确定性因素,从而早进行必要的防范,努力确保医院的薄弱环节不至于发展成为真正的危机,不会扩大到影响医院正常运营的程度。所以,建立一套完善的危机预警系统,并使其正常运转,已成为医院危机管理的当务之急。

3. 完善危机应急预案,开展应急培训演练 制订应急预案的意义在于为医院提供一套全面的应对危机的指导方案。通过预先的规划和准备,医院能够全面考虑如何应对危机,并充分吸收各方面的建议。在危机来临时,应急预案能够使医院迅速集中资源、快速做出决策,并在处理过程中保持主动,从容不迫地应对挑战。此外,应急预案还能确保医院在紧急状态下资源的有效供应。

危机应急预案的制订可以参考以下步骤:第一,建立危机管理专家小组;第二,搜集危机相关信息;第三,分析、评估危机信息;第四,针对每种潜在危机制订相应的应对策略;第五,撰写危机应急预案。

危机应急预案必须通过应急培训演练才能得到完善,而这种培训演练不仅仅是测试预案的完整性,更是强化员工通力合作和默契配合的关键环节。当危机真正发生时,经过充分培训演练的团队能够减少操作中的错误,快速调配资源,为管理人员争取到更多的处理时间。

培训演练内容应涵盖多方面。首先,要着重锻炼和培养员工在危机面前保持自觉性、果断性和冷静应对的心理素质;其次,培训演练应包含处置危机事件所需的公关战术和战略知识;再次,法律法规和政策知识的培训也是必不可少的;最后,医学专业知识和专业技能的培训演练同样重要。

在培训演练过程中,应该努力避免在内容、方法、形式上的做法单一,尽量多方面设定现场可能发生的情形,提倡综合多元化的实践模式的教育训练方式。这要求医院不断探索科学的培训演练方法,并建立规范的培训演练制度。制度可以涵盖理论学习、案例研究、方案研讨、模拟演练等内容。在各项各类培训演练中,要结合实际情况,加强风雨天气、夜间等复杂情况下的训练。在此基础上,及时发现应急预案的不足,对应急预案做出相应的调整,使之不断完善。

4. 总结危机处理经验,落实各项整改措施 危机过后,医院应当对危机事件以及危机处理工作进行全面的总结。总结危机处理经验,包括对危机生成原因的全面认识,对危机中采取的措施进行评价,分析各种应对策略、措施的效果。对成功的措施要加以肯定,并使之标准化,或将其制订成管理制度,以便以后工作时遵循;对失败的教训要总结,以免重现,进而落实各项整改措施,提出更合理的防范措施和管理办法、思路等,这是医院今后进行危机管理的宝贵经验和财富。由于我国医院危机管理的发展时间比较短。医院应借鉴国内外其他医院或者其他行业的经验,不断总结经验教训,提高医院预防和处理危机的能力。

三、创新危机反应管理

（一）正确识别患者身份,提高危机防范意识

医院要提高危机防范意识,加强对就诊患者施行唯一标识,如建立患者档案,加强对每一位患者的医保卡编号、身份证号码、病历号等的管理。在诊疗活动中,严格执行"查对制度",至少同时使用姓名、就诊卡号/住院号两项标准来核对患者身份,确保对正确的患者实施正确的操作。医院可以使用腕带、床头卡等识别患者身份,重点对象是 ICU、新生儿室、手术室、急诊室等部门的患者,意识不清、抢救、输血、不同语种语言交流障碍的患者,以及有传染病、药物过敏史等的特殊患者。医院必须完善急诊、ICU、手术室、产房、新生儿室之间转科等关键流程的患者识别措施,完善转科交接登记制度。相关职能部门要落实其督导职能,并做好记录。

（二）确保医患有效沟通,落实患者安全目标

医院应重视履行诊疗活动中的告知义务等,医生在对患者进行诊疗活动前,须征得患者或家属的知情同意,特别是在进行有创诊疗活动前。在常规诊疗活动中,医生应当以书面方式下达医嘱。医生在实施紧急抢救的情况下,必要时可口头下达临时医嘱,护士应当对临时医嘱进行完整重述并确认,在执行时要双人核查,确保内容一致,事后及时补记医嘱内容。接获非书面的患者危急值或其他重要的检查结果时,接获人员必须规范、完整、准确地记录患者识别信息、检查结果和报告者的姓名与电话,复述确认无误后方可使用。医院可通过加强医务人员培训、加强诊疗过程中的医患沟通、设立咨询台、加强愈后回访、加强日常疾病的防治宣传及进行患者满意度调查等方式加强医患双方的沟通,营造良好的医患沟通氛围,减少医疗纠纷的发生。

（三）确立安全核查制度,发现异常后及时处理

医院确立安全核查制度,能及早发现医院存在的安全问题,采取补救措施,避免危机发生。如手术安全核查制度,防止手术患者、手术部位及术式发生错误;择期手术在各项术前检查与评估工作全部完成后方可下达手术医嘱;建立手术部位识别标示的制度与工作流程,建立手术安全核查和手术风险评估的制度与工作流程;落实各项医疗质量安全核心制度;加强后勤保障管理,做好消防、安卫以及水、电、气、暖供应的安全管理工作。

（四）追踪案例识别隐患,提高技能堵塞漏洞

医院应普及电子病例的使用,通过追踪案例,加强学习,提高医务人员的临床技能、服务技能,降低因医疗技术问题导致医疗事故、医疗纠纷的发生率,减少医院危机的发生。医院管理者应当注重医院文化建设,培养员工的医院主人翁意识,提高员工的综合素质,加强临床技能、服务技能的培训,保护和安全措施的教育以及团队合作训练,以便迎接医院生存和发展过程中的各种挑战和危机。

四、恢复医院常态管理

危机恢复管理是指危机发生后,医院利用各种措施和资源进行恢复和重建医院的过程。危机恢复管理的中心任务主要分为两大部分:一部分是以"解决危机"为中心诉求的补救型任务,包括通过物资补偿危机事件中受到损害的相关者和对受害者负面心理影响的修复;另一部分则是以"把握机会,再创辉煌"为原则的改善型任务,包括提升医院形象,总结问题并吸取经验教训。

(一)制订计划完善制度,逐步完成恢复工作

危机被控制住后,医院管理者需充分运用剩余资源,依据明确计划和步骤来推动恢复工作,确保医院迅速且全面地摆脱危机的影响。

第一,成立危机恢复小组,其主要职能是开展医院危机恢复的各项工作。危机恢复小组成员可以包括医院领导、相关部门主管、部分危机处理人员和必要的技术人员。在开展恢复工作前,应先对医院危机产生的直接损失和间接的不利影响进行全面科学的调查、分析、评估和总结,为制订合理、有效的危机恢复决策提供依据。

第二,在明确危机恢复目的、对象的基础上制订危机恢复计划。危机恢复计划应该结合危机造成的实际损失,在医院日常的危机应对计划基础上进行补充和修订而成。计划可以包括危机恢复小组成员的权责分工,相应的奖惩措施,危机恢复对象及人、财、物等各项资源的分配,以及完成计划的时间等内容。

第三,医院危机恢复小组在危机恢复计划指导下全面迅速开展危机恢复工作。

医院在制订危机恢复计划时,必须充分考虑对危机中相关利益者物质、人身和心理三方面的救助与补偿。物质方面既包括危机直接造成的经济财产损失,还包括间接造成的处理危机所耗费的人力、物力和财力成本及各种潜在的连锁损失。人身方面,一旦危机中发生人员伤亡情况,医院应做好救治伤员、抚恤家属等善后工作。危机发生后,事件相关者很可能会存在心理方面的阴影,医院需要对他们开展心理抚慰和干预工作。医院要在一个较长的时期内,围绕危机本身对公众进行正面的引导和教育,通过各种努力消除心理方面的不良后果。

在进行恢复工作时,医院管理者应该主动联系媒体,将媒体管理纳入恢复计划。媒体对医院的正面报道有利于恢复医院的社会形象和公信力。

(二)重视公关赢得先机,把握危机举一反三

危机给医院造成损害的同时,也给医院带来了转型和再造的机遇。医院危机恢复管理不但要关注危机的负面影响,以求补偿,更要着眼危机的正面影响,以求超越。比如,医院可以借机调整臃肿的组织、重构良好的社会关系和价值观念,实现医院的变革,因为这时改革的成本和阻力会小很多。危机给医院管理者提供了一个崭新的视角,使他们能更理性、更深入地考虑医院的生存处境,深刻思考医院存在的问题和薄弱环节,采取相应措施为医院今后的发展扫清障碍。医院妥善处理危机的能力,可以充分展示自身过硬的综合实力、优良的社会形象和强烈的社会责任感,会大大提高医院的知名度和美誉度,由此给医院带来的很多无法估值的无形资产可能远远超过危机造成的损失。

(许娟娟)

第五章　门诊信息化建设与管理

第一节　信息化在门诊管理中的现状

随着信息技术的发展,信息化在医疗卫生领域发挥着越来越重要的作用,它不仅可以提高医疗服务质量,还能降低医疗成本,促进医疗卫生事业的发展。

一、门诊信息化管理系统的组成

门诊信息化管理系统(outpatient information management system,OIMS)是指以门诊信息为核心,以门诊医疗业务为基础,以门诊管理为重点,集门诊预约挂号、门诊就诊、门诊收费、门诊检查、门诊检验、门诊处方、门诊结算等功能于一体,实现门诊业务信息化管理和多方面集成电子病历管理的综合信息管理系统。

（一）预约分诊系统

1. 核心功能

（1）在线预约和挂号:患者可以通过互联网、移动终端或自助终端进行预约和挂号,缩短排队等待时间。

（2）智能排班:根据医生的工作时间和亚专业领域智能安排预约时段,提高医疗资源的使用效率。

（3）提醒和通知:利用移动终端的新媒体形式(如微信、短信等)向患者发送预约确认、就诊提醒等信息,可提高单位时间内医疗资源的使用效率,同时可减少不必要的爽约、漏诊、误诊以及人力资源浪费。

（4）数据统计和分析:自主收集和分析预约数据,帮助医院管理层优化资源配置和服务流程。

2. 发展趋势

（1）移动医疗和远程服务:将预约挂号系统扩展到移动平台,提供更加便捷的远程预约服务。

（2）人工智能辅助:利用人工智能技术优化排班逻辑,提高就诊效率和患者满意度。

（3）集成化服务:与其他医疗信息系统(如电子病历、支付系统)集成,实现信息共享和流程一体化。

（4）个性化和智能推荐:根据患者历史就诊信息和健康状况提供个性化医疗服务推荐和健康管理提醒。

（二）门诊诊疗工作站系统

1. 核心功能

（1）患者信息管理:能够准确记录和管理患者的个人信息、病历、检查和检验结果等,方便医生查询和回顾患者的历史病情。

（2）集成预约排队叫号系统：系统进行队列预约、排队、叫号，减少患者现场反复咨询的问题，提升患者就诊体验。

（3）门诊电子病历系统：提供电子化的病历记录方式，接诊医生可以电子化记录诊断信息、处方、治疗方案等。

（4）诊断辅助：集成医学知识库和诊断工具，辅助医生进行疾病诊断和做出治疗决策。

（5）集成门诊药品管理系统：与药房数据库相连，可以进行药品配送的信息化管理、药品库存智能化管理和效期管控。

（6）集成财务结算系统：负责门诊的财务结算流程，包括医疗费用的核算、保险费用报销、财务数据的统计分析等。同时可通过财务系统连接主流支付平台，支持多种支付方式，简化费用结算和支付流程。

（7）医疗质量控制：后台自动收集质量管理指标数据，监控门诊医疗服务全流程数据，确保医疗活动符合相关标准和规定，提高医疗安全性、规范化。

（8）数据分析和报告：对各级医疗数据进行统计和分析，帮助医院管理层了解医院运营状态，为决策提供支持。

2. 发展趋势

（1）人工智能和大数据：随着人工智能技术的发展，结合大数据分析技术，门诊诊疗工作站系统将更加智能化，能够提供更精准的诊断建议和个性化的治疗方案。

（2）远程医疗和移动医疗：该系统将支持移动设备，集成远程医疗功能，让患者可以在任何时间和地点通过智能终端实现远程就医，同时便捷获取医疗信息和专业医疗服务建议。

（3）云计算：通过云计算技术，该系统将能够提供更加灵活和可扩展的服务，同时降低医院的信息化管理和运营成本。

（4）智能穿戴设备集成：与各种智能穿戴设备（如健康手环、智能手表等）集成，实时监测特殊患者群体（如慢性病患者）的健康状况，并将收集的数据集成到个人就诊档案中，便于医生分析。

（5）区块链技术：利用区块链技术保障医疗数据的安全性，并实现医疗信息的不可篡改性和可追溯性。

（6）提升患者参与度：未来该系统将提升患者参与度，提供自助服务和健康管理工具，鼓励患者积极参与健康管理。

（7）跨机构数据整合与共享：建立安全的数据共享机制，使得不同级别和区域的医院、卫生机构之间可以共享医疗信息和医疗资源，提高医疗服务的连续性和效率。

（三）门诊财务管理系统

1. 核心功能

（1）挂号费用管理：实现患者挂号流程的自动化，包括挂号费用的收取、发票打印、退号处理等。

（2）诊疗费用收取：根据不同的诊疗项目，自动计算费用，并实现费用的收取、结算和发票打印。

（3）药品费用管理：对药品的销售、库存、退回等进行管理，确保药品费用的准确性。

（4）医保结算：对接各类医保政策，实现自动化的医保结算流程，缩短患者等待时间。

（5）财务报表生成：自动生成各类财务报表，包括日结报表、月结报表等，为医院管理提供决策支持。

(6) 数据分析与决策支持:通过对收费数据的分析,为医院提供经营状况分析和成本控制、价格调整等决策支持。

(7) 患者自助服务:提供自助缴费、自助打印发票、自助查询等服务,提升患者就医体验。

2. 发展趋势

(1) 移动支付与无现金结算:随着移动支付技术的普及,未来门诊财务管理系统将更多地支持微信、支付宝等无现金支付方式。

(2) 智能化与自动化:利用人工智能技术,如机器学习和数据挖掘,对财务数据进行深入分析,实现更加智能化的财务管理。

(3) 互联网+医疗:结合互联网技术,提供在线缴费、电子发票获取等服务,实现医疗服务的线上线下融合。

(4) 大数据分析:利用大数据技术,对医院财务数据进行集中管理与分析,为医院的精细化管理提供支持。

(5) 云计算与服务外包:通过云计算平台,实现门诊财务管理系统的资源共享、数据备份和灾难恢复,提高系统的稳定性和安全性。

(6) 区块链技术:利用区块链技术,实现医疗费用的透明化和可追踪,提高财务管理的安全性和可靠性。

(7) 个性化服务:根据患者的就医习惯和支付偏好,提供个性化的财务服务,提升患者满意度。

(8) 跨机构协作:通过标准化的数据交换和接口,实现不同医疗机构之间的财务信息共享,为患者提供更加便捷的跨机构结算服务。

(9) 合规性与风险管理:严格遵守医疗法规,实现对财务操作的实时监控和风险预警,确保医院财务管理的合规性。

(10) 用户体验优化:不断优化用户界面和操作流程,简化患者和医务人员的操作,提高使用效率。

(四) 医院信息公共平台

1. 核心功能

(1) 电子病历系统(electronic medical record,EMR):EMR 是医院信息化的核心,能够存储患者的医疗信息,包括病史、诊断、治疗、检验和检查结果等。这些信息可供医生和护理人员实时访问,以提供更准确、更连贯的医疗服务。

(2) 医院信息系统(HIS):HIS 是医院运营的中枢,包括门诊部、住院部、药房、医技部等多个部门的信息管理。HIS 整合了医疗、护理、财务、后勤等多方面的数据,提高了医院管理的效率和质量。

(3) 临床决策支持系统(clinical decision support system,CDSS):CDSS 能够提供基于证据的医疗建议,帮助医生制订诊疗计划。该系统通过分析大量的临床数据,辅助医生做出更加科学和精确的医疗决策。

(4) 实验室信息系统(laboratory information system,LIS):LIS 集合医院检验科数据,包括患者样本的接收、处理、分析和报告。通过自动化和优化检验流程,LIS 显著提高了检验部门的工作效率和检验结果的准确性。

（5）影像存储和传输系统（picture archiving and communication system，PACS）：PACS用于存储、检索、分发和展示医学影像资料。它与放射科信息系统（radiology information system，RIS）紧密结合，为医生提供影像学诊断支持。

（6）电子健康档案（electronic health record，EHR）：EHR是跨医院和诊所的综合性健康记录系统。它包含患者的全面健康信息，不是限于单一医院的数据，而是整合了所有医疗服务提供者的信息。

（7）患者门户：患者门户为患者提供一个访问他们的医疗记录、预约信息及处方续订和与医疗团队沟通的平台。这项功能不仅可以提高患者在医疗服务过程中的参与度，还可以提升医疗服务的透明度和医院的公信力。

2. 发展趋势

（1）人工智能（artificial intelligence，AI）：AI将在医院信息公共平台中扮演越来越重要的角色，它能够通过算法和机器学习提高诊断的准确性，优化治疗方案，甚至预测疾病的发展趋势。

（2）云计算：云计算提供了一种成本效益高、可扩展性强的方式来存储和处理医疗数据。医院可以利用云服务来降低信息化基础设施的维护成本，并提高数据处理的灵活性和安全性。

（3）大数据分析：大数据技术能够处理和分析海量的医疗信息，帮助医院发现疾病模式、优化运营流程和提高患者诊疗和护理质量。

（4）物联网：物联网通过将医疗设备和传感器连接到互联网，使得实时监测患者健康状况成为可能。这不仅提高了病房管理的效率，也为未来远程医疗模式和家庭护理模式的普及提供了支持。

（5）电子健康档案的标准化和交互操作性：随着电子健康档案的普及，其标准化和交互操作性将成为未来医疗信息科学发展的焦点。这将确保不同的医疗服务提供者之间能够无缝地交换和利用医疗数据。

（6）增强现实（augmented reality，AR）和虚拟现实（virtual reality，VR）：AR和VR技术在医疗培训、手术规划和患者教育中的应用将继续增多。这些技术提供了一个沉浸式的环境，让医生和患者能够以全新的方式体验和理解复杂的医疗服务和医疗技术等信息。

（7）安全性和隐私保护：随着医疗数据量的增加，保护患者隐私和数据安全将成为医院信息公共平台的一个重要议题。采用先进的加密技术和制订安全协议将是未来的必然趋势。

（8）患者中心化的服务：医院信息公共平台将更加注重提供以患者为中心的服务，包括个性化的健康计划、治疗建议和健康教育。

（9）跨界合作：医疗信息技术将继续与其他行业，如保险、健康科技和零售药业等进行跨界合作。未来发展的目标是为患者提供更加方便和综合的服务。

（10）远程医疗：远程医疗将继续扩展，特别是在偏远地区和资源有限的环境中。通过视频会议、移动终端和远程监测设备，医生能够为无法亲自到访的患者提供专科咨询和治疗服务。这不仅提高了医疗服务的可及性，还有助于减轻医疗机构的压力。

（11）移动健康：随着智能终端和其他移动设备的普及，移动健康应用程序和服务的使用将继续增长。这些应用程序可以帮助患者追踪健康状况、管理慢性病、提醒用药时间等。

（12）精准医疗：精准医疗利用先进的科学技术，如基因组学、蛋白质组学、生物信息学等,来更精确地识别个体之间的遗传差异,从而提供更加个性化的治疗方案。未来医院信息公共平台将支持这种个性化的医疗服务,使治疗更加精准和有效。

(13) 面向结果的医疗服务:面向结果的医疗服务模式强调以患者治疗结果为中心,而非仅仅依赖于服务的提供。医院信息公共平台或将支持这种模式,通过追踪和分析治疗结果来不断改进服务质量。

(14) 持续的患者教育:为了使患者更好地管理自己的健康,医院信息公共平台将提供持续的健康教育资源。这些资源可以包括在线课程、互动教育工具和个性化的健康信息。

(15) 个人健康记录(personal health record,PHR):PHR 让患者能够更好地掌控自己的医疗信息。医院信息公共平台将支持患者创建和管理自己的 PHR,从而提高患者参与度和自我管理能力。

(16) 社交媒体平台和在线健康社区:社交媒体平台和在线健康社区将成为医院信息公共平台的另一补充部分,提供一个让患者交流经验、分享故事和获取支持的疗愈身心的独立辅助治疗空间。

(17) 法规遵从性和标准制定:随着技术的发展,医院信息公共平台迭代发展和升级将促进越来越多法规和标准的制定和落实,以保护患者的隐私和信息安全。

(五)医院电子病历系统

1. 核心功能

(1) 病历记录创建与管理:医生可以创建和维护患者的电子病历,包括病史、诊断、治疗方案、检查结果以及预约住院等。

(2) 标准化模板:提供各类标准化病历模板,保证病历记录的规范性和一致性。

(3) 数据共享与交换:EMR 可吸纳医院内其他部门(如药房、检验科等)进行数据交换,提高信息传递的效率和准确性。

(4) 隐私保护和安全性:确保患者信息的安全性,采取加密、权限控制等措施保护患者隐私。

(5) 数据分析与报告:提供数据分析工具,帮助医院管理层和医生分析治疗效果、病例特点等,以制订诊疗策略。

2. 发展趋势

(1) 交互操作性和标准化:进一步发展医院间 EMR 的交互操作性,制定统一的数据标准,以实现不同系统间的无缝对接。

(2) 用户培训与接受度:加强对医务人员的 EMR 应用培训,提高他们对 EMR 的接受度和使用效率。

(3) 数据质量与管理:确保电子病历数据的准确性和完整性,提高数据的可用性和分析价值。

(4) 技术创新与应用:结合人工智能、大数据等先进技术,提高 EMR 的智能化水平,增强其对医疗决策的支持能力。

(六)门诊质控管理系统

1. 核心功能

(1) 数据收集与整合:从不同医院系统(如 EMR、HIS、药房管理系统等)收集数据,并进行整合。

（2）数据分析与挖掘：利用统计分析和数据挖掘技术，分析门诊服务的效率、患者满意度、疾病发展趋势等。

（3）报告可视化：根据分析结果，生成各种报告，如运营报告、财务报告、质量控制报告等，并通过图表等方式直观展示。

（4）趋势预测与洞察：基于历史数据和模式识别，预测门诊发展趋势，为医院决策提供参考。

（5）个性化分析与改进建议：根据医院特定需求提供个性化的数据分析和改进建议。

（6）合规性与隐私保护：确保数据处理符合相关法规，严格保护患者隐私。

2. 发展趋势

（1）高级分析技术的应用：引入更先进的数据分析技术，如机器学习、人工智能，以提高分析的深度和广度。

（2）用户友好的界面设计：优化用户界面，使非技术人员也能轻松使用。

（3）数据整合与质量控制：采用新的信息算法技术，提高数据的质量和完整性，确保分析结果的准确性和可靠性。

（4）数据安全与隐私保护：采用更加精确和安全的加密技术，加强数据安全存储和传输措施，确保患者的信息安全和隐私得到保护。

（七）门诊信息安全监视系统

1. 核心功能

（1）数据加密传输：门诊信息安全监视系统采用数据加密技术，确保在传输过程中数据不会被窃取或篡改，旨在保护患者的隐私和医院的信息安全。

（2）信息审计和追踪：门诊信息安全监视系统具备信息审计和追踪功能，能够记录并分析门诊信息的访问和使用情况，及时发现和解决潜在的信息安全问题。

（3）网络安全防护：通过部署防火墙、入侵检测系统等网络安全设备，门诊信息安全监视系统能够有效防止网络攻击和非法访问。

（4）隐私保护：在收集、存储和处理门诊信息时，门诊信息安全监视系统将遵循相关法律法规，确保患者隐私得到充分保护。

（5）数据分析与利用：通过对门诊信息的收集和分析，门诊信息安全监视系统可以为医院提供数据支持，帮助医院优化资源配置、提高医疗服务效率和质量。

2. 发展趋势

（1）大数据的应用：随着大数据技术的发展，门诊信息安全监视系统将能够处理和分析更大规模和流量的数据，为医院提供更准确的决策支持。

（2）人工智能与机器学习：人工智能与机器学习技术的应用将进一步提高门诊信息安全监视系统的自动化和智能化水平，帮助医院更好地预测和应对潜在的信息安全风险。

（3）区块链技术：区块链技术的应用将为门诊信息提供更加安全、可靠、不可篡改的存储和管理方式。

（4）物联网与远程医疗：随着物联网和远程医疗技术的发展，门诊信息安全监视系统将进一步拓展其应用范围，涵盖更多领域的医疗信息管理。

（5）安全审计：为了确保门诊信息的安全，门诊信息安全监视系统将持续进行安全审计，实现更高效的信息安全管理。

二、门诊信息化管理的重要性

门诊信息化管理是医院管理的现代化手段,是医院管理实现科学化、规范化、精细化的重要途径。门诊信息化管理的重要性主要体现在以下几个方面。

(一) 提升医疗服务质量

1. 规范医疗服务流程

(1) 信息化技术的应用:信息化技术的应用使得医疗服务流程数字化、自动化,减少了手动操作和纸质记录。例如,通过 EMR 和 HIS,医生可以快速访问患者的健康记录,包括历史就诊记录与诊疗经过等。这一功能的实现提高了诊断和治疗的精确性。

(2) 提高诊疗效率和安全性:标准化的流程减少了医疗差错,提高了诊疗效率和安全性。此外,通过引入自动化流程,医生和护士能够将更多时间集中在患者的诊疗上,而不是文书工作上。

(3) 患者教育和参与:通过移动应用和在线平台,患者可以获得更多关于健康管理和疾病预防的信息。提升患者参与度可以增强其自我管理能力,这对提高诊疗效果和患者满意度具有重要作用。

2. 提高医疗工作效率

(1) 智能调度和资源管理:通过集成信息系统,医院能够实现资源的最优分配,如床位管理、药物库存管理和医疗设备的有效使用。信息化集成同时支持了更好的协作和协调,减少了重复检查和延误治疗的情况。

(2) 节约时间和减少错误:数字化记录和自动化流程可以减少人为因素产生的错误和节约时间,使医务人员可以更高效地满足患者的健康需求。

3. 改善患者就医体验

(1) 便捷性服务:在线预约、电子支付、自助查询报告等功能提高了患者访问医疗服务的便捷性,缩短了排队时间和等待时间。

(2) 个性化治疗方案:通过分析患者的健康数据和生活习惯,门诊信息化管理系统可以帮助医生为患者制订个性化的治疗方案。这种个性化的治疗方案提高了治疗的效果和患者满意度。

(3) 信息透明度和可追溯性:电子病历的使用使得医疗服务过程更加透明并且具有可实时追溯性,患者可以轻松访问自己任何时间节点的健康信息,了解诊疗过程和医疗建议。

(二) 促进医疗信息共享

1. 实现信息互通互联

(1) 区域医疗信息网络:通过建立区域医疗信息网络,可以实现不同级别医院和卫生机构之间的信息共享。这不仅可以实现信息互通互联,还加强了区域内医疗资源的整合和优化。

(2) 标准化的数据格式:进一步推广标准化的电子健康档案记录格式和数据交换标准,确保不同系统之间的数据可以无缝对接,进一步夯实信息互通互联的技术根基。

2. 加强医患沟通

(1) 实时反馈和交流:利用移动应用和智能终端平台,医生可以及时回复患者的咨询,提供实时的医疗建议。这种交流方式对于提高患者的治疗依从性和满意度非常有效。

（2）患者教育和健康管理：通过在线教育资源和健康管理工具，患者可以更好地了解自己的疾病和治疗方案，从而更积极地参与到诊疗过程中。

（三）辅助决策分析

1. 提供数据分析依据

（1）数据的收集和处理：通过门诊信息化管理系统，医疗机构能够收集大量数据，包括患者健康数据、治疗效果、医疗成本等。这些数据可以用于监测健康趋势、疾病暴发和治疗效果。

（2）高级数据分析技术：采用机器学习和人工智能技术对医疗数据进行分析，可以揭示诊疗效果、疾病模式和健康风险的新趋势。通过数据分析可以进一步改进临床路径、预测疾病趋势和优化医疗服务。

（3）定制化分析报告和监视：利用数据分析工具，医院可以生成针对特定患者群体或疾病类型的定制化分析报告，有助于管理者制订更精准的卫生政策和治疗策略。

2. 辅助临床决策

（1）CDSS：该系统集成了丰富的临床指南信息和历史病例资料，可以帮助医生做出更准确的诊断和治疗决策。同时结合患者的实时数据和历史信息，CDSS可以提供即时的诊断和治疗建议。这种基于数据和证据的方法不仅提高了医疗决策的质量，还可以减少医疗差错，提升治疗效果。

（2）个性化医疗建议：根据患者的基因信息、生活方式和病史，医院信息化管理系统可以生成个性化的医疗建议，这有助于提供更精准和个性化的医疗服务。

（四）保障医疗信息安全

1. 防止医疗信息泄露

（1）信息安全措施：采用访问控制措施、数据加密和安全协议来保护敏感的医疗信息，可以有效防止数据泄露和未授权访问。实施多层次的安全措施，包括网络安全、物理安全和人员安全培训，确保全方位的信息保护。使用先进的防火墙、入侵检测系统和定期开展安全审计来防范外部威胁，这些措施不仅限于技术层面，还包括对员工的培训和教育，确保他们了解如何安全地处理患者信息。

（2）数据备份和灾难恢复：建立有效的数据备份和灾难恢复计划，确保在任何意外情况下，医疗信息系统都能迅速恢复，保障数据的完整性和可用性。

（3）保护患者隐私：通过信息安全措施，医疗机构能够保护患者的隐私，符合法律和道德标准。保障信息安全对于维护患者信任和机构声誉至关重要。

2. 确保医疗信息的真实性

（1）电子签名和防篡改技术：电子签名确保了医疗记录的真实性，医生可以通过数字方式验证他们的诊断和处方。同时，防篡改技术的应用确保信息一旦被记录，就无法被未授权者修改。

（2）审核跟踪和日志管理机制：通过详细记录医疗记录的访问和修改历史，可以追踪访问者的身份和具体访问时间。这种高度的系统透明度不仅有助于及时发现和纠正潜在错误，还能确保医疗数据的完整性和安全性。

（3）合规性：确保医疗信息系统符合国家和国际的数据保护和隐私标准，如《健康保险流通与责任法案》（Health Insurance Portability and Accountability Act，HIPAA）等，这对于维护患者信任和避免法律风险至关重要。

三、门诊信息化管理的内容、目标和实际效果

门诊信息化管理是现代信息技术与门诊管理理念的深度融合。它基于门诊业务的整体规划,从门诊整体出发,对现有数据管理模式进行优化,实现各环节之间的衔接与组合。它通过以电子健康档案为核心,诊疗流程为主线,经济核算为基础,对药品、资金及患者信息等进行系统化管理,并实现全科诊疗与电子健康档案数据的共享和交换,最终使门诊工作实现整体信息化。

（一）门诊信息化管理的内容与目标

1. 门诊预约和挂号　通过在线预约和挂号系统,患者可以方便快捷地进行预约和挂号,避免长时间排队等待的情况,提高就诊效率。

2. 门诊就诊　医生可以通过 EMR 查看患者的病史,检查、检验结果等信息,快速、准确地做出诊断,提高就诊质量。

3. 门诊收费　使用自动化的收费系统后,门诊收费过程变得更加快速、准确、透明,避免了人工操作可能出现的差错。

4. 门诊药房　药房可以通过门诊信息化管理系统实现药品的自动化管理,提高药品管理效率和准确性。

5. 门诊检查、检验　通过使用自动化的检查、检验系统,门诊能够快速、准确地完成各项检查、检验任务,从而提高检查、检验工作效率和结果的准确性。

（二）门诊信息化管理的实际效果

1. 提高效率　通过信息化管理,门诊的各项工作能够更加高效地进行。例如,医生可以更快地完成病历书写和诊断,护士可以更加便捷地进行药品管理和配药,患者可以更方便地进行挂号和缴费。

2. 提升质量　信息化管理可以减少人为错误和疏漏,提高医疗服务的准确性和质量。例如,通过门诊信息化管理系统,医生可以更加准确地记录患者病史和诊断结果,药师可以更加规范地进行药品管理和配药操作,患者也可以更加清晰地了解自己的病情和治疗方案。

3. 优化资源配置　信息化管理可以帮助门诊更好地优化资源配置,提高工作效率。例如,通过门诊信息化管理系统,医生可以更加清晰地了解药品库存情况和需求情况,药师可以更加准确地掌握药品配伍情况和用药禁忌情况,患者也可以更加便捷地获得所需的医疗服务。

4. 提高患者满意度　通过信息化管理,门诊可以提供更加便捷、高效、优质的医疗服务,从而提高患者满意度。例如,患者可以通过自助机、手机 APP 等进行挂号、缴费、查询等操作,缩短排队和等待时间,获得更好的就医体验。

5. 促进协作　信息化管理可以帮助门诊更好地实现内部协作和外部合作。例如,医生可以通过内部通信软件或外部协作平台与护士、药师等相关人员进行沟通和协作,更好地完成医疗服务工作。

6. 提供决策支持　门诊信息化管理系统可以提供大量数据和信息,帮助门诊部领导层做出更明智的决策。例如,通过数据分析工具,领导层可以更加准确地了解门诊的运营情况及患者需求、资源消耗等方面的情况,从而做出更加科学、合理的决策。

7. 保障信息安全　信息化管理可以实现数据加密、权限控制等功能,保障门诊信息的安全性和隐私性。例如,患者信息等敏感数据可以通过加密存储和权限控制等方式得到保护,避免数据泄露和滥用。

8. 促进医疗创新　信息化管理可以提供更多的数据和信息支持,促进门诊的医疗创新和研究。例如,医生可以通过门诊信息化管理系统获取更多的临床数据和信息,开展更加科学、规范的医疗研究和实验,推动医疗技术的进步和发展。

9. 提供远程医疗服务　随着互联网技术的发展,信息化管理可以方便地实现远程医疗。例如,患者可以通过在线咨询、远程诊断等方式获得医生的远程医疗服务。

四、门诊信息化管理的优化与前景

（一）门诊信息化管理的优化

1. 加强信息化建设投入　医院要加大对信息化建设的投入力度,为门诊信息化管理提供良好的硬件和软件环境。

2. 提高信息化管理水平　医院要加强对信息化管理人员的培训,提高其专业水平和管理能力。

3. 深入推进信息化应用　医院要积极推进信息化应用,在门诊管理的各个环节中充分利用信息技术,提高管理效率。

（二）门诊信息化管理过程中的问题

（1）要充分考虑医院的实际情况,根据医院的实际需求进行信息化建设,避免盲目跟风。

（2）要加强信息安全管理,确保医院信息安全。

（3）要加强信息化管理人员的培训,提高其专业水平和管理能力。

（4）要加强与其他部门的协调,确保信息化建设的顺利实施。

（三）门诊信息化管理优化措施

（1）完善基础设施。

（2）强化数据分析。

（3）培养专业人才。

（4）拓展智能化业务平台。

（四）门诊信息化管理的前景

1. 智能化　随着人工智能技术的发展,门诊信息化管理将更加智能化。智能挂号可以通过语音识别、图像识别等技术,实现患者无须排队即可完成挂号。智能导诊可以通过地图定位、语音导航等技术,引导患者到达相应的诊室。智能诊断可以通过人工智能算法,对患者的症状进行分析,给出诊断建议。

2. 互联网＋　依托互联网技术,患者可以通过手机、电脑等移动终端,随时随地预约挂号,无须到医院排队。患者可以通过互联网,与医生进行视频咨询,解决一些常见的医疗问题。患者还可以通过互联网查看自己的检查、检验结果,了解自己的健康状况。

3. 个性化　通过对大数据的分析,医院可以提供更加个性化的医疗服务,如个性化的健康管理方案,即通过收集患者的医疗数据,分析患者的健康状况,制订个性化的健康管理方案,帮助患者提高健康水平。

4. 无纸化　通过引入电子病历和电子处方等数字化工具，门诊管理可实现无纸化。这不仅显著提升了工作效率，还有效减少了医疗差错。医院可以通过电子病历系统，记录患者的医疗信息，帮助医生提高工作效率，减少医疗错误。

第二节　门诊信息化设计与实现

一、信息化管理制度的设计

（一）信息化管理制度设计的要求

1. 可用性和易用性　系统必须易于访问且提供良好的用户体验，以便用户访问和查询信息。

2. 可扩展性和可升级性　系统设计需要符合时代发展要求，能实现随系统增长而扩展的架构，并以模块化的方式进行系统开发，以降低开发难度并提高开发效率，同时规避在升级过程中可能遇到的风险。

3. 数据的准确性与完整性　需要确保数据采集方法和数据的格式标准是统一的，以保证数据能够被准确且完整地收集，并得到及时的分析。

（二）信息化管理制度设计的内容

1. 系统架构设计　医院门诊信息化管理系统应该具备灵活的架构，能够支持不同科室的门诊流程，并与其他医院信息系统（如电子病历系统、药房管理系统等）进行集成。这样可以实现医疗信息的共享和互联，提高医疗服务的效率和质量。

2. 流程优化与标准化　门诊信息化管理可以帮助医院实现门诊流程优化与标准化。通过制订科学合理的流程和标准，可以减少人工操作和错误，提高工作效率，缩短患者等待时间，改善患者体验。

3. 数据安全与隐私保护　信息化管理制度设计应注重数据安全与隐私保护。医院门诊信息化管理系统应建立强大的数据安全防护机制，对患者个人信息进行保密，并符合相关的法律法规和隐私保护准则。

4. 决策支持与数据分析　信息化管理制度设计还应提供强大的决策支持与数据分析功能。通过统计分析门诊数据，医院可以了解门诊运营状况，为做出决策提供科学依据，如人员安排、资源配置、服务改进等。

5. 沟通与协作功能　信息化管理制度设计应该促进医患之间的沟通与协作。医院门诊信息化管理系统可以通过线上预约、在线问诊等功能，方便患者获取医疗服务，缩短患者等待时间，改善医患关系。

二、人员培训

人员培训可以确保门诊管理人员及使用人员能够充分理解和有效使用门诊信息化管理系统，从而提高医院门诊的工作效率和患者满意度。医院信息化专业人员培训的具体方案如下。

（一）培训目标

（1）确保医院门诊所有工作人员能够熟练使用门诊信息化管理系统。

（2）提高工作人员对门诊信息化管理系统的安全意识和数据保护意识。

（3）培养工作人员解决门诊信息化管理系统日常问题的能力。

（二）培训对象

（1）医生、护士和临床辅助人员。

（2）门诊管理人员。

（3）院内信息技术部门人员。

（4）行政管理人员。

（三）培训内容

（1）系统操作培训：电子病历系统的使用、预约分诊系统的使用、药房管理系统的使用、检验系统与专科检查系统的应用与闭环管理。

（2）数据安全与隐私保护：患者数据的适当处理、系统访问权限的管理、信息安全政策和法规。

（3）故障排除与技术支持：日常问题的快速诊断与解决、信息技术故障应急预案与处置流程、紧急情况下的系统备份与恢复。

（四）培训方式

（1）线下集中培训：组织面对面的实操培训，便于直接解答问题。

（2）在线培训：提供在线课程和视频教程，方便不同班次的人员学习。

（3）现场模拟：设置模拟场景，进行实操训练和学习。

（五）培训计划

（1）制订详细的培训日程，包括培训日期、时间、地点和内容。

（2）根据不同对象的工作性质和技能水平，设计不同的培训课程。

（3）定期更新培训内容，以适应系统更新和医院流程变化。

（六）评估与反馈

（1）培训结束后进行考核，以评估工作人员的学习效果。

（2）收集工作人员对培训的反馈，不断优化培训内容和方式。

（3）建立持续教育机制，定期提供新信息和技能培训。

（七）支持与监督

（1）建立技术支持团队，以解决工作人员在日常工作中遇到的问题。

（2）监督工作人员系统使用情况，确保培训成果的有效应用。

三、信息化管理实现措施

（一）就诊前

1. 在线预约系统　患者可以通过医院的网站或移动应用进行预约，自主选择医生和就诊时间。系统会自动提醒患者，缩短其现场排队等待时间。

2. 电子健康档案　患者的历史医疗记录、药物过敏信息和其他重要健康数据被电子化，医生可以在患者到访前了解其相关就诊信息。

3. 预检分诊系统　通过自助服务台或在线问卷，患者可以在就诊前通过初步的症状描述完成预检分诊，定位到正确的科室。

4. 健康教育平台　不同诊疗区域可以提供专科在线健康资讯,帮助患者了解疾病信息、诊疗措施、预防措施和健康生活方式。

5. 自助报到与导航　医院可以提供自助报到机和内部导航系统,帮助患者快速找到就诊区域。

（二）就诊时

1. 电子病历系统　医生可以实时访问和更新患者的电子病历,确保基于最新的诊疗信息做出诊断和治疗决策。

2. 实时诊断支持　集成的临床决策支持工具可以提供诊断建议、药物相互作用警告和治疗指南。

3. 移动医疗设备　医护人员可以使用平板电脑等移动设备记录患者信息,减少重复工作和错误。

4. 检查结果共享　医生可以迅速访问和共享 X 线、MRI 和其他医疗检查结果,支持跨学科协作。

5. 实验室检查结果集成　实验室检查结果自动上传至电子病历,可加快医生诊断过程。

（三）就诊后

1. 电子处方　医生可通过系统方便地开具电子处方,患者能够快速在药房或其他联网药店购买所需药物。

2. 远程监测　通过使用可穿戴设备或远程监测工具,医生可以在患者出院后持续监控其健康状况。

3. 在线咨询和随访　患者可以通过在线平台与医生进行交流,获取后续治疗建议或健康问题答案。

4. 患者满意度调查　通过电子问卷收集患者对就诊体验的反馈,用于改进服务质量。

5. 个性化健康管理建议　根据患者的具体情况,提供个性化的康复计划和健康管理建议。

6. 数据分析与质量控制　对医疗服务和患者健康数据进行分析,以评估治疗效果,优化服务流程,提高医疗质量。

四、管理效果评价

（一）门诊系统信息化管理效果的评价内容

1. 工作效率　评估信息化管理是否缩短了患者等待时间,是否提高了医护人员的工作效率,以及是否优化了资源分配。

2. 医疗服务质量　评估医疗服务质量是否有所提高,包括诊断的准确性、治疗的及时性和规范性。

3. 数据准确性　评价电子病历和其他医疗记录的准确性和完整性,以及信息传输的可靠性。

4. 患者满意度　通过调查了解患者对于预约系统、就诊过程、医疗咨询等信息化服务的满意度。

5. 安全性　确保患者信息安全和隐私得到保护,并评估系统对于潜在的数据泄露或其他安全风险的防范能力。

6. 成本效益 分析信息化投入与节约成本之间的关系,评估长期的经济效益。

7. 可持续性和扩展性 考察系统是否能够适应未来技术的发展和医院业务的扩展需求。

8. 员工适应性和培训 评估医护人员对新系统的适应性和培训是否充分。

9. 系统稳定性 监控系统的运行稳定性,包括故障率、恢复时间等指标。

10. 合规性 检查门诊信息化管理系统是否符合相关法规和标准要求。

(二)门诊系统信息化管理效果的提升策略

1. 加强顶层设计

(1)战略规划:将信息化管理纳入医院整体战略规划中,明确目标和路径。

(2)政策支持:制订支持信息化发展的政策,为信息化投入提供保障。

2. 完善基础设施

(1)硬件升级:定期升级服务器、网络设备和终端设备。

(2)软件更新:及时更新系统软件,引入先进的医疗信息系统。

3. 持续改进机制

(1)反馈循环:建立一个有效的反馈和改进循环机制,鼓励工作人员提出改进建议。

(2)快速响应:对于识别出来的问题,快速响应并采取措施解决。

4. 人才培训与技术支持

(1)专业培训:定期为医护人员提供信息技术培训,提高他们的信息化应用能力。

(2)技术支持:提供强有力的技术支持,确保系统稳定运行。

5. 信息安全管理

(1)安全意识:提高全员的信息安全意识,定期进行信息安全教育。

(2)安全政策:制订和执行严格的信息安全政策和操作规程。

(3)技术防范:采用先进的技术手段,如防火墙、入侵检测系统等,以防止数据泄露和网络攻击。

(三)门诊系统信息化管理效果的具体提升措施

1. 需求分析 开发前与医护人员、患者和 IT 专家进行沟通,了解他们对系统的需求和期望;分析现有系统的不足之处,以及信息化管理可能面临的挑战。

2. 流程优化 对现有的门诊流程进行细致的分析,找出瓶颈和低效环节;重新设计流程,以确保应用门诊信息化管理系统能够提高工作效率。

3. 系统开发与集成 开发或引进满足医院需求的门诊信息化管理系统;确保新系统能够与医院现有的其他系统(如 HIS、LIS、PACS 等)无缝集成。

4. 测试与部署 在实际部署前进行全面的系统测试,包括功能测试、性能测试和安全测试;分阶段部署系统,逐渐扩大覆盖范围,确保平稳过渡。

5. 用户培训 对医护人员进行系统操作培训,确保他们能够熟练使用新系统;提供培训手册和在线帮助,以便用户能够快速解决操作上的问题。

6. 监控与维护 实时监控系统性能,及时发现并解决问题;定期进行系统维护和升级,以使系统持续处于最佳运行状态。

7. 影响因素

(1)用户接受度:评估医护人员对门诊信息化管理系统的接受程度,必要时进行心理疏导和激励;收集用户反馈,不断调整系统以满足用户需求。

(2)数据质量与标准化:确保录入系统的数据准确无误,建立数据审核机制;遵循医疗数据标准化原则,以便数据共享和交换。

(3)合规性:遵守相关的医疗信息法规和隐私保护规定;确保系统设计符合法律法规要求,尤其是在数据保护方面。

(4)成本效益分析:对信息化投入和预期收益进行成本效益分析;确保项目投资合理,能够带来长期的经济和社会效益。

(5)技术前瞻性:考虑医疗信息技术快速发展的特点,选择前瞻性的技术解决方案,为未来可能进行的系统升级和扩展留余地。

五、注意事项和风险防范措施

门诊系统信息化管理是一项复杂的工程,它不仅涉及技术层面的改革,还包括管理、文化和流程的变革。在实施过程中,需要注意以下事项,并采取相应的风险防范措施。

(一)注意事项

1. 用户需求调研

(1)需求收集:通过访谈、调查问卷和用户观察来广泛收集用户需求。这些活动应涉及不同级别和职能的用户,包括医生、护士、行政人员和患者等。

(2)需求优先级:根据项目目标和资源限制,对收集到的需求进行优先级排序。可使用MoSCoW(必须有、应该有、可以有、不会有)方法帮助团队达成共识。

(3)用户参与:在系统设计和开发过程中让用户持续参与,确保系统解决方案符合他们的工作流程和期望。

2. 系统设计与可用性

(1)界面设计:设计应简洁直观,减少非必要的点击和屏幕转换。使用标准化的用户界面元素和布局可以提高用户的学习效率。

(2)用户体验:通过用户体验设计原则来优化设计,如一致性、反馈和错误防范,以提高用户满意度和使用效率。

(3)可用性测试:通过用户测试,如可用性实验场景测试、现场测试和 A/B 测试来验证设计的有效性,并根据反馈进行迭代。

3. 数据迁移与保护

(1)迁移策略:制订详尽的数据迁移策略,包括数据清理、映射、转换和验证步骤,确保数据完整和准确。

(2)数据隐私:遵守相关的数据保护法规,如 HIPAA 或《通用数据保护条例》(General Data Protection Regulation,GDPR),确保患者的隐私和数据安全得到保护。

(3)数据安全:实施多层安全措施,包括使用防火墙、入侵检测系统和数据加密,以防止数据泄露和未经授权的访问。

4. 系统集成与兼容性

(1)接口设计:设计和实现标准化的接口,例如使用 HL7(Health Level Seven,一种医疗保健行业的数据交换标准)或 FHIR(Fast Healthcare Interoperability Resources,一种用于描述和交换医疗数据的标准),以便与其他医疗系统无缝集成。

(2)兼容性测试:进行彻底的兼容性测试,确保新系统能够在不同的硬件和软件环境中稳定运行。

（3）遗留系统：考虑与遗留系统的集成问题，可能需要开发特定的适配器或中间件来确保兼容性。

5. 业务连续性计划

（1）灾难恢复：制订详细的灾难恢复计划，包括数据中心的地理冗余和备份策略。

（2）业务影响分析：进行业务影响分析，以确定关键业务流程和系统，并制订相应的恢复优先级和目标。

（3）测试和演练：定期进行业务连续性测试和演练，以确保计划的有效性和工作人员的准备状态良好。

6. 遵守法律法规

（1）合规性检查：定期进行合规性自查和第三方审计，确保系统和操作符合所有适用的法律和法规要求。

（2）培训与意识：为所有相关人员提供定期的法律和合规性培训，增强他们的法律意识和理解能力。

（3）政策和程序：制订和维护明确的政策和程序，以指导组织在合规性方面的行为和决策。

（二）风险防范

1. 技术风险　应选择有良好口碑和支持实时记录的技术解决方案；需要建立健全的技术监控和预警机制，以便及时发现和响应系统问题。采用高容错性和高可用性设计，确保系统的稳定性和可靠性。定期更新和打补丁，以防止出现安全漏洞。

2. 操作风险　制订详细的操作手册和应急流程，定期进行培训和演练，确保工作人员日常操作的正确性和提高其应对突发事件的能力。

3. 法律和合规风险　与专业法律顾问合作，确保对新法规的快速响应和合规性调整。

4. 隐私和安全风险　实施严格的数据访问控制和监控，确保只有已授权人员才能访问敏感数据。

5. 项目管理风险　采用项目管理最佳实践，如 PMBOK 或 PRINCE2，确保项目按时、按预算和高质量完成。

6. 变更管理风险　确保变更管理流程透明，并涉及所有关键利益相关者，以便及时沟通和解决变更带来的影响。

第三节　门诊信息化技术平台构建

一、信息化配置相关设施

（一）硬件设施

1. 服务器　服务器是医院信息系统的核心，用于运行各类信息系统软件，处理和存储大量数据。配置要求包括高性能的处理器、大容量的存储空间和足够的内存。

2. 网络设备　包括无线路由器、交换机、网络模块等，用于建立和管理医院的内部网络和连接外部网络。应配置高带宽、高安全性的网络设备。

3. 存储设备　用于存储电子病历、检查影像等医疗数据。需要配置高容量、高速率、高可靠性的存储解决方案,如存储区域网络(storage area network,SAN)、网络附接存储(network attached storage,NAS)等。

4. 服务器机柜　用于安装和组织服务器和网络设备,提供良好的散热支持和保障物理安全。

5. 机房设备　包括空调设备、不间断电源(UPS)、机柜附件等,用于提供稳定的供电和环境条件。

6. 终端设备　医生、护士和行政人员用于访问信息系统的设备以及各类型自助机等。应配置性能稳定、兼容性好的工作站或终端。

7. 移动设备　如平板电脑、智能手机等,用于提供移动医疗服务。应支持医院信息系统的移动应用。

8. 打印设备　用于打印病历、处方、检验报告等。需要高速、高质量的打印机。

9. 医疗设备接口　如监护仪、检验设备、影像设备等,需要与信息系统集成,实现数据的自动采集和传输。

10. 数据备份设备　用于定期备份医院的关键数据,以防数据丢失。应配置自动化的备份解决方案。

（二）软件设施

1. 医院信息系统(hospital information system,HIS)　集成了医疗、护理、药房、财务等模块的管理软件,是医院信息化的基础。

2. 电子病历系统　用于电子化管理患者的病历信息。

3. 放射科信息系统(RIS)、影像存储与传输系统(PACS)　用于管理放射科的检查流程和影像资料。

4. 化验室信息管理系统　用于管理检验科的检验流程和结果。

5. 临床决策支持系统(CDSS)　为医生提供诊疗建议和参考信息。

6. 移动医疗应用　支持医生和护士在移动设备上进行查房、查看病历、开处方等操作。

7. 网络安全软件　包括防火墙、入侵检测系统、病毒防护软件等,确保医院信息系统的安全。

8. 数据库管理系统(database management system,DBMS)　如 Oracle、SQL Server 等,用于存储和管理医院的各类数据。

9. 备份和恢复软件　用于数据的备份和灾难恢复。

在进行信息化设施配置时,医院需要考虑设备的兼容性、可扩展性、安全性和稳定性,还需要考虑医疗行业的特殊性,比如设备和软件的医疗级别认证、数据保护法规的遵守等。此外,医院还需要建立相应的技术支持和维护体系,确保医院信息系统的顺利运行。

二、就诊前信息化管理平台

（一）预约挂号系统

1. 智能推荐功能　根据患者的症状和历史病历推荐适合的医生和科室。

2. 实时更新　及时更新医生的出诊信息,包括临时调整和紧急情况。

3. 预约优先级管理　针对急症患者提供优先预约服务。

4. 自动预约调整　在医生或患者日程发生变化时,自动提供替代预约时间。

5. 用户反馈系统　收集用户就诊经验,用于优化预约系统。

（二）医生排班信息查询

1. 个性化筛选　允许患者根据医生的专业、经验和患者评价进行筛选。

2. 智能提醒　在医生排班信息有变动时自动通知已预约的患者。

3. 多平台同步　在医院官网、APP及其他合作平台同步医生排班信息。

4. 医生可预约时间动态提示　实时显示医生的可预约时间,方便患者选择。

（三）病症查询与信息提供

1. 互动问答系统　患者能够提问,并由系统提供相关的病症信息。

2. 智能辅助诊断　帮助患者初步判断可能的病情,推荐适合的科室。

3. 健康教育资料库　提供丰富的健康教育资料,提高患者对病情的理解力和自我管理能力。

（四）平台构建要点与基础设施

1. 构建要点

（1）用户界面设计:提供易于导航和查询的在线预约系统,确保患者可以快速找到所需的服务和医生信息。

（2）信息整合:集成医院的诊疗资源信息,包括医生的专业领域、排班信息、诊室位置等,方便患者选择。

（3）预约管理:开发高效的预约管理系统,支持患者在线预约、修改和取消预约,并自动优化医生的排班信息。

（4）系统提醒:设置自动提醒功能,通过短信或微信等方式告知患者预约的实时信息。

2. 基础设施

（1）在线预约系统:允许患者通过网站或移动应用进行预约。

（2）智能排队系统:减少患者现场等待时间,提供实时排队信息。

（3）自助登记终端:在医院入口处设置,供患者快速登记和打印就诊单。

（4）院内导航指示系统:在医院内部设置指示牌或提供移动应用内导航,帮助患者快速找到诊室。

（五）平台配置要求和使用建议

1. 在线预约管理系统

（1）配置要求:配置高性能服务器以支持大量并发访问,配置数据库系统以存储预约数据,配置安全协议以保护患者信息。

（2）使用建议:提供易于使用的界面,确保患者可以轻松预约、修改和取消预约。系统应能够自动发送预约确认和提醒通知。

2. 提醒系统

（1）配置要求:集成短信、微信等推送服务,确保及时准确地发送提醒。

（2）使用建议:科学设置提醒时间点,例如预约前一天或几小时,以降低爽约率。提醒内容应包括预约时间、地点和相关准备事项。

三、就诊时信息化管理平台

(一)电子病历管理

1. 网络互通　实现不同专科医生共享和查阅同一患者的病历资料。

2. 历史数据分析　自动分析患者的历史病情和治疗效果,辅助医生进行决策。

3. 图像化医疗记录　将 X 线、CT 等检查结果以图像形式整合入病历。

4. 远程医疗协诊　使其他科室或远程医生能够参与病例讨论和诊断。

(二)诊疗过程管理

1. 实时更新与追踪　记录并更新患者检验检查结果和治疗进展,方便医生和患者随时查看。

2. 可视化进度展示　通过图表和时间线展示治疗进度,增强患者理解。

(三)药品和检验检查项目信息查询

1. 交互式教育材料　提供药物和检验检查项目的视频介绍,提供相关注意事项的详细解释。

2. 价格透明化展示　利用信息展播屏幕滚动播放展示药品和检验检查项目的价格,帮助患者做出经济决策。

(四)平台构建要点与基础设施

1. 构建要点

(1)电子病历系统:实现病历信息的电子化,方便医生查阅和更新患者资料。

(2)诊疗协作工具:构建医生之间的协作平台,确保多学科团队可以有效合作。

(3)决策支持系统:集成临床决策支持工具,辅助医生进行诊断和治疗。

(4)实时信息更新:确保检验检查结果能够实时更新到电子病历中。

2. 基础设施

(1)电子病历系统:记录患者的医疗信息,包括病史、检验检查结果等。

(2)电子处方系统:医生可以开具电子处方,处方信息实时传送至药房系统。

(3)检验检查预约系统:医生可直接预约检验和检查,并查看回传的结果。

(4)诊间信息显示屏:在诊室内设置显示屏,展示患者的关键医疗信息。

(五)平台配置要求和使用建议

1. 电子病历系统

(1)配置要求:具备高安全性的存储解决方案(保护患者隐私)和快速的检索和更新功能。

(2)使用建议:系统能定时更新电子病历内容,以确保信息的准确性。系统应支持图像和附件的上传。

2. 诊疗协作工具

(1)配置要求:配置高速网络连接(支持即时通信)和兼容各类终端设备的软件平台。

(2)使用建议:鼓励医生使用诊疗协作工具进行多学科讨论和病例分享,以提高诊疗效率和质量。

3. 决策支持系统

(1)配置要求:集成最新的医学知识库和算法,并充分集成电子病历系统。

（2）使用建议：医生需结合系统提供的建议和诊疗经验进行决策，不可完全依赖系统。

4. 实时信息更新

（1）配置要求：与检验检查系统集成接口，以自动上传结果到电子病历系统。

（2）使用建议：确保医生和患者能够及时查看最新的检验检查结果，以便快速做出诊疗决策。

四、就诊后信息化管理平台

（一）智能复诊提醒

1. 健康日历同步　将复诊提醒同步至患者的智能手机日历或健康管理 APP。

2. 家庭成员提醒功能　允许患者添加家庭成员，共同关注复诊时间和用药提醒。

（二）全方位的用药管理

1. 药物管理 APP　通过 APP 提醒患者按时服药，记录用药历史。

2. 药物配送服务　与本地药房合作，提供药品的在线订购和配送服务。

（三）健康咨询与持续教育

1. 个性化健康报告　定期为患者提供个性化健康报告，包括生活方式和疾病管理建议。

2. 远程健康咨询

（1）视频咨询服务：提供视频通话功能，让患者能够与医生进行面对面的咨询。

（2）健康问题快速反馈：通过平台快速提问，获取医生的即时反馈和建议。

（四）健康数据的深度分析与应用

1. 健康趋势追踪　分析长期健康数据，识别健康风险和改善空间。

2. 定制化健康计划　根据患者的健康数据和医生建议，制订个性化的健康计划。

（五）扩展的患者社区服务

1. 专题健康讲座　定期举办针对特定病症或健康主题的在线讲座。

2. 患者互助小组　建立不同病症的患者互助小组，促进经验分享和情感支持。

（六）增强的健康监测功能

1. 家庭健康监测设备　提供与平台连接的家庭健康监测设备，如智能血压计、智能血糖仪等。

2. 健康数据共享　允许患者将健康监测数据共享给医生或家庭成员，实现实时健康管理。

（七）平台配置要求和使用建议

1. 药物配送服务

（1）配置要求：建立药物物流系统，包括存储、分拣和配送功能。

（2）使用建议：提供自助取药或药物外送的选项，确保药物能够准时准确地送达。

2. 随访管理

（1）配置要求：建立自动化的随访调度系统和通信系统，用于发送随访信息。

（2）使用建议：根据患者的具体病情制订随访计划，定期评估患者的恢复情况。

3. 健康教育与管理

（1）配置要求：建立包含丰富内容的健康教育数据库和用户友好的访问平台。

（2）使用建议：鼓励患者利用这些资源进行自我管理，医生也可以根据患者的情况推荐相应的教育内容。

4. 智能化功能

（1）配置要求：利用物联网、即时通信技术、人工智能等技术，开发智能医用管理 APP 与智能医疗用具、穿戴设备集成，实现远程即时数据反馈与收集。

（2）使用建议：开发智能医用管理 APP 时应关注不同年龄段用户的适用性，充分结合不同年龄段的使用体验不断完善功能和进行升级。

第四节　门诊信息管理工具

一、网络和数据库技术

（一）网络技术

1. 网络的定义　网络通常指的是通过电信设备和系统连接起来的多个计算机系统，它们通过各种通信协议进行数据交换。网络的核心在于连接不同的设备和系统，使得数据和信息能够在它们之间传输。

2. 网络的作用

（1）信息传输与共享：网络的主要作用是实现信息的快速传输和共享，包括文本、图片、声音、视频等多媒体信息。

（2）资源共享：通过网络，不同地点的用户可以共享软件、硬件等资源。

（3）通信和协作：网络使得人们可以通过电子邮件、社交媒体、视频会议等方式进行交流和协作。

（4）数据处理和存储：网络还使得远程数据处理和存储成为可能，如云计算服务。

3. 网络的相关概念

（1）网络类型：包括局域网（LAN）、城域网（MAN）、广域网（WAN）等，根据覆盖范围和使用场景不同而有所区别。

（2）网络协议：如 TCP/IP 协议，它是网络通信的标准规则，确保不同系统和设备能够互联、交换数据。

（3）网络安全：网络安全是指保护网络及其通过网络传输的数据不受攻击、破坏或未经授权的访问。

（4）网络架构：网络的设计和组织方式，包括网络拓扑结构、路由算法等。

网络在医院信息化建设中扮演着核心的角色，它不仅支持医院内部信息系统和设备之间的数据交流，也支持医院与外界的信息交换，如提供远程医疗服务、电子病历共享等。因此，网络的高效、可靠和安全对于医院信息化至关重要。

（二）数据库技术

1. 数据库与数据库管理系统的定义

（1）数据库：数据库是一种系统化的数据集合，这些数据以一定的格式存储在计算机系统中，可以高效地进行检索和管理。数据库通常由数据库管理系统（DBMS）进行管理。

（2）数据库管理系统（DBMS）：DBMS 是一种软件，用于创建、使用和维护数据库。它允许用户和其他应用程序存储、检索和更新数据。

2. 数据库的作用

（1）数据存储：数据库技术提供了一种组织、存储和管理数据的有效方式，特别是对于大量的数据。

（2）数据检索：数据库技术允许快速、高效地从大量数据中检索所需信息。

（3）数据安全与完整性：DBMS 提供了保护数据免受未经授权访问和损坏的机制，同时确保数据的一致性和准确性。

（4）数据分析和处理：数据库技术支持复杂的数据分析和处理操作，这对于决策支持和业务智能至关重要。

3. 数据库的相关概念

（1）数据库模型：包括关系型数据库、非关系型数据库（如文档存储、键值存储等）等，不同模型适用于不同的应用场景。

（2）查询语言：如结构化查询语言（SQL），用于从数据库中检索和操作数据。

（3）事务管理：DBMS 提供事务支持，确保数据操作的原子性、一致性、隔离性和持久性。

（4）备份与恢复：数据库技术包含数据备份和恢复机制，确保数据安全和业务连续性。

（三）网络与数据库技术构建需求

1. 网络构建

（1）硬件需求。

①核心网络设备。a. 高性能路由器：用于处理高容量的数据流量，确保数据包的高效转发。b. 高级交换机：支持高密度的端口配置，提供高速的数据交换能力。c. 无线控制器和接入点：确保全面的无线覆盖，支持高密度的无线设备连接。

②安全设备。a. 企业级防火墙：用于监测和控制进出网络的流量，防止未经授权访问。b. 入侵检测和防御系统：实时监测潜在的安全威胁和攻击。

③网络管理硬件。网络监控系统：如网络管理服务器，用于监控网络性能和设备状态。

④连接和接口设备。a. 光纤和高速以太网电缆：用于高速传输数据。b. 网络接口控制器：用于提高服务器和其他关键设备的网络连接速度。

（2）软件需求。

①高级路由和交换功能：支持复杂的网络架构和高级的路由协议。

②防火墙、虚拟专用网络、入侵检测系统的管理软件：保护数据传输的安全性和完整性。

③集中管理平台：用于监控和管理网络设备和性能。

④自动化配置和故障排除工具：简化网络管理和维护工作。

2. 数据库构建

（1）硬件需求。

①服务器硬件。a. 高性能数据库服务器：具有高速处理器、大量内存和快速存储系统。b. 冗余存储和备份解决方案：如独立磁盘冗余阵列（redundant array of independent disks，RAID）系统和磁带库（将磁带作为主要的存储介质。通常用于长期存储大量的数据，并且可以方便地进行数据的备份和恢复）。

②网络存储。a. 存储区域网络（SAN）：高速连接数据库服务器和存储设备。b. 网络附接存储（NAS）：提供额外的数据存储和备份选项。

③安全设备。数据库专用防火墙：保护数据库不受外部攻击和非法访问。

（2）软件需求。

①DBMS。a.高性能的关系型数据库：如 Oracle、SQL Server、PostgreSQL 等。b.大数据处理能力：支持数据仓库和数据挖掘操作。

②数据库安全软件。a.数据加密和访问控制：确保数据的安全性和隐私性。b.监控和审计工具：追踪数据库访问和操作，防止数据泄露。

③数据库备份和恢复软件。a.自动化备份：定期自动备份数据库，防止数据丢失。b.灾难恢复：在数据库损坏或系统故障时快速恢复数据。

④数据库性能优化和监控工具。a.性能优化：监控数据库性能，定期优化数据库以提高响应速度和处理能力。b.实时监控：监控数据库运行状态，及时发现并处理问题。

（3）其他需求。

①硬件需求。a.冗余和备份：为关键组件（如服务器、存储设备和网络设备）提供冗余单位，以保证在硬件故障时的系统可用性。此外，也需要定期备份所有重要的系统和数据，以防止数据丢失。b.电源和冷却系统：确保所有硬件设备都有恒定和稳定的电源供应。同时，为服务器和存储设备提供足够的冷却系统，以防止过热和性能下降。c.设备物理安全：包括对设备的物理访问控制、防火/防洪设施等。

②软件需求。a.软件更新和补丁管理：定期更新和打补丁，以保持软件的性能和安全性。b.兼容性和集成：所有的软件系统和应用程序需能够有效地相互集成和交互。例如，网络管理软件需能够管理所有的网络设备，数据库管理系统需与应用程序和其他数据库系统兼容。c.用户训练和支持：提供必要的用户培训，以保证员工能够有效地使用新系统。同时，设立用户支持机制，解决员工在使用过程中遇到的问题。

③发展需求。a.云计算和虚拟化：云计算和虚拟化技术可以提高硬件利用率，降低运营成本，并提供更大的灵活性。医院需要考虑是否将部分或全部的信息化设施迁移到云环境。b.大数据和人工智能：大数据和人工智能技术可以帮助医院更有效地分析和利用数据，提高医疗服务的质量和效率。c.物联网：物联网设备可以提供更全面的患者护理和医疗设备管理服务。需要考虑如何有效地集成和管理这些设备。

二、软件设计

（一）软件设计要求

1. 用户界面和体验 设计直观、易于导航的用户界面；使用清晰的图标和标签；提供多语言支持以适应不同用户；应用响应式设计，以利于适应不同设备和屏幕尺寸，包括台式机、平板电脑和智能手机。

2. 模块化结构 将软件分为独立的模块，如患者登记、预约系统、电子病历、药房管理、财务管理等。模块化设计有助于日常维护和升级。

3. 数据整合和交互操作性 确保与其他医疗系统（如实验室信息系统、影像存储和传输系统）的兼容性；支持标准数据交换格式，如 HL7、FHIR 等。

4. 高性能和可靠性 优化数据库查询和事务处理以提高性能；实现负载平衡和故障转移机制。

5. 安全性和隐私保护 实现用户身份验证和授权控制；加密传输和存储的敏感数据；遵守 HIPAA 等医疗信息保护法规。

6. 兼容性和标准遵循　软件设计须符合医疗信息交换的相关标准和规范,同时需要与常用操作系统、浏览器兼容,便于访问和使用。

7. 可维护性和可扩展性　采用清晰的代码结构和良好的文档,简化日常维护和故障排除流程;应用模块化设计,便于未来功能的添加或修改。

8. 报告和分析　软件须具备数据分析功能,帮助医院管理者了解门诊运营状况,自动生成各种运营报告,如患者就诊量、收入分析等。

9. 互动和沟通　提供与患者沟通的工具,如短信提醒、微信等新型通信软件的通知等。

10. 开发内部协作功能　加强医务人员之间的信息交流和协作。

11. 个性化设置　允许医院根据自己的特定需求定制功能板块。

（二）使用要求

1. 培训和支持

（1）员工培训:定期对医生、护士和行政人员等进行系统操作培训。

（2）技术支持:提供快速响应的技术支持,解决使用过程中出现的问题。

2. 性能监控和优化

（1）实时监控:持续监控系统性能,确保高可用性。

（2）定期优化:基于使用反馈和数据分析,不断优化系统性能。

3. 数据备份和恢复

（1）定期备份:定期备份系统数据,防止数据丢失。

（2）灾难恢复计划:制订和测试灾难恢复计划,以应对意外情况。

4. 合规性和审计

（1）遵循法规:确保系统符合医疗法规和隐私保护要求。

（2）审计日志:记录关键操作,便于事后审计和追踪。

5. 反馈机制和持续改进

（1）收集用户反馈:定期收集用户反馈,包括医生、护士和患者。

（2）基于反馈改进:根据反馈调整系统功能以改善用户体验。

6. 系统更新和升级

（1）定期更新:及时更新软件,引入新功能和修复已知问题。

（2）升级要求:采用静默式升级操作,确保系统升级对日常运营影响最小。

7. 用户体验优化

（1）界面改进:根据用户反馈优化界面设计,提升使用体验。

（2）流程简化:简化操作流程,减少用户工作量。

8. 压力性和稳定性测试

（1）性能测试:进行系统的压力测试和稳定性测试,确保在高负载下的性能。

（2）故障模拟:模拟可能的系统故障,测试恢复流程的有效性。

（三）软件设计方案示例

关于 SCMS 软件的设计方案

1. 软件名称　智慧门诊管理系统(smart clinic management system,SCMS)。

2. 设计目标

（1）提高门诊效率。

（2）优化资源配置。

（3）提升患者体验。

（4）保障医疗数据安全。

3．软件的核心功能

（1）在线预约挂号。

（2）电子病历管理。

（3）诊疗流程管理。

（4）药品与医疗资源管理。

（5）数据分析与报告。

4．功能模块设计

1）在线预约挂号系统

（1）用户注册与认证：患者需在系统中注册并进行身份认证，录入个人基本信息，如姓名、身份证号、联系方式等。要求实名认证，确保信息的准确性。

（2）医生信息查询：系统提供医生的详细信息，包括专业领域、职称、出诊时间等，供患者参考。

（3）预约挂号：患者可以根据自己的时间安排和医生的出诊时间在线预约挂号。系统通常会提供多个时段供选择，并实时更新医生的预约情况。

（4）预约管理：系统允许患者管理自己的预约，包括预约的修改、取消等。提高预约的灵活性，减少因无法赴约而导致资源浪费。

（5）支付功能：支持多渠道在线支付功能，增加挂号的便利性，减少患者在人工缴费窗口的等待时间。

（6）提醒服务：系统通常会通过短信、电子邮件或 APP 通知等方式提醒患者就诊时间，避免错过预约。

（7）数据安全与隐私保护：系统通常采取高标准的安全措施来保护用户数据，避免数据泄露。

（8）反馈与评价系统：开放患者对就诊体验的评价功能，有利于医院改善服务和提升医疗质量。

2）电子病历（EMR）系统

（1）创建与存储：自动归档患者电子病历（基本信息、诊断信息、诊断记录、医疗记录、处方信息与病程信息、随访信息等）。

（2）查询与共享：提供跨科室病历查询与共享功能，以便医生能够提供更全面和个性化的诊疗处置。

3）诊疗流程管理

（1）智能导诊：根据症状分析，结合医学知识数据库的建议，将相关科室推荐给患者，帮助患者快速找到适合的科室就诊，提高诊疗效率。

（2）智能排队叫号：使用智能排队叫号系统，可以展示数字化的等候时间，以便患者了解等待时间并做出相应的选择。

（3）诊疗通知：利用多平台功能，智能推送诊疗相关信息。

4）药品与医疗资源管理

（1）库存管理：实时更新库存数据，使得管理人员能够及时了解药品的库存情况。

（2）资源分配：通过数据来优化医生出诊和设备资源配置，以达到更高效、更合理的资源利用。

5）数据分析与报告

（1）运营数据分析：通过分析门诊量、患者流量，便于管理部门掌握门诊量波动的原因，如季节性因素、政策变化、医疗资源变化等，以便及时调整运营策略，提高医疗服务质量和效率。

（2）患者行为分析：通过数据分析患者的就诊习惯和治疗效果，可以更好地了解患者的需求和问题，为医生制订更有效的治疗方案提供依据。

6）扩展功能模块

（1）用户体验优化。

①界面设计：简洁易用，适应不同年龄用户。

②多语言支持：根据地区提供不同语言选项。

③辅助功能：为残障用户提供便利的辅助功能。

（2）集成与交互操作性。

①集成现有系统：兼容 HIS、LIS 等医院使用中的信息系统。

②接口标准化：采用 HL7、FHIR 等标准进行数据接口标准化处理，减少数据交换中的误解和错误，提高数据交换的效率和准确性，便于不用系统之间相互兼容。

（3）隐私保护措施。

①用户授权：患者对数据访问采用授权机制控制。

②匿名化处理：通过实施匿名化处理措施，可以确保在数据分析过程中保护个人隐私。主要采取的措施如下。

a. 数据清洗：删除或替换可能识别个人身份的信息，如姓名、地址、电话号码等。

b. 数据混淆：通过随机化、加密或其他技术手段，使数据变得难以理解或解读，从而减少潜在的泄露风险。

c. 匿名标签化：将数据中的个体特征转化为无意义的标签或代码，以降低数据关联性。

d. 删除原始记录：将包含个人信息的记录从数据库中永久删除，以防止数据被恢复。

（4）社区与反馈。

①社区论坛：建立为患者及其家属提供的在线社区交流论坛，旨在提供有关疾病的信息和资源，便于患者间交流和分享经验。

②定期调研：及时定期收集用户反馈，及时更新、修改平台内容。

（5）技术安全与应急机制。

①技术升级成本：考虑技术升级的经济负担，包括设备更新、人员培训、技术支持等方面的费用。

②安全机制：建立网络防御机制，以应对网络攻击和数据泄露的风险。

③备份机制：制订备份策略并定期进行数据备份，以确保数据的安全性和可靠性。定期测试备份的恢复能力，以确保备份的有效性。通过定期备份数据，确保在发生数据丢失或损坏时，可以快速恢复数据，减少损失。

④灾难恢复计划：制订详尽的应急响应计划，以应对可能发生的各种灾难情况，并确保在灾难发生时能够迅速、有效地恢复数据。

（四）技术架构

1. 前端设计

（1）响应式 Web 设计："响应式 Web 设计"是一种网页设计方法，它允许网站适应不同的设备和屏幕尺寸。这种设计方法通常使用 CSS 媒体查询和响应式布局技术，使网页在不同的屏幕尺寸和设备上都能提供良好的用户体验。响应式 Web 设计一般包含以下内容。

①响应式布局：这意味着网站的设计可以根据不同的屏幕尺寸进行自适应调整。

②CSS 媒体查询：CSS（cascading style sheets，串联样式表）技术，允许开发者为不同的设备或屏幕尺寸设置不同的样式规则。

③用户体验：响应式 Web 设计的一个重要考虑因素是用户界面，可确保无论用户在什么设备或屏幕上查看网站，都能为其提供良好的用户体验。

④适应性设计：网站的设计和布局可以根据用户的行为和需求进行调整。

（2）移动应用开发：移动应用开发应针对 iOS 和 Android 操作系统开发原生应用程序，便于用户在 iOS 或 Android 平台上都能获得更好的用户体验和更深入的功能。

2. 后端架构

（1）云基础设施的弹性伸缩：通过自动调整系统资源的方式来应对负载波动，当业务需求增长时，系统能够自动增加资源，当需求减少时，能够自动减少资源，以节省成本并提高资源利用率。

（2）云基础设施的高可用性：云基础设施应具备高可用机制，确保服务的持续可用性，即使在部分硬件或软件故障情况下，也能保证服务的正常运行，避免服务中断。

（3）微服务架构：模块化服务，易于扩展和维护。

3. 数据库管理

（1）关系型数据库：存储结构化数据，如患者信息，通常以表格的形式存储，每个数据项都有固定的字段和类型。通常使用 SQL（结构化查询语言）进行数据操作和管理。具有较高的查询性能和可扩展性。常见的关系型数据库包括 MySQL、Oracle、SQL Server 等。

（2）非关系型数据库：处理非结构化数据，如医疗影像。非关系型数据库更适合处理大量非结构化数据，具有高并发、高可用性、可扩展性等特点。常见的非关系型数据库包括 MongoDB、Cassandra、CouchDB 等。

4. 数据安全与加密

（1）TLS/SSL 加密：TLS（transport layer security）和 SSL（secure sockets layer）是两种广泛使用的安全协议，它们通常被合并使用，被称为 TLS/SSL 加密。TLS/SSL 加密是一种加密技术，通常用于保护网络通信中的数据不被未经授权的第三方窃取或篡改。TLS/SSL 加密包括加密算法、密钥交换协议、证书管理、安全性策略等。这些元素共同确保了通过 TLS/SSL 加密的网络通信是安全和可靠的。

（2）数据加密：敏感信息的存储与处理。"数据加密"包含如下概念。

①加密算法：用于加密数据的方法和规则。

②密钥：用于解密数据的秘密信息。

③加密软件：用于执行加密操作的软件工具。

④加密硬件：用于执行加密操作的硬件设备，如加密卡或加密芯片。

⑤加密协议：用于在网络上传输加密数据的方法和规则。

⑥安全通信协议：这些协议通常需要加密，以确保数据在传输过程中不被窃取或篡改。

⑦数据保护策略：包括但不限于加密，以防止未经授权的访问和数据泄露。

5. 接口与集成

（1）RESTful API："RESTful API"是一种网络应用程序接口（API）的设计风格，它使用HTTP协议作为通信协议，遵循REST（representational state transfer）架构原则。RESTful API通常用于构建Web服务和移动应用程序，以提供对后端服务器资源的远程访问。它通常使用HTTP方法（如GET、POST、PUT、DELETE等）来执行各种操作，如获取数据、创建新数据、更新数据或删除数据。RESTful API的设计旨在使客户端和服务器之间的通信尽可能简单、灵活和可扩展。

（2）系统集成：需要确保集成后的系统能够兼容第三方系统，如HIS、LIS和PACS，以确保信息在不同系统之间顺畅地传输和共享，提高工作效率和管理水平。

6. 人工智能与机器学习

（1）预测分析：利用AI技术来分析患者的医疗数据，包括症状、病史、诊疗信息等，以确定可能的疾病类型，并预测其发展趋势。这种预测可以帮助医生制订更精确的治疗计划，并为患者提供更好的治疗措施。

（2）机器学习：机器学习是指一种人工智能技术，使机器通过算法和模型来分析数据并从中学习，以实现自动化和智能化的决策和优化。通过机器学习技术来优化医疗资源的分配和诊疗流程，以提高医疗服务的效率和质量。具体来说，机器学习可以通过分析历史数据和患者信息，预测患者的需求和偏好，从而更合理地分配医疗资源。同时，利用机器学习技术可以通过自动化或智能化工具来减少等待时间，提高诊断准确性和治疗效率等。

7. 数据分析与可视化

（1）大数据处理：利用大数据处理技术，对大量的医疗数据进行有效的收集、存储、处理和分析，以提取出有价值的医疗信息，用于改进医疗决策、提高医疗效率、优化医疗资源配置等。

（2）可视化工具：通过可视化工具，使繁杂的医疗数据更清晰、更易于理解，帮助医院管理层更好地理解和评估数据，从而做出更明智的医疗部署和决策。

8. 网络架构与优化

（1）CDN技术：CDN是一种网络分发技术，通过在网络的边缘部署节点，将内容缓存到离用户更近的地方，从而减少网络拥堵，提高访问速度。CDN技术通常包括网络架构、内容存储和分发、负载均衡、流量整形、计费等部分。具体来说，CDN技术需要设计合适的网络架构，选择合适的缓存策略和内容分发策略，合理分配网络带宽和服务器资源，以及实现计费和管理等功能。

（2）负载均衡：通过将请求分配到多个服务器或资源上，以实现系统的高效响应和稳定性。它可以帮助系统提高服务效率，减少单点故障，并确保系统的可靠性和稳定性。负载均衡还可以提高系统的可扩展性和灵活性，以满足不断增长的业务需求。

9. 监控与日志系统

（1）实时监控系统性能：系统具备实时监控系统运行状态的功能，监视参数包括但不限于处理速度、响应时间、资源使用情况等的测试，以便及时发现和解决潜在问题。

（2）跟踪系统安全：实时监控系统安全状况，包括但不限于网络流量、入侵检测、数据完整性等，以便及时发现和应对潜在的安全威胁。

（3）日志管理：记录用户操作和系统事件，便于管理员了解系统的运行情况，发现潜在的问题,及时进行故障排查和修复。这也是一种安全措施,可以帮助识别和防止可能的恶意行为或未经授权的访问。

10. 持续集成与部署

(1) 自动化测试:利用自动化测试工具进行包括软件信息脚本、数据、运行环境等的测试,以确保软件正常运行。

(2) DevOps 实践:通过自动化、持续集成和持续交付(CI/CD)、反馈循环、跨部门合作、容器化和云原生、风险管理、监控和日志分析等 DevOps 实践中的关键要素的共同作用,加速软件开发和部署过程,提高软件质量和生产效率。

11. 合规性与标准遵守

(1) 遵守 HIPAA 和 GDPR 等标准:美国 HIPAA(健康保险携带和责任法案)和欧盟 GDPR(通用数据保护条例)通常用于数据的收集、使用、存储和处理等方面,要求软件开发者在处理个人数据时必须遵守特定的规则和要求,以保护个人隐私和数据安全,确保数据合规。

(2) 标准认证:使用 ISO 27001,即信息安全和隐私保护的标准认证。它是软件开发者在维护信息安全和数据隐私方面的最佳实践指南。通过实施 ISO 27001,软件可以提高其信任度和安全性,并减少因信息安全问题而产生的风险。ISO 27001 强调了软件开发者应采取的措施,包括建立信息安全管理体系、制订和实施安全政策和程序、进行风险评估和漏洞管理、培训员工并确保他们了解信息安全的重要性等。

12. 容灾与定期演练

(1) 容灾:通过在多地域备份数据、系统和应用程序来防止数据丢失,保证数据安全。

(2) 定期演练:通过演练可以发现计划中的不足之处,并及时进行改进,以确保在灾难发生时能够有效地应对。此外,演练还可以帮助团队成员更好地了解和掌握恢复流程,提高应对灾难的效率和准确性。

(五) 管理架构

1. 维护与升级

(1) 持续的技术支持。

①定期软件更新:确保系统兼容性和安全性。

②技术维护团队:提供全天候的技术支持。

(2) 成本效益分析。

①定期审查技术投资:确保投资与医院的长期目标和预算相符。

②性价比高的解决方案:寻找平衡成本和性能的技术选项。

(3) 用户培训与教育。

①定期培训:确保医护人员能有效使用系统。

②用户手册和在线教程:提供易于理解的资源,帮助用户解决常见问题。

(4) 升级策略。

①渐进式升级:避免大规模系统更换带来的风险和成本。

②兼容性测试:确保新功能与现有系统的兼容性。

(5) 反馈收集与改进。

①用户反馈机制:收集用户的意见和建议,持续改进系统。

②性能评估:定期评估系统性能,及时发现并解决问题。

（6）风险管理。

①定期安全审计：识别潜在的安全漏洞。

②灾难恢复计划：确保在紧急情况下能快速恢复服务。

（7）合作伙伴管理。

①选择可靠的技术供应商：确保技术解决方案的质量和可靠性。

②定期评估供应商能效：保证合作伙伴能够满足不断变化的需求。

（8）法规遵循更新。

①监控法规变化：确保系统遵循最新的法律法规要求。

②定期培训更新：让团队了解最新的合规性要求。

2. 可持续性与环境友好性

（1）绿色计算。

①优化硬件使用：减少能源消耗和碳排放。

②采用环保材料：减轻系统运营对环境的影响。

（2）节能数据中心。

①使用高效能冷却系统：减少数据中心的能源消耗。

②实施能源管理策略：优化能源使用效率。

（3）电子记录与减纸化。

①推广电子病历：减少纸张使用，提高工作效率。

②电子签名和文件传输：降低打印需求。

（4）远程医疗服务。

①提供在线诊疗服务：减少患者交通往返成本，降低碳排放。

②利用远程监测技术：减少不必要的医院访问。

（5）可持续性策略评估。

①定期评估环境影响：确保技术实践符合可持续性目标。

②持续寻找改善方案：降低整体环境足迹。

3. 未来发展趋势

（1）人工智能与机器学习。

①利用 AI 进行诊断支持：使用机器学习模型帮助医生诊断疾病。

②智能化病历管理：AI 辅助病历录入和数据分析，提高工作效率。

（2）区块链技术的应用。

①加强数据安全：使用区块链技术保障患者数据的安全和隐私。

②提高数据透明度：通过区块链技术确保医疗记录的可追溯性和不可篡改性。

（3）物联网（IoT）集成。

①智能监测设备：在病房部署物联网设备，实时监控患者的健康状况。

②设备管理优化：利用物联网技术提高医疗设备的使用效率并进行维护。

（4）精准医疗和个性化治疗。

①利用遗传信息和生物标志物：为患者提供个性化的诊断和治疗方案。

②与精准医疗研究相结合：将最新的医疗研究成果快速应用于临床实践。

（5）可持续性与环境影响考量。

①继续优化系统的能效和环保性能：减少医疗信息化对环境的影响。

②推广绿色医疗概念:将环保理念融入日常医疗服务和管理中。

三、硬件构架

(一)计算设备

1. 服务器

(1)部署基于 GPU 的服务器,用于高性能计算任务,如医学影像处理和机器学习。

(2)实现灾难恢复和业务连续性计划,包括备用服务器和数据中心。

2. 计算机

(1)配置高效能 CPU 和足够的 RAM 以支持医疗软件的需求。

(2)实施定期硬件升级计划,以保持技术的现代化。

3. 移动设备

(1)实现移动设备管理(MDM)解决方案,用于远程监控、维护和安全管理。

(2)提供专业医疗应用程序,支持临床决策和患者管理。

(二)存储设备

1. HDD(hard disk drive,硬盘驱动器)和 SSD(solid state disk,固态硬盘)

(1)实施加密措施,保护存储数据的安全。

(2)定期升级存储设备,以应对数据增长的需求。

2. NAS(network attached storage,网络附接存储)和 SAN(storage area network,存储区域网络)

(1)实现数据生命周期管理,自动将不常用的数据迁移到成本较低的存储介质。

(2)采用高速网络接口,如 10 Gigabit Ethernet(传输速度为每秒 10 亿比特或每秒 10 GB 的以太网技术),以提高数据传输速度。

(三)网络设备

1. 路由器和交换机

(1)实现虚拟局域网(VLAN)划分,隔离不同部门和服务端的网络流量。

(2)部署 SD-WAN(software-defined wide area network,软件定义广域网)技术,优化远程连接和分支机构的网络性能。

2. 无线接入点

(1)无线频谱分析:对无线电信号的频率分布进行分析。无线频谱分析技术对无线通信系统的性能进行评估和优化,实现更高效和更可靠的通信性能。

(2)实现无线网络访问点的负载均衡,以提高网络稳定性和用户体验。

(四)医疗专用设备

1. 医疗影像设备

(1)部署高清和 3D 成像技术,提供更准确的诊断信息。

(2)实现云存储和远程访问功能,方便医生和专家的远程诊断。

2. 监护设备

(1)实施数据集成平台,将监护设备数据与电子健康记录(EHR)系统集成。

(2)部署可穿戴技术,如智能手环,监测患者健康状态。

（五）输入/输出设备

1. 键盘、鼠标和显示器

（1）采用多点触控和语音识别技术，提高用户交互效率。

（2）引入虚拟现实（virtual reality，VR）和增强现实（augmented reality，AR）设备，用于教学和手术规划。

2. 打印设备

（1）实施打印管理系统，监控打印活动并减少浪费。

（2）部署 3D 打印技术，用于制作个性化的医疗器械和患者教育模型。

（六）电源和冷却系统

1. 不间断电源（uninterrupted power supply，UPS）系统 一种能够确保在交流电源中断时，为电子设备提供不间断电力供应的系统。它通常由电池组、逆变器、旁路设备、控制单元和监控和报警系统组成。

（1）实现智能电源管理，自动监测和调整电源需求。

（2）部署模块化 UPS 系统，便于扩展和维护。

2. 高效冷却系统

（1）实现冷却系统的自动化管理，基于需求动态调节冷却能力。

（2）部署高效能冷却解决方案，如液冷系统，以提高能效比。

（七）安全设备

1. 防火墙和入侵检测系统

（1）实施深度学习和人工智能技术，提高威胁检测的准确性和响应速度。

（2）引入零信任网络安全模型，确保内部和外部通信的安全性。

2. 物理安全措施

（1）实施综合视频监控系统，结合人脸识别技术提高安全监控效率。

（2）部署环境感知传感器，如温度和湿度感应，以及射频识别（RFID）系统，用于资产跟踪和管理。

（八）辅助设备

1. 条码扫描器和 RFID 设备

（1）部署可穿戴设备，如智能手环或智能眼镜，用于快速扫描和信息获取。

（2）实现 RFID 技术（radio frequency identification，射频识别，是一种非接触式的自动识别技术）与物联网（IoT）的结合，自动跟踪和管理医院资产。

2. 备份设备

（1）部署自动化备份解决方案，减少人工干预并提高备份效率。

（2）实施端到端加密技术，保护备份数据免受未授权访问。

（九）互联网连接

（1）部署光纤连接和 5G 技术，以提供更高速度和更低延迟的网络服务。

（2）实施冗余网络架构，确保关键服务在网络故障时的连续性。

（十）环境监控

（1）部署物联网传感器，实时监控和调整环境条件。

（2）实施预测性维护策略,通过数据分析预防设备故障。

（十一）符合行业标准

（1）强化数据保护措施,确保符合 GDPR、HIPAA 等国际数据保护法规。

（2）定期进行第三方安全审计和合规性评估,以保持最高标准的合规性。

第五节　医院信息系统安全与防范

一、医院信息系统突发事件处理

（一）定义及分类

医院信息系统突发事件是指突然发生的、可能造成医院信息系统运行异常、数据丢失或损坏、医疗服务中断等严重后果的事件。根据成因,医院信息系统突发事件可分为技术故障、人为破坏和自然灾害三大类。

（二）组织及职责

（1）医院应成立医院信息系统突发事件应急处理领导小组,由分管院长任组长,成员包括信息管理部门负责人、医务部门负责人、护理部门负责人等。

（2）应急处理领导小组下设办公室,设在信息管理部门,负责处理日常事务。

（3）医务部门负责医疗工作的正常进行,护理部门负责护理工作的正常进行。

（4）安全保卫部门负责防止人为破坏医院信息系统的行为。

（5）物资保障部门负责保障医院信息系统设备和物资的供应。

（三）处理原则

1. 迅速响应　一旦发现任何问题或异常,立即启动应急预案,并指派专业团队进行快速、高效的响应,以防止事态扩大。

2. 优先保障　在处理突发事件时,必须将患者的医疗服务和数据安全放在首位。具体措施包括加强患者的病历、影像等敏感信息的保密性和保证医疗服务的连续性和稳定性。

3. 深入调查　对于发生的任何突发事件都必须进行深入、彻底的调查,找出问题的根源,分析原因,并采取必要的措施来解决根本问题,避免类似事件再次发生。

4. 恢复正常　在解决问题后,应尽快恢复医院信息系统的正常运行,以减少对医疗服务的影响。包括对系统进行必要的修复和更新,以确保系统的稳定性和可靠性。

5. 遵守法规　在处理过程中,医院必须严格遵守所有相关的法律法规,如《中华人民共和国个人信息保护法》《中华人民共和国数据安全法》等。任何涉及患者隐私信息的操作都必须得到患者的明确同意,并按照相关法规进行。

6. 持续改进　医院应从突发事件中吸取教训,对现有的应急预案进行更新和改进,以增强系统的稳定性和可靠性,并降低未来发生类似事件的风险。同时,可以通过引入先进的AI 技术来提升医院信息系统的智能化水平,从而更好地应对各种突发事件。

（四）医院信息系统突发事件处理流程

1. 发现异常　当医院信息系统出现异常时,相关人员应立即报告给信息管理部门负责人。

2. 初步判断 信息管理部门负责人对异常情况进行初步判断,确定是否需要启动应急处理程序。

3. 应急响应 如果需要启动应急处理程序,信息管理部门负责人应立即报告给分管院长,并通知应急处理领导小组各成员。

4. 紧急处置 应急处理领导小组各成员按照职责分工,迅速采取措施,确保医院信息系统的稳定运行。

5. 事件分析 在事件处理结束后,应急处理领导小组应对事件进行全面分析,总结经验教训,完善预防措施。

（五）具体措施

1. 技术故障 立即启动应急处理程序,组织技术力量进行排查维修;对于不能及时修复的问题,应采用备用系统或临时解决方案;对于可能影响医疗工作的关键系统,应提前做好备份和应急方案。

2. 人为破坏 立即报警并通知安全保卫部门;对于涉及医院信息系统的破坏行为,应保护现场,并及时通知相关技术人员进行修复;对于涉及医疗工作的破坏行为,应立即报告给分管院长和相关部门负责人,采取必要的应对措施。

3. 自然灾害 提前制订自然灾害应对预案,做好灾害预警和防范工作;对于可能影响医院信息系统的自然灾害,应提前做好备份和应急方案;灾害发生后,应立即组织技术力量进行抢修和维护工作。

4. 数据丢失或损坏 立即启动备份恢复机制;对于无法恢复的数据,应采用备用系统或临时解决方案;同时应加强数据备份和恢复的培训和演练,提高员工的数据安全意识。

5. 医疗服务中断 立即报告给分管院长和相关部门负责人;同时应采取必要的应对措施,如采用备用系统、调整医疗流程等,确保医疗服务能够及时恢复。

6. 加强沟通与协调 医院各部门之间应加强沟通与协调,确保医院信息系统的稳定运行;在突发事件发生时,应及时通报情况,共同应对挑战。

7. 持续改进 定期对医院信息系统进行全面检查和评估,若发现存在的问题和不足,应及时进行改进和完善;同时应借鉴行业内优秀的经验和做法,不断提高医院信息系统的应急处理能力。

二、系统安全维护

（一）数据保护

在医疗保健领域,患者的个人健康信息（PHI）是极其敏感的数据。PHI包括患者的医疗记录、治疗历史、保险信息等。数据保护的首要任务是确保这些信息不被未经授权的人员访问、泄露或滥用。可采取的安全策略如下。

1. 数据加密 使用强加密算法来保护存储和传输中的数据,包括静态数据（例如数据库中的数据）和动态数据（例如通过网络传输的数据）。

2. 数据访问控制 实施严格的数据访问策略,确保只有具有适当权限的用户才能访问PHI。这通常通过用户身份验证和基于角色的访问控制来实现。

3. 数据隐私合规 遵守相关法律法规,并实施数据隐私最佳实践,具体措施包括实施最小必要标准,即仅在必要时才访问最少量的患者信息。

（二）网络安全

网络安全的威胁包括外部攻击者通过病毒、恶意软件、勒索软件和钓鱼攻击等手段来窃取数据或破坏服务。可采取的安全策略如下。

1. 防火墙和入侵检测系统　部署防火墙和入侵检测系统来监控和阻止恶意流量和活动。

2. 网络分段　通过网络分段将关键的系统和数据隔离，减少潜在的攻击面。

3. 定期漏洞扫描和渗透测试　定期进行漏洞扫描和渗透测试来发现并修补网络中的安全漏洞。

（三）物理安全

物理安全是一种至关重要的安全措施，从外部环境对信息设备进行保护，从而确保数据和信息的安全。可采取的安全策略如下。

1. 物理访问控制　为了确保关键设施的安全，必须采取物理访问控制措施（包括使用门禁系统和监控摄像头），以限制对服务器机房和其他重要设施的访问。访问采用授权机制以确保敏感信息和资产的安全。

2. 设备安全　医疗设备在医疗系统日常服务中至关重要，为了保护设备免受损坏和盗窃，需要采取一定的物理措施（包括使用锁定机制和防窃设备），以防止设备被非法操作或盗窃，进而确保医疗设备的完整性和可用性，从而保障患者的安全和医疗服务的正常提供。

3. 环境控制　确保服务器和数据存储设备在适宜的环境中运行，例如适当的温度和湿度控制。

4. 防灾措施　对于可能导致数据丢失或系统损坏的自然灾害，如火灾、洪水或地震，需要有相应的预防措施，例如灭火系统和抗震设施。

（四）用户认证和授权

用户认证和授权是确保系统安全的重要基石，是维护系统稳定和数据安全的不可或缺的环节。在当今信息化社会，系统的完整性和数据的安全性至关重要，用户认证和授权机制就是一种非常有效的方法。用户认证和授权机制可以提高系统的可追溯性。一旦出现安全问题，可以通过用户认证记录和授权记录，快速定位到责任人，从而及时采取措施加以处理。二者结合使用既可以保障系统的安全性，又可以提高系统的可维护性。

1. 用户认证机制　通过一定的方式（例如用户名和密码、指纹识别、面部识别等）确认用户身份的过程。通过严格的用户认证机制，确保只有经过验证的用户才能够访问系统，从而保障系统的安全性。

2. 授权机制　根据用户的身份和级别，对其所拥有的权限（包括对系统资源的访问权限、数据读取权限等）进行明确规定的过程。通过授权机制，可以防止未经授权的用户访问敏感信息，从而确保系统的安全性。

3. 安全策略

（1）多因素认证：在用户名和密码的基础上，为了进一步提高安全性，应引入更多的认证因素。例如，可以要求用户提供一次性密码、生物识别信息（如指纹或面部识别）或智能卡等额外的认证方式。这些额外的认证因素能够增加破解的难度，从而增强系统的安全性。

（2）定期更换密码：为了防止密码被破解和降低长期使用同一密码的风险，应要求用户定期更换密码。同时，为了确保密码的强度，还应推行强密码政策，要求密码包含大写字母、小写字母、数字和特殊字符等不同类型的内容,以增加破解的难度。

(3)访问审计:为了确保系统的安全性,应记录并监控用户对系统的访问和操作。这样在出现安全事件时,可以追踪到用户的操作记录,以便进行调查和取证。这种审计记录可以帮助管理员及时发现并解决安全问题,从而保障系统的正常运行。

(五)系统和软件更新

1. 定期更新和打补丁　采取定期更新和打补丁的措施,以确保所有系统和软件都具备最新的安全更新和补丁,从而有效防止潜在的安全威胁。定期更新和打补丁不仅有助于保护数据安全,还可以提高整体系统性能和稳定性。

2. 使用支持的软件　选择使用支持的软件版本非常重要。已经停止支持的软件版本因不再接收安全更新和补丁,可能会暴露出安全漏洞。因此,避免使用不再受支持的软件版本,可以减少潜在的安全风险,确保系统和数据得到充分的保护。

(六)灾难恢复和业务连续性

1. 数据保护策略　建立并执行一套详尽的数据保护策略。该策略应着重于周期性的数据备份,并确保在恢复数据时能迅速还原数据。同时,应定期检测备份的准确性和效果,以保证在需要时可以精准还原。

2. 冗余系统　配置关键设施的备份系统,确保在主要系统出现故障时立即接管任务,从而保障医院业务运营持续稳定。同时,需要对备份系统进行定期维护和更新,以确保与主系统的同步。

3. 应急响应计划　制订一项涉及多元情境的应急响应计划方案,包括自然灾害、技术故障和人为错误等可能发生的情况。方案应包含具体的行动计划和通信方案,以确保能在各种突发情况下快速响应并迅速恢复。

(七)合规性要求

1. 合规性审核　定期进行内部或外部的合规性审核,确保遵守所有相关法规和标准。

2. 风险评估　定期进行全面的风险评估,以识别和处理潜在的安全威胁。

(八)员工培训

1. 安全意识培养　定期组织全员进行安全意识培训,增强员工对网络安全威胁的警觉性以及防范意识。培训内容须包括如何识别与防范社会工程学攻击以及钓鱼邮件等常见的网络欺诈行为。可以通过解析案例、剖析真实事件以及模拟演练等形式,使员工更加深入地认识到网络安全的重要性,并掌握相应的应对策略。

2. 实战演练　定期组织模拟攻击和其他安全演练,使员工在实际情况下能够迅速应对安全威胁。演练包括模拟钓鱼邮件攻击、社会工程学攻击等,用以检验员工的防范意识以及应对能力。通过这些实战演练,能够及时发现并纠正员工在应对安全威胁方面存在的问题,提高他们的安全意识和技能水平。

(九)加密技术

加密技术是保护医疗信息安全的重要工具,它是一种非常有效的安全措施,可以确保数据在传输和存储过程中的机密性和完整性。通过使用加密技术,可以将数据转化为不易被他人理解的形式,从而防止未经授权的访问和修改。

该技术的实现方式包括但不限于使用对称加密、非对称加密和哈希函数等。加密技术的使用可以大大提高医疗信息的安全性,防止数据泄露和被滥用。

安全策略如下。

(1)数据加密:对存储和传输的数据进行加密,以防止未经授权的访问和恶意篡改。通过使用强大的加密算法和密钥管理,数据加密可以确保数据的安全性和完整性。

(2)使用安全协议:采用安全的通信协议,例如超文本传输安全协议(HTTPS)和SSL,以确保数据在传输过程中的安全性和机密性。协议可以加密数据,并验证通信双方的身份,以防止中间人攻击和窃听。

(十)隐私保护

医疗机构需要保护患者的隐私,包括个人识别信息和医疗记录。任何形式的信息泄露都可能导致患者的隐私受到侵犯,甚至可能引发法律纠纷或声誉损害。因此,医疗机构必须采取一切必要的措施,确保这些信息的安全性和保密性。

处理患者信息的工作人员,必须接受隐私保护培训,并遵守严格的隐私政策。确保患者的隐私得到充分保护,是增强公众对医疗机构信任和尊重的必要条件。

隐私保护的具体策略如下。

(1)隐私政策:医疗机构需重视患者的隐私权益,制订严格的隐私政策,明确规定如何合法、合规地收集、使用和保护患者的个人信息。严格遵守所有适用的隐私法律和法规,确保患者的个人信息得到充分保护。

(2)数据最小化:采取数据最小化的原则,最大限度地减少数据收集和存储数量。该措施不仅提高了效率,而且最大限度地保护了患者的隐私权益。

三、医院信息系统风险防控

医院信息系统风险防控是指医院在信息化过程中,通过采取一系列措施,对医院信息系统的安全、稳定、可靠性等方面进行保障,以避免因医院信息系统故障或安全事件给医院带来的损失和风险。

(一)医院信息系统的风险分类

1. 数据安全与隐私保护风险   在医疗领域,数据安全与隐私保护至关重要,任何形式的数据泄露可能导致患者隐私受到侵犯,增加医疗纠纷和法律风险。

2. 系统运维风险   医院信息系统运行不稳定或出现故障,将严重影响医疗服务的质量和效率。

3. 合规性与法规风险   信息化的合规性与法规风险指的是在进行信息化建设和管理过程中,需要遵守的相关法律法规,以及由于未能遵守这些法律法规可能导致的风险。内容包括数据保护法律与规定、患者隐私权、合规审计和报告、交叉辖区法律问题、合同和供应链管理中的合规问题、监管变化与适应性等。

4. 技术适应性和用户培训风险   随着医疗信息技术的不断发展,新的技术和设备不断涌现。如果医疗人员未能及时掌握新技术或操作不当,将影响医疗服务的正常进行。

5. 网络安全风险   医院信息系统涉及患者的敏感信息,如病史、诊断结果等。网络攻击可能导致信息泄露或篡改,从而对患者的治疗和康复造成严重影响。

6. 高级持续性威胁(advanced persistent threat, APT)风险   APT是一种复杂的网络攻击方式,针对特定目标进行长期的潜伏和攻击。APT攻击可能针对医院信息系统中的敏感信息或基础设施进行攻击,造成严重的后果。

7. 大数据和 AI 应用风险　大数据和 AI 技术在医疗领域的应用带来了巨大的机遇,但也存在一定的风险。不恰当的数据处理或使用可能导致患者隐私泄露或造成误诊。

8. 移动医疗和远程医疗风险　移动医疗和远程医疗为医疗服务提供了便利,但也存在一定的风险。不安全的网络连接、病毒传播等可能导致医疗数据的泄露或系统故障。

9. 云计算和虚拟化风险　云计算和虚拟化技术可以提高医院信息系统的效率和灵活性,但也存在一定的风险。不安全的云计算和虚拟化的环境可能导致数据泄露或系统故障。

10. 医疗物联网(IoMT)风险　医疗物联网是将物联网技术应用于医疗领域的一种新型医疗服务模式。由于物联网设备数量众多且分布广泛,存在一定的安全风险。

11. 法规和伦理风险　医疗领域涉及患者的生命健康和隐私权等重要问题,法规和伦理要求严格。违反相关法规和伦理要求可能导致严重的法律后果和社会负面影响。

12. 灾难恢复和业务连续性风险　灾难恢复和业务连续性对于医疗服务的质量和稳定性至关重要。风险发生时若未能及时恢复系统和数据,将导致医疗服务连续性受损,引发严重后果。

13. 供应链和第三方服务商风险　医疗机构应建立完善的供应商信息化管理和审计机制,确保供应链的稳定性和安全性。同时,应对第三方服务商进行严格的资质信息化审查和管理,确保其服务质量和合规性。

14. 软件和硬件维护风险　医院信息系统涉及大量的软件和硬件设备,需要进行定期的维护和更新。软件和硬件设备的故障或老化可能导致医疗服务的正常进行受到影响。

（二）风险识别与防控措施

1. 数据安全与隐私保护风险

（1）风险识别:主要风险包括患者数据泄露、未经授权的访问、数据损坏或篡改。

（2）防控措施:加强数据加密和安全协议,实施严格的访问控制和身份验证机制,定期进行系统安全审计和漏洞扫描。

2. 系统运维风险

（1）风险识别:系统故障或停机、数据丢失或损坏、硬件或软件故障。

（2）防控措施:建立和测试数据备份和灾难恢复计划,定期进行系统维护和软件更新,实施实时系统监控和预警机制。

3. 合规性与法规风险

（1）风险识别:如违反医疗保健法规和标准,患者信息处理不当。

（2）防控措施:对员工进行医疗信息保护法律法规培训,定期进行合规性审核和评估,制订和执行严格的隐私政策和操作程序。

4. 技术适应性和用户培训风险

（1）风险识别:用户对新技术的抵抗、使用不当或错误、培训不足或效果不佳。

（2）防控措施:提供全面和持续的用户培训和支持,建立用户反馈机制,及时解决问题,分阶段实施新技术,逐步过渡。

5. 网络安全风险

（1）风险识别:网络攻击,如病毒、木马、勒索软件等;数据拦截和网络黑客活动;内部网络滥用或误操作。

（2）防控措施:安装和维护先进的防病毒和防火墙软件,加强网络监控和入侵检测系统,对员工进行网络安全意识培训。

6. 高级持续性威胁(APT)风险

(1)风险识别:长期潜伏在网络中的恶意活动;针对高价值数据的定向攻击;混合攻击策略,如社交工程和高级网络攻击等。

(2)防控措施:实施多层次的安全防护措施,定期进行安全意识培训以提高员工对 APT 威胁的认识,部署专业的 APT 检测和响应工具。

7. 大数据和 AI 应用风险

(1)风险识别:数据质量和完整性问题、AI 算法的偏见和不公平性、依赖自动化决策的风险。

(2)防控措施:确保数据的准确性和一致性,对 AI 模型进行全面审查和测试以识别和减少偏见,结合专业人员的判断和 AI 的辅助决策。

8. 移动医疗和远程医疗风险

(1)风险识别:移动设备的安全漏洞、远程医疗通信的数据安全性、远程诊断和治疗的准确性和可靠性。

(2)防控措施:加强移动设备的安全管理和加密措施,确保远程医疗平台的安全性和合规性,提供专业培训和指导,以确保远程医疗的质量。

9. 云计算和虚拟化风险

(1)风险识别:云服务提供商的安全漏洞、数据在云服务器中的隐私和控制问题、虚拟化环境中的资源分配和管理问题。

(2)防控措施:选择有信誉的云服务提供商,并进行定期安全评估、制订云数据的加密和访问控制策略、对虚拟化环境进行严格的监控和性能优化。

10. 医疗物联网(IoMT)风险

(1)风险识别:物联网设备的安全漏洞、数据传输和存储的安全性问题、设备管理和维护的复杂性。

(2)防控措施:为 IoMT 设备实施严格的安全标准和协议、加强设备接入和数据传输的安全控制、对设备进行定期维护和更新,确保其安全可靠。

11. 灾难恢复和业务连续性风险

(1)风险识别:自然灾害、人为错误或攻击导致的数据丢失,系统故障对医疗服务的影响,备份和恢复流程的不足。

(2)防控措施:设立灾难恢复计划和业务连续性策略,定期进行备份和灾难恢复演练,采用高可用性和容错技术确保系统的稳定运行。

12. 供应链和第三方服务商风险

(1)风险识别:第三方服务商的安全漏洞和合规问题、供应链攻击和系统渗透风险、供应商管理和监控的不足。

(2)防控措施:对供应链合作伙伴进行严格的安全审核和评估,签订合规和安全要求明确的合同,定期监控和评估供应商的性能和安全状态。

13. 软件和硬件维护风险

(1)风险识别:过时的软件和硬件设备安全漏洞、维护和升级过程中的服务中断、兼容性和集成问题。

(2)防控措施:定期更新软件和硬件设备,实施平稳的升级和维护计划,以减少对服务的影响,确保新系统与现有基础设施的兼容性。

医院信息系统风险防控的重要性在于保障医院信息系统的安全性和稳定性,确保医院业务的正常运转和患者的医疗信息安全。通过全面识别风险和严格落实防控措施,医院可以最大限度地降低医院信息系统的安全风险。

（程亚平　王二传）

第六章 门诊部管理

第一节 门诊部功能与职责

一、门诊部管辖范围

2017 年 12 月 1 日,《公共服务领域英文译写规范》正式实施,规定门诊部的标准英文名为"outpatient department"或"outpatients"(用于 department 可以省略的场合)。截至 2022 年底,全国共有门诊部(所)32.1 万个。2024 年 2 月 29 日,国家统计局发布《中华人民共和国 2023 年国民经济和社会发展统计公报》,2023 年底,全国共有门诊部(所)36.2 万个。

门诊部作为医疗机构的重要组成部分,其管辖范围涵盖了多个医疗服务和行政管理领域,具体如下。

(一)医疗诊断服务

门诊部的首要任务是为患者提供全面的医疗诊断服务(包括接诊、初步诊断、开具检查单和处方等)。门诊部应确保所有诊断流程高效、准确,并符合医疗规范和伦理要求。

(二)预防保健指导

门诊部还承担着向公众提供预防保健知识的责任。门诊部通过健康教育、健康咨询等方式,向患者和公众普及预防疾病、保持健康的知识和方法。

(三)检测与化验项目

门诊部通常设有实验室或与其他实验室合作,为患者提供必要的检测与化验服务。这些项目包括但不限于血常规、尿常规、生化检验等,以确保疾病的准确诊断。

(四)康复治疗与护理

对于需要康复治疗的患者,门诊部应提供相应的康复治疗和护理服务。包括物理疗法、中医推拿、心理咨询等,以帮助患者恢复健康。

(五)行政管理与协调

门诊部的日常运营和管理同样重要。门诊部的日常管理包括人员调配、物资管理、财务管理、档案管理等,以确保门诊部的正常运作。

(六)病员接收与安排

门诊部应负责接收来自急诊、住院部或其他医疗机构的转诊患者,并根据患者的病情和需求进行合理的安排,确保患者得到及时有效的治疗。

(七)消毒隔离与预防感染

为了防止疾病的传播和感染,门诊部应严格执行消毒隔离措施,确保医疗环境的安全和卫生。

（八）疫情报告与处置

在面临传染病或其他公共卫生事件时，门诊部应负责及时报告疫情，并采取必要的防控措施，以保护患者和公众的健康。

门诊部的管辖范围涉及医疗、预防、管理等多个方面，因此需要有一支专业、高效、协调的团队来确保门诊部的正常运作和患者的满意。

二、门诊部管理组织结构

（一）门诊办公室核心

门诊办公室作为门诊部的核心管理机构，负责门诊部的整体规划和日常运营。其职责包括制订门诊部的工作计划，监督各项工作的执行情况，协调各部门之间的合作以及处理突发事件等。

（二）临床业务科室划分

门诊部的临床业务科室划分应当根据医院的定位和患者需求来设定。常见的科室包括内科、外科、妇产科、儿科、中医科等。每个科室应有明确的职责和服务范围，确保患者能够迅速找到合适的业务科室。

（三）医生助理团队支持

医生助理团队是门诊部重要的支持力量，协助医生进行诊疗工作（包括病历管理、患者咨询、健康教育等）。医生助理团队能够提高医生的工作效率，为患者提供更加优质的医疗服务。

（四）质量控制与改进小组

质量控制与改进小组负责监督和评估门诊部的医疗服务质量，发现问题并提出改进措施。他们通过定期的质量检查、患者满意度调查等方式，改进医疗服务质量，确保门诊部的医疗服务符合标准和规范。

（五）行政管理与监督

行政管理与监督部门负责门诊部的日常行政事务和监管工作（包括人力资源管理、财务管理、档案管理等），还负责制订和执行门诊部的各项规章制度，确保门诊部的运行规范有序。

（六）门诊环境与秩序管理

门诊环境与秩序管理部门负责门诊部的环境卫生、设施维护和安全保卫工作。他们应确保门诊部的环境整洁、设施完好，为患者提供一个安全、舒适的就诊环境。

（七）医疗资源调配与优化

医疗资源调配与优化部门负责门诊部的医疗资源管理和调配工作。他们应根据患者的需求和门诊部的实际情况，合理调配医疗设备、药品等资源，确保医疗资源的充分利用和高效运作。

总之，门诊部的管理组织结构应当合理、高效，各部门之间要密切协作，共同为患者提供优质的医疗服务。同时，门诊部还应注重持续改进和创新，不断提升自身的竞争力和社会影响力。

第二节　门诊行政安全管理

国家卫生计生委办公厅、公安部办公厅联合颁发的《关于加强医院安全防范系统建设的指导意见》要求指出,要把进一步加强医院安全防范系统建设作为保障群众安全有序就诊、构建和谐医患关系、服务经济社会发展、维护国家长治久安的重要民生工程来抓。这要求医疗机构要不断提高安全防范能力,维护正常医疗秩序,保护门诊医患双方的合法权益。门诊安全管理是"平安医院"创建工作的重要考核内容之一。

门诊安全可大致分为两部分,一是医疗、护理安全,二是除医护安全以外的所有安全问题,统称为行政安全。行政安全通常包括治安、消防安全、交通安全(机动车、电梯、非机动车等)、建筑物及其设备设施的安全、支持保障系统的安全(水、电、气、空调、污水处理、垃圾清运等)、食品安全、危险品安全等多个方面,范围非常广泛。从空间上而言,行政安全涉及的场所较多,并分散到门诊的各个角落。

一、门诊行政安全管理的重要意义

(1)门诊行政安全管理关系到职工和群众的生命财产安全,对维护家庭与社会稳定有重大意义。

(2)门诊行政安全管理是维护医院安全稳定的前提。

(3)门诊行政安全管理是建设和谐医院、平安医院的有力保障。

(4)门诊行政安全管理对医院的健康持续发展起着决定性的作用。

二、门诊三防系统建设

门诊三防系统通常指的是医疗安全"三防"体系,即防范医疗事故、防范医疗纠纷和防范医疗风险的三项措施。此外,门诊三防系统还可指防火、防盗和防疾病传播的管理措施。门诊三防系统建设主要包括组织制度建设、人防系统建设、物防系统建设、技防系统建设及医患纠纷协调机制建设。

(一)组织制度建设

1. 健全组织领导机制　门诊应当形成法人负总责,分管负责人具体安排,专职保卫机构组织实施,医疗投诉、新闻宣传等职能部门密切配合的良好工作格局。一项对北京地区11所三级医院门诊部组织结构、组织职能、组织效能的调查显示,以专家出诊按时到诊率,反观门诊组织配置与管理效能的关系:按时到诊率达98%以上的3所医院中,门诊管理人员均在4名以上,而且门诊部均设有门诊办公室,管理结构与管理效能成正比。

2. 完善安全防范制度　门诊应当完善门诊安全防范系统日常管理制度和医务人员安全防范制度,如健全门卫值守、值班巡查和财务、药品、危险品存放等安全管理制度。需遵循以下基本原则。

(1)以法律法规与行业标准为依据,以加强纠纷防范基础工作为重点,促进环节质量,消除不安全因素。

(2)贯彻以人为本、预防为主的指导原则,通过评价检查,促进风险防范机制建立健全。

(3)结合门诊实际情况,制度应具有普遍针对性和可操作性。

(4)加强监管,重视制度的执行力。

3. 建立应急处置机制 完善重大医疗安全突发事件应急处置机制和预案,实现警医联动,做好信息上报,加强舆情引导,规范舆情发布,密切监测舆情,防止恶性突发事件升级,确保恶性突发事件发生时能及时、有效处置。

4. 建立教育培训和定期检查制度 门诊应当结合实际情况,建立全员安全生产教育培训制度,对重点岗位和新进员工加大培训力度,确保培训效果。建立定期安全生产检查制度,及时发现隐患,并切实整改。

（二）人防系统建设

1. 保卫队伍建设 按照《企业事业单位内部治安保卫条例》的规定设立专职保卫机构（保卫处、科）,根据门诊工作量、人流量、地域面积、建筑布局以及所在地社会治安形势等实际情况,配备专职保卫人员和聘用足够的保安员,确保安全防范力量满足工作需要。保安员数量应当遵循"就高不就低"原则,按照不低于在岗医务人员总数的 3% 或 20 张病床 1 名保安或日均门诊量的 3‰ 的标准配备。专职保卫机构的设置和保卫人员、保安员的配备情况要报当地公安机关备案。

2. 保卫人员、保安员培训 门诊要加强保卫人员和保安员的培训、管理,要向正规保安公司聘用保安员,定期开展专门培训和考核。培训内容应当包括必要的法律基础知识和一定的应急处置能力,并根据岗位实际需要,要求保卫人员、保安员掌握安全防范系统操作和维护技能,切实提高他们的业务素质和工作水平。

3. 守护巡查管理 门诊要建立门卫制度,严格管理各出入口,加强对进出人员、车辆的检查,及时发现可疑情况。门诊要加强安全防范动态管理,组织保卫人员、保安员定时和随时巡查,随时掌握门诊安全情况。其中,对于门诊出入口、停车场、诊区、候诊区和缴费区等人员活动密集场所要有针对性地加强巡查,夜间巡查时应当至少 2 人同行,并做好巡查记录。巡查中发现可疑人员、可疑物品要进行先期处置,对违法犯罪行为要及时制止,并立即报警,做好现场保护措施,配合公安机关开展相关工作。

4. 安全宣传教育 门诊要开展全方位、多形式的宣传教育工作,如在门诊出入口、诊区、候诊区和缴费区等人员活动密集场所张贴有关维护门诊秩序的法律法规和文件,悬挂加强门诊安全防范工作宣传标语。针对医务人员不同岗位,开展有针对性的安全防范教育,提高医务人员的安全防范意识和技能。

（三）物防系统建设

1. 防护器材装备 门诊要为在岗保卫人员配备必要的通信设备和防护器械。通信设备包括固定电话、移动电话和对讲机等,对讲机为必配设备。在门诊重点区域配备安检设备,加大对携带管制刀具等危险物品的查缴力度。

2. 安全防护设施 门诊的供水、供电、供气、供热、供氧中心,计算机数据中心,安全监控中心,财务室,档案室（含病案室）,大中型医疗设备、血液、药品和易燃易爆物品存放点等区域,应当按照《防盗安全门通用技术条件》(GB 17565-2022),安装防护门等安全防护设施。

3. 安全保险装备 门诊要按照《麻醉药品和精神药品管理条例》等有关规定,严格落实"毒、麻、精、放"药(物)品、易燃易爆物品和财务安全管理制度,将"毒、麻、精、放"药(物)品、易燃易爆物品存放在符合安全防范标准的专用库房。无法及时送交银行的现金要存放在符合行业标准的保险柜中。专用库房和保险柜实行双人双锁管理。

(四) 技防系统建设

1. 完善四个系统建设　门诊要充分发挥技防在构建动态安全防范系统中的技术支撑作用,按照《安全防范工程技术规范》(GB 50348-2004)、《入侵报警系统工程设计规范》(GB 50394-2007)、《视频安防监控系统工程设计规范》(GB 50395-2007)、《出入口控制系统工程设计规范》(GB 50396-2007)及《电子巡查系统技术要求》(GA/T 644-2006)等行业规范,建立完善入侵报警系统、视频监控系统、出入口控制系统和电子巡查系统,实现四个系统的互联互通。

2. 设置安全监控中心　门诊要设置安全监控中心,对本单位技防系统的安全信息进行集中统一管理。安全监控中心要实行双人全天值班制,具备条件的,应当与当地公安机关联网。同时,应当设定视频监控图像监视查看权限,设置内部视频和医患隐私图像遮挡功能。要配备通信设备和后备电源。视频监控图像保存不少于 30 天,系统故障要在 24 小时内消除。

3. 加强重点部位监控　门诊的供水、供电、供气、供氧中心,计算机数据中心,安全监控中心,财务室、档案室(含病案室),大中型医疗设备、血液、药品及易燃易爆物品存放点,各出入口和主要通道均要安装视频监控装置。可视情况在医务人员办公室等区域的出入口安装视频监控装置。门卫值班室和投诉调解室要安装视频监控装置,投诉调解室要安装声音复核装置。

4. 安装一键式报警装置　门诊门卫室、各科室、重点要害部位要安装一键式报警装置,并与医院安全监控中心联网,确保发生突发案事件时能及时通知保卫、保安人员,迅速处置。

(五) 医患纠纷协调机制建设

1. 做好投诉管理工作　门诊要认真落实《医疗机构投诉管理办法》,设立医患关系办公室或指定部门统一承担门诊投诉管理工作。通过开设接待窗口、席位等形式,建立畅通、便捷的投诉渠道,认真落实"首诉负责制",在第一时间受理患者投诉,疏导理顺患者情绪,从源头上妥善化解医患矛盾。

2. 定期梳理医患纠纷　门诊要定期对医患纠纷进行摸排,列出清单,及时研判,特别要认真梳理未解决的医疗纠纷,做到逐件回顾、逐件分析、逐件解决、逐件总结。对摸排梳理中发现的有可能引发涉医案事件的相关人员要主动接触,充分发挥医疗纠纷人民调解的作用,及时化解纠纷或矛盾。

3. 建立涉医案事件防范联动机制　医院的院长办公室、医务、保卫等部门要建立涉医案事件防范联动机制,对尚未化解的医患纠纷要及时会商研判,对可能发生个人极端行为、风险程度高的科室要布置保卫力量重点值守、巡控,严防发生涉医案事件。门诊在工作中发现的有可能造成现实危害的情况和可疑人员要及时报告属地卫生行政部门和公安机关。公安机关要与医院建立联系机制,及时会同门诊有关部门梳理排查可能影响门诊安全的案事件苗头,指导门诊落实预警防范措施。对发生的各类案事件,要迅速出警,依法予以查处。

第三节　门诊绩效管理与考核

一、门诊绩效管理相关概念

(一) 绩效

绩效,从字面上看即成绩与效果。关于绩效的概念,学术界存在不同的看法,主要分两种：一种是从工作结果的角度看待"绩效"，即"结果论"，认为绩效是工作行为的结果，即人的工作成绩。另一种是从工作行为的角度来看待"绩效"，即"行为论"。坎贝尔指出，"绩效是行为，是人们工作中可被观察的实际行为表现。它是与组织目标相关的工作行动或行为，能够用个人对组织目标的贡献度来衡量。绩效是由个体表现出的与目标相关的行为组成，这些行为包含生理的、认知的、人际的以及心智活动的"。

管理学中的绩效，就是指员工在工作过程中所表现出的与组织目标密切相关并且是可被衡量的工作结果或行为。组织性质有公私之分，绩效也分为私营组织的绩效和公共组织的绩效。私营组织的绩效表现为最大限度获取利润的能力，其实质就是经济效率的提升。而公共组织是不以营利为目的的，其绩效表现为组织协调能力、统筹、产出服务、创造价值、质量、效益等。此外，公共组织的绩效还包括公平，这是由公共组织的根本性质决定的。公共组织的绩效既重视效率，更重视质量、效益、公信度等指标，属于经济范畴，还属于伦理、政治范畴。它包含价值判断，侧重行政与社会、行政与公民等外部关系。公共组织绩效的实现方式除了要靠刚性的办事制度，还更加重视工作作风、工作态度等柔性机制建设。

（二）绩效管理

绩效管理这一概念于 1976 年首次被研究者 BEER 和 RUH 提出。绩效管理，字面理解就是为提高员工的绩效而进行的管理活动，是管理者指导员工设立绩效目标并通过过程中的持续沟通掌握工作进展、调整工作进度并指导工作方法，对员工进行周期性绩效考核与反馈，促进员工提高积极性并自我改进，确保员工的绩效全部为实现组织的发展服务，进而确保达成组织目标的管理过程与方法。

绩效管理关注结果（产品）、行为（过程）、人员与组织。绩效管理体系是闭环的管理模式，是指绩效管理的各个环节——制订绩效计划、监控绩效过程、公平绩效考核、及时绩效反馈、改进绩效目标的持续循环过程，其功能是持续提升个人、部门和组织的绩效。公共组织的绩效管理从研究对象区分为三个层面：个人绩效、组织绩效和社会绩效。

（三）门诊绩效管理的特点

1. 复杂性　门诊不但为患者提供医疗服务，还承担教学、科研及公共卫生服务，在考虑门诊绩效管理时需注意绩效的内容应覆盖全部功能。门诊人员结构复杂，需要在绩效评价时，对不同类型的人员和部门有相应的评价指标、评价标准和评价权重。

2. 注意过程管理　门诊成本与财务绩效需要注意门诊效率、医疗资源的利用、财务状况和市场份额等，医疗服务质量绩效包括医疗过程、医疗服务质量和患者满意度等。

3. 兼顾社会公益性　门诊是保障人民健康的组织结构，承担着社会责任。

4. 遵循商品经济价值规律　门诊的运行，需要人力、物力、财力、时间和信息的投入，同时受到商品经济价值规律的制约，要遵循商品经济的价值规律。

二、门诊绩效管理的角色分配与定位

门诊绩效管理强调组织目标和个人目标的一致性，强调组织和个人的共同成长，从而形成"共赢"局面。门诊绩效管理应体现"以人为本"的思想。门诊绩效管理的各个环节中都需要门诊管理者、门诊员工、人力资源部门的共同参与。

（一）门诊管理者

1. 决策者　主要负责门诊绩效考核的顶层设计，审批门诊的绩效管理办法，将企业的目标分解到组织甚至个人,审批各部门的绩效计划。

2. 负责人 负责传达各部门的绩效要求,签订绩效计划书,解决在实施的过程中所遇到的问题。

3. 组织协调者 主要负责完善绩效的体系、绩效的培训以及绩效的宣导,提供绩效工具,组织各部门进行考核,负责绩效申诉和绩效结果的短期、长期的应用。

（二）门诊员工

1. 具体执行者 主要负责与员工签订计划书,持续进行绩效沟通与反馈,定期评估业绩表现,组织业绩面谈以及根据评估结果制订个性化的改进计划。

2. 被考核者 了解门诊的绩效制度,明确部门的目标,制订个人目标,与上级签署计划书,及时沟通、不断的改进自身。

3. 数据的提供者 主要负责绩效目标数据的提供、分析以及绩效目标完成的统计。

（三）人力资源部门

在门诊绩效管理中,一般情况下人力资源部门是组织的协调者。

三、门诊绩效管理指标的考核

（一）考核原则

1. 透明原则 在绩效考核之前,让门诊工作人员认识到绩效管理的必要性,有清晰的职务说明书作为参考;公布考评标准细则,让门诊工作人员熟知考评的条件过程,对考核工作产生信任感。

2. 客观、公正原则 在制订绩效考核指标体系标准时,应从客观、公正的原则出发,坚持定量与定性相结合的方法,建立科学适用的绩效考核指标体系。进行绩效考核时,应多采用可以量化的客观尺度,尽量减少个人主观臆断的影响,多用事实说话。

3. 定期化与制度化原则 绩效考核是一个连续性的管理过程,因而必须定期化、制度化。绩效考核是对门诊工作人员能力、态度的考核,也是对他们未来表现的一种预测。只有定期化、制度化地进行绩效考核,才能真正了解门诊工作人员的潜能,发现当前存在的实质问题,有利于门诊的有效管理。

4. 反馈原则 绩效考核与门诊工作人员的收入挂钩,所以绩效考核的结果一定要反馈给被考核者,且应当面与被考核者进行解释说明,肯定成绩与进步,说明不足之处,提供今后努力的参考意见等。提供相应的申诉机制,与被考核者进行沟通后,可以实时改善绩效考核指标体系,以便达到最优的绩效考核指标体系,让门诊工作人员充分发挥个人潜能。

（二）考核目标

1. 从管理的角度 绩效管理指标的考核可以给门诊管理者提供信息和数据的支持,使得门诊管理者能够通过这些信息和数据掌握门诊工作人员真实的工作情况,从而能够改善门诊管理水平,帮助门诊的健康发展。

2. 从门诊工作人员的角度 绩效管理指标的考核不仅能让门诊工作人员了解自己过去一段时间的工作成果,还能为他们提供关于工作表现的具体反馈,从而激励他们不断进步,实现自我成长。

（三）考核方法

常用考核方法的比较见表 6-1。

表 6-1 常用考核方法的比较

考核方法	侧重点	特 征	不 足
目标管理法	绩效评价标准	指出基于组织目标的管理,该管理理念贯穿于大多数考核方法中	未给予考核指标的设计方法
关键绩效指标	考核指标设计	可衡量的定量指标;抓住影响目标实现的关键因素	未给予科学的 KPI 设计框架
平衡记分卡	考核指标设计	提供通用的考核指标选取框架;实现多方面指标的综合平衡	适用于组织层面,难以落实到部门或岗位
360度绩效考核	评价主体的选择	评价主体多元化,由与被考核者产生关联的主体对关联的内容进行评价	基本假设受质疑;以素质和能力为主的指标体系缺乏客观评价标准,易受评价者主观因素影响

(四)门诊绩效管理的方法

目前主流绩效管理的三种导向:以结余为导向、以工作量为导向和以工作质量为导向,各医院应结合实际情况制订门诊绩效管理方式。

1. 收入提成方法 按照医疗劳务收入的比例提取绩效工资,但这种方法在公立医院大多被限制使用。

2. 收入结余方法 收入结余的计算方法主要基于收支结余,具体可细分为部分成本核算法和全成本核算法。

(1)部分成本核算法:在计算单位成本时,不能反映真实的业绩。然而,在业务量满负荷的情况下,这种计算方法能节省单位成本。

(2)全成本核算法:目的是真实反映医疗活动的财务状况和经营成果。这种方法涵盖临床成本、医技成本、医辅成本和管理成本,从而确保对医院基础数据的全面采集和业务流程的整合与重组。在全成本核算中,核算期间的数据来源、统计口径以及核算方法都与财务保持统一,实现了会计核算与成本核算的并轨,从而确保了核算结果的一致性、全面性和准确性。

目前大部分医院都采用部分成本核算,信息化程度较高的医院可以实现全成本核算。

3. 工作量核算方法 以工作量核算为基础、以质量控制为重点、以综合评价为手段的绩效管理方法。将医院整体的目标分解成各个科室的绩效目标和员工个人的绩效目标,可以调动各个科室及员工个人的工作积极性,对医院发展产生促进和推动作用。工作量核算方法是以公益性为核心的较为先进的绩效考评模式。

4. 工作量与成本核算方法 以各个科室的成本核算为基础、科室工作量的绩效评价为手段、医疗质量的控制反馈为依据的分配模式。

5. 学科建设核算法 以四川大学华西医院为代表,主要强调学科建设,注重医、教、研并行发展,注重岗位与职位评价的系统性、全面性以及同医院发展目标的协调性,收入与成本的可比性。

6. 科室岗位核算法 以科室价值和岗位价值预算为基础的绩效管理方式。根据全员绩效工资总额,综合分析人员构成、技术难度、风险程度、历史因素等,按照临床、医技、医辅及职能科室和工勤人员的排序原则,由高及低确定五类岗位计划人均绩效工资水平、科室间比例系数及总额。按照上年度科室绩效考核结果的高低顺序和科室在医院发展中的位置，科室整体实力，对医院贡献大小等因素，结合科室的业务内容、技术水平、风险程度、劳动强度，确定当年人均计划绩效工资标准及科室间比例系数。

7. 年薪制　在年薪制的条件下，个人的"资历工资"被逐渐弱化，个人业绩酬劳以年薪方式体现。大部分公立医院采用的是"上封顶，下保底，中间看业绩"的分配原则。

（刘　靖）

第七章　专科护理门诊管理

第一节　专科护理门诊概述

随着社会的进步,人们的需求呈现多元化,从原来只是重视疾病的治疗转变为更重视疾病的预防和康复,"三分治疗,七分护理"的理念也不断深入人心,传统的护理服务已不能满足人们的需求。护理服务在深度上进入专业化时代,因此专科护理门诊应运而生。护士通过门诊利用专业知识为患者提供健康咨询服务,针对患者病情和心理状况进行个性化的健康评估、心理支持和护理干预,满足了人们的健康需求。

一、概念

(一)护理专科

2007 年,中国学位与研究生教育学会医药科工作委员会在"医药学学科专业目录修订调整总结会纪要"中明确指出,护理学学科下设 4 个二级学科,即基础护理学、临床护理学、社区和家庭护理学、护理心理和人文学。这表明护理学作为一级学科建设的重点之一是大力发展护理专科。

自 2011 年我国学科体系建设和管理中将护理学定位为一级学科以来,护理学科的发展面临着全新的挑战与机遇,其中护理专科的细化与发展是护理学科发展的必然过程和重要支撑。护理专科的内涵不断完善扩充,具体是指临床各专科特有的基础护理知识和技术,包括各种专科疾病护理、各种手术患者的护理技术及各种功能试验、专项治疗护理技术等。

经过多年发展,护理专科的特点及优势逐渐凸显,其具有专业性强、操作复杂、知识更新快等特点。专业性强是指护理专科技术使用范围窄,往往仅限于本专科,有的甚至只限于某一种疾病。操作复杂是指护理专科多配有仪器设备,技术复杂、操作难度大、要求高,护士除需掌握专科基础知识和技术外,还要懂得仪器的基本原理和操作程序。知识更新快是指随着科学技术的发展,大量高新尖技术广泛应用于临床诊断、治疗和护理,这要求护士不断学习和掌握新的专科知识。

综上所述,随着医疗护理事业的快速发展和日趋专业化,护士需要为患者提供更加精湛和专业化的专病照护,护理的专科化发展已成为临床护理实践发展的策略和方向。通过构建临床护理专科模式,强调护理专科的特点及内涵,加强护理专科建设与发展管理,在提高医疗质量、缩短住院时间、降低住院费用、减少并发症等方面发挥了积极作用,也使护理专科的价值得到综合体现,使护理资源得到合理利用。

(二)专科护理门诊

1. 专科护理门诊定义　专科护理门诊的定义及内涵已形成统一共识,学者们普遍认为专科护理门诊是一种高级护理实践模式,是以护士为主导的,在门诊开展的正式的、有组织的卫生保健服务提供形式,以指导患者掌握专科疾病及慢性病居家自我护理技能为目的,提供伤口/造口护理、静脉置管维护、腹膜透析维护等专科护理治疗服务和围产期、糖尿病、精神心理等方面专科护理咨询服务。

专科护理门诊是护理学科发展的产物,其成立的初衷是控制成本,缩短患者住院时间,符合全球老龄化以及社会多元化健康需求,是目前护理专科化发展的方向。

2. 专科护理门诊的意义

(1)患者方面。

①有助于患者在出院后或在慢性病的管理中获得连续、个性化的护理服务。

②为患者治疗的延续性和有效性提供保障,有利于患者的康复。

③有助于患者获得所需的治疗、护理知识和心理支持。

④有助于提高患者的自我效能感和疾病自我管理能力,提高患者满意度。

(2)卫生服务系统方面。

①有助于完善健康服务体系,推进一级预防。

②有助于加强或促进医疗及其他健康服务的功能和作用。

③可对其他健康服务进行补充,缓解医院及医生的工作压力。

④可提供专业优质的医疗护理服务,节省医疗费用,建立良好的医患关系。

(3)护理专业方面。

①可体现护理专业的独立性。

②可体现护理专业工作的专科发展性。

③有助于提升护理专科的地位。

④有助于拓展护理专业的广度和深度,延伸护理服务内涵,拓展护理服务形式。

⑤更加注重护理服务的全面性和完整性,关注患者的生理、心理、社会健康。

⑥有助于推动护士多点执业及护士处方权的准入。

(4)出诊护士方面。

①有助于体现护士的自身价值。

②可激励护士继续学习。

③有助于提高护士自身专业水平和能力,提升专业内涵。

④有助于护士明确职业发展方向,延长职业生涯。

国外多个系统评价已证实,专科护理门诊在降低患者疾病死亡率、促进患者疾病康复、改善患者结局、体现专科护士的职业价值、促进专科护士发展等方面发挥着积极作用,同时推动了护理学科的发展。国内专科护理门诊经过多年的探索发展,其重要意义也在不断凸显。

二、专科护理门诊开设情况

与关注患者疾病诊疗的医疗门诊不同,专科护理门诊更侧重于专科护理问题的诊断与处理。

(一)国外专科护理门诊

国外专科护理门诊服务范畴主要包括两大类:一类是护士管理的初级保健中心,提供包括健康促进,疾病预防和疾病管理的全面初级保健;另一类是健康管理中心,提供健康教学(如牙科护理教育、安全教育、心血管健康教育、生活管理等)、指标监测(身高、体重测量,视力、听力筛查,血糖、血压评估等)、免疫接种、治疗(伤口护理和急救等)四类服务。此外,还可为慢性病患者提供健康教育、心理支持,并在管辖权许可时开处方药物。

(二)国内专科护理门诊

我国自 1995 年开始,首次尝试开设以妇幼保健为主要内容的护理咨询门诊。自 1997年开始,专科护理门诊在我国发达地区的部分医院陆续开展起来。2002—2006 年,国内三级甲等综合医院陆续成立了各类门诊专科护理。到 2016 年,全国专科护理门诊调研项目显示,全国已有 19 个省、市、区的 330 多所三级医院开设各类专科护理门诊 926 个,平均每家医院开设近 3 个。2019 年江苏省 99 所医院共开设专科护理门诊 375 个,其中三级甲等医院共开设 240 个,三级乙等医院共开设 92 个,二级甲等医院共开设 43 个。从近 10 年报道来看,目前专科护理门诊的发展充满生机与活力,但专科护理门诊发展并不均衡,在大型医院开设较多,大多数医院开设了 3~4 种专科护理门诊。

目前,我国专科护理门诊的开设数量和涉及的疾病种类不断增多、服务范围不断扩大,主要包括治疗型护理门诊和健康咨询型护理门诊。治疗型护理门诊主要提供相关疾病的治疗和处理,包括经外周静脉置入中心静脉导管(PICC)护理门诊、伤口/造口护理门诊、腹膜透析护理门诊等。健康咨询型护理门诊为多个专科的患者提供护理知识的咨询,包括糖尿病健康教育护理门诊、孕产期保健护理门诊、围产期健康管理门诊、心理健康咨询门诊等。现阶段开设数量排名前 5 位的分别是 PICC 护理门诊、伤口/造口护理门诊、糖尿病健康教育护理门诊、孕产期保健护理门诊和腹膜透析护理门诊。

三、出诊形式

(一)国外专科护理门诊

1. 线下形式　专科护理门诊最先在欧美发达国家建立与发展起来,更多地由护士以社区保健及家庭随访工作的形式进行,出诊护士可以在规定领域内独立完成患者的诊断、治疗,并开具处方。国外专科护理门诊主要是由护理专家和相关学科临床医学专家组成的以护士为主导的医护合作型护理门诊和由开业护士(nurse practitioner,NP)独立开设的独立型专科护理门诊。在国外还有以评估为主的专科护理门诊,比如通过对丙型和乙型肝炎患者进行初评并分类,从而减少患者错过医生诊所预约的情况,同时也为护士在评估中组织适当的调查提供机会。在国外,出诊人员既有全职的,也有兼职的,还有辅助人员。小规模医院的专科护理门诊很少雇佣全职的医疗护理人员和支持人员,尤其是主诊护士,他们大部分是兼职的,不是医院的雇员,他们每周在门诊工作 1~3 天,对住院患者和门诊患者进行专科综合治疗。规模较大的医院的专科护理门诊的出诊护士及其他专业医务人员都是医院的全职雇员,只专注于专科治疗处理。大部分专科疾病在两种模式中都能得到相应的专业处理。对于更复杂的专科疾病,则需要综合多学科医务人员、预先分配的资源和经验丰富的相关医务人员支持,这些需要以大型综合医院为基础的全职专科护理门诊。

2. 线上形式　国外专科护理门诊线上出诊形式,涵盖了电话咨询以及利用专门的线上问诊软件(如 HealthiestYou)等渠道。约 70% 的急诊、紧急护理和医生门诊咨询服务可以通过电话处理。线下医生预约可能需要几天甚至几周的等待时间,所以线上形式对需要定期复查的专科患者来说较线下门诊更方便快捷,但其不足之处是专业性较线下门诊差。

(二)国内专科护理门诊

目前,我国专科护理门诊在国家和地区各项政策的支持和推动下,已从最初的慢性病管理发展到如今的健康评估、心理支持、家庭随访、保健咨询等方面。随着医学亚专科不断细化和发展,护理亚专科水平也有了很大提升,多学科亚专科护士应运而生。这些护士在门诊、病房、社区及居家护理中多途径、多形式地开展专业实践和探索,满足人民群众多样化、差异化的护理服务需求。

1. 线下形式   国内专科护理门诊服务主要的工作场所是医院内的专科护理门诊,较少深入家庭、社区。根据是否与医生合作可将专科护理门诊分为独立型和协作型。大部分专科护理门诊为由护士主导的独立型专科护理门诊,护士独立负责各类门诊患者的治疗与护理,如造口专科护理门诊、PICC专科护理门诊、中医专科护理门诊等。协作型专科护理门诊采用医护一体化合作的形式,由专业医生和专科护士共同出诊,医生主要进行诊断和治疗,护士进行护理、危险因素评估、健康教育咨询及慢性病管理指导等,如糖尿病患者医护合作型共享门诊等,此类形式侧重点不同,必要时可相互转诊,既满足患者的多元化需求,又确保医疗护理质量。

对专科护理门诊出诊护士的调查显示,各单位大部分专科护理门诊的主诊护士为相关专科护士。被调查的护士在专科护理门诊平均工作2年,平均每周出诊2次。35.9%的护士每次为全天出诊,平均每次约接诊10例患者,经粗略估算可知,每名护士平均每周服务20名患者,可基本满足患者需求。值得注意的是,专科护理门诊的护士接诊并直接服务每位患者平均花费20分钟,远高于同级别医院门诊医生的接诊时间。多项研究结果表明,专科护理门诊的护士通过与患者长时间、充分地沟通,能提高患者对于诊疗方案的依从性。

从调查可知,专科护理门诊不仅以门诊坐诊形式提供服务,还以护理专家形式负责全院相关科室护士的在职培训以及各类慢性病患者的疑难会诊。

2. 线上形式   随着现代信息技术的发展,互联网逐渐贯穿于各个领域,与医疗健康行业开始深度融合。国内一些三级甲等综合医院依托互联网时代背景,将专科护理门诊搬到互联网上,通过QQ、微信或其他APP等软件,以弥补线下医疗门诊服务的不足,为患者提供全方位健康服务。现阶段线上专科护理门诊以延续护理服务、居家护理服务为主,即通过线上专科护理门诊咨询,完成简单日常的专科护理服务咨询,如健康教育、紧急情况处理等,简单快捷,脱离了地域限制的桎梏,使得不方便外出、外地或偏远地区的患者,足不出户也能享受到专业的专科护理。线上专科护理门诊的缺点在于对患者情况无法进行全面、专业的评估,而这也是线下门诊的优势所在。因此,线上护理专科咨询门诊应大力发展与慢性病相关的专科护理咨询,使线上专科护理门诊服务类别更加细化,从而为患者提供全方位的健康服务。

3. 互联网+形式   互联网+代表着一种新的经济形态,它指的是依托互联网信息技术实现互联网与传统产业的融合,以优化生产要素、更新业务体系、重构商业模式等途径来完成经济转型和升级。互联网+计划的目的在于充分发挥互联网的优势,将互联网与传统产业深度融合。随着互联网+在多领域的应用,国家政策开始允许依托医疗机构发展互联网医院,鼓励医院充分利用信息技术,创新护理服务模式,提高护理效率和管理效能,促进护理服务业创新,推动全方位、全周期护理服务的实现,互联网+专科护理门诊形式应运而生。

互联网+专科护理门诊成为专科护理在慢性病管理领域的新型应用模式。这一模式充分发挥了专科护理门诊线下传统门诊形式以及线上新型门诊形式的优势,既弥补了单独线下或线上服务的不足,又充分展现了其独特的优势。专科护士通过精准的分级和个性化推送服务,进行专职健康管理,独立或与医生合作,为患者制订并执行药品调整、营养搭配、运动计划制订、心理关怀、体征监测、交互随访、生活指导七大处方,同时完成传统专科护士与患者面对面复诊等工作。在传统专科护理门诊基础上,引入互联网+技术,针对各专科疾病的特殊数据和患者需求进行全流程健康管理,是医院管理系统的重要补充。这一模式能够显著提升专科护士在慢性病管理和患者自我管理方面的效率与效果。目前涉及慢性肾脏病、糖尿病、造口、肿瘤等的护理。总的来说,运用互联网+专科护理门诊模式对慢性病患者进行全流程精准健康管理,扩大了服务范围,优化了医疗资源,整合了医疗信息共享平台,不但提高了患者就诊的可及性和便捷性,而且节省了患者的时间和交通经费支出,更好地提高了慢性病患者的健康管理水平。

四、运营情况

目前,我国专科护理门诊大多分布在三级医院和部分二级医院,而在社区医院开设专科护理门诊的较为罕见,这与专科护士的分布相匹配。专科护理门诊的主要服务对象包括老年患者,高血压、糖尿病等慢性病患者以及癌症化疗患者等人群。但目前专科护理门诊的设立、实践和发展依然受法律、财务、专业等诸多因素的限制,专科护士资格认证、执业范围、技术规范、薪酬机制、岗位角色、执业地点等问题没有统一的规范。

(一)三级医院

三级医院专科护理门诊服务模式相对成熟。截至目前,三级医院基本已开展了以PICC/血管通路、伤口/造口、糖尿病、围产期保健、腹膜透析护理、淋巴水肿护理、高血压七大类为主,新生儿/儿童保健、中医护理、心理疏导、疼痛护理、肥胖护理等为辅的特色专科护理门诊,专科护理门诊的运营呈现专科化、专病化状态。其中,PICC/血管通路护理门诊的年门诊人次最多,其次是伤口/造口护理门诊,糖尿病护理门诊和围产期保健护理门诊虽未位居前列,但其提供的免费健康教育咨询服务量较大;70%以上的门诊运行时间在5年以上,每周开诊累计时间为0.5~7.0天。在服务内涵上,专科门诊已不局限于单一的健康咨询、换药等服务,而是向疑难病例处理、并发症筛查、个案管理及多学科合作等发展。同时,专科护理门诊能有效弥补医疗门诊资源紧缺、就诊时间短、健康咨询不能满足群众需求等不足。如糖尿病护理门诊开展了多种并发症筛查,部分医院的专科护理门诊针对疑难并发症、妊娠糖尿病等特殊患者进行个案管理,通过整合多学科门诊医疗资源的形式,帮助患者真正解决疑难护理问题。在出诊主体上,大部分护理门诊的主诊护士由相关专科护士承担,主要为独立出诊,也有医护联合形式出诊,形式更多样,就诊模式更为专业系统。

(二)二级医院

二级医院与三级医院的运营方式基本一致,其开设专科护理门诊仍以主流方向为主。二级医院主要根据医院规模及护士储备选择性开设2~4个,基本以PICC/血管通路护理门诊、伤口/造口护理门诊、糖尿病护理门诊为主,特色护理门诊较少,主要以地区疾病特色以及患者需求为导向,这与医院等级、门诊量等因素有关。主诊护士在出诊形式、学历、职称、护龄等方面与三级医院并无差别。

(三)社区医院

社区医院因为医院规模、护士规模、患者人数及就诊意愿以及资源限制等原因,其专科护理门诊运营数量、效果和主诊护士资质等方面与三级、二级医院存在明显差距。近几年随着大众医学观念的转变及三级诊疗模式的推广,针对我国社区老年慢性病患者的多元化服务需求,糖尿病和高血压等作为社区医院需求度较高的护理专科,已经较早在社区医院进行实践。

这些护理门诊以提供护理咨询服务为主,包括高血压、糖尿病、冠心病、慢性阻塞性肺疾病等社区老年人常见的慢性病护理,慢性伤口处理,脑卒中康复护理,癌症护理等。由于熟悉社区人群、就近方便等因素,其护理服务的运营效果较三级、二级医院更好。

我国专科护理门诊的开设运营目前需要完成以下步骤:①由国家或各地卫健委等行政部门出台有关专科护理门诊的相关规定,各省市护理学会出台专科护理门诊专家共识,相关物价管理部门联合临床护理专家制订或明确相应收费标准;②中华护理学会制订专科护理门诊管理规范指引,各省市护理学会根据所在地区情况制订本地区专科护理门诊管理规范;③医院根据本院需求开设专科护理门诊,由医务部、门诊办公室、护理部及质量管理科共同制订专科护理门诊管理规范,设置专科护理门诊专岗,由护理部或相应专科、门诊办公室统一管理;④财务部门依据收费标准设置收费项目,包括挂号费、诊疗费、材料费等;⑤护理部协同专科小组完成培训、监督及考核专科护理门诊出诊人员,制订涵盖出诊护士的工作量、会诊量、教学量、科研成果、核心能力、患者满意度等的绩效分配指标,并制订绩效分配方案;⑥给予相对固定和布局合理的工作场所,并配备相关的设施设备。

目前,开设专科护理门诊的医院都在自行探讨管理办法,国内尚无相应的政策、法规对专科护理门诊的具体实施标准进行约束和规范,对专科护理门诊的类型、业务范围、出诊护士的资质条件、专科护理门诊的工作规章制度以及收费标准等均无统一要求和明确规定。同时,专科护理门诊的工作与管理模式均尚不完善,运行机制与准入标准有待进一步完善与统一。

第二节　专科护士执业管理

《全国护理事业发展规划(2021—2025年)》指出,应发展专科护士队伍,提升专科护士执业能力,提高专科护理水平,建立专科护士管理制度,开展延续性护理服务,即开展专科护理门诊的首要因素是护理人才。由于医护侧重面及关注点不同,开设专科护理门诊后,出诊护士依托自身专业知识,能根据不同患者需求给予患者更多专业技能和技巧方面的帮助,提供个性化、专业化的护理技术和专科多种形式的健康教育指导,并建立护患间双向互动模式,从而提高患者的治疗依从性和自我管理能力,满足不同患者的健康需求。这就要求不断进行专科护士执业管理,提升专科护士群体素养,从而为专科护理门诊提供人才储备,保障专科护理门诊的持续发展。

一、出诊护士资质要求

(一)护士分层与护士资质

1. 护士分层　护士层级结构在各个国家和地区的差异比较大,大多数医院依据护士临床能力的不同,结合医院特点将护士划分为3~8层级。

(1)国内护士分层:我国1979年开始实行的护士职称体系是我国护士层级管理的理论基础。为实施护士岗位管理,国家卫健委要求建立公立医院护理管理制度,稳定和发展临床护士队伍,以实施岗位管理为切入点,对护士的合理配置、绩效考核、职称晋升、岗位培训实施科学管理,护士开始进行分层培训、考核及使用。目前,国内护士通常按照职称、工作经验、学历、技术水平和能力进行分层级使用。我国大部分医院实行的是 5 层级结构,即将护士分为专科护士(N4)、高级护士(N3)、中级护士(N2)、初级护士(N1)和新护士(N0)五个层级。每层级护士均有明确的划分标准、能力要求和工作职责,每层级护士工作安排与层级对应。除此之外,还有医院将临床护理分为基础层、成长层、骨干层、专业层和专家层,分别对应 N0 级助理护士、N1 级注册护士、N2 级责任护士、N3 级专科护理/护理管理者、N4 级临床护理专家/科研护理/护理管理专家。也有部分医院将护士分为Ⅰ级、Ⅱ级、Ⅲ级、专科护士、高级护士。

(2)国外护士分层:1973 年,Zimmer 将护士层级体系定义为根据注册护士临床实践水平,通过客观测量结果评估护士专科成长的一种管理方式。Buchan 认为护士层级体系是以专科能力而非简单按年资、职称、学历对临床护士定岗、定级、定薪的一种新型护理管理模式。总的来说,护士层级体系的内涵就是按照实际工作能力对护士进行分层管理,通过设定能力标准引导和帮助护士实现专业成长和职业生涯规划,并与薪酬结合的一种护士人力资源管理体系。美国最常见的护士层级结构模式是 5 层级,5 层级具体如下。①基础层:为助理护士(nursing assistant,NA)和执业护士(licensed practical nurse,LPN),主要负责初级护理工作以及完成注册护士所制订的护理计划。②成长层:为注册护士(registered nurse,RN),是临床护理过程的主要参与者与主导者,主要负责患者的护理评估、提出护理诊断、制订护理计划、实施护理措施和进行护理评价。③骨干层:为高级实践护士(advanced practice nurse,APN),包括开业护士(nurse practitioner,NP)、麻醉护理师(registered nursing anesthetist,RNA)、护士助产士(certified nurse midwife,CNM)等主要负责提供复杂的护理干预措施,解决复杂的健康问题,指导其他护理人员和部分医生的工作,如搜集病史、会诊、体检、开处方、从事研讨等。④管理层:包括护士长、护理督导、护理部主任等,主要负责护理管理工作。⑤专家层:某一特定领域中的临床护理专家(clinical nurse specialist,CNS),主要负责健康评估、诊断、治疗、质量控制、咨询、教育、研究和管理等工作。除此之外,新加坡将护士分为 3 个层次 9 个等级,英国将护士分为 A 级到 H 级共 8 个等级。

2. 护士资质

(1)国内护士资质要求。

①专科护士(N4):a. 持有《中华人民共和国护士执业证书》,且在执业注册有效期内;b. 具有本科或以上学历;c. 具有主管护师或以上职称;d. 经过医院岗前培训及规范化培训,并考核合格;e. 具有 8 年或以上临床护理工作经验,有 5 年或以上本专科护理工作经历;f. 接受省级或以上卫生行政部门组织或委托的专科护士培训,考核合格,并具有省级或以上卫生行政部门认可的专科护士资格证书;g. 经过医院进行相应的专科护士考核合格,并聘用;h. 具备本岗位所需的思想素质、业务素质和身体素质。

②高级护士(N3):a. 持有《中华人民共和国护士执业证书》,且在执业注册有效期内;b. 具有本科或以上学历;c. 原则上为主管护师,也可以是特别优秀的高年资护师;d. 经过医院岗前培训及规范化培训,并考核合格;e. 具有 8 年或以上临床护理工作经验,5 年或以上本科室护理工作经历,经本科室考核合格;f. 具备本岗位所需的思想素质、业务素质和身体素质。

③中级护士(N2):a. 持有《中华人民共和国护士执业证书》,且在执业注册有效期内;b. 具有专科或以上学历;c. 护师或主管护师、优秀的高年资护士;d. 经过医院岗前培训及规范化培训,并考核合格;e. 具有 5 年或以上临床护理工作经验,经本科室考核合格;f. 具备本

岗位所需的思想素质、业务素质和身体素质。

④初级护士(N1):a.持有《中华人民共和国护士执业证书》,且在执业注册有效期内;b.具有专科或以上学历;c.具有护士或护师职称;d.经过医院岗前培训及规范化培训,考核合格;e.新护士经科室考核能独立上岗,在独立上岗满1~3个月并考核合格;f.具备本岗位所需的思想素质、业务素质和身体素质。

⑤新护士(N0):a.当年招聘的护理专业应届毕业生,并通过护士执业资格考试者;或面向社会招聘的有工作经验的护士,具有《中华人民共和国护士执业证书》,但在试用期的护士;具有《中华人民共和国护士执业证书》,工作数年仍不能独立胜任临床护理岗位工作。b.具有专科或以上学历。c.经过医院岗前培训并考核合格,按计划接受新护士规范化培训。d.具备本岗位所需的思想素质、业务素质和身体素质。

(2)国外护士资质要求。

①专家层:临床护理专家培训主要在可招收护理研究生的院校中进行,对护士进行学历、临床经验、相关专业笔试、继续教育等多方面的认证才可授予资格。

②管理层:从事管理工作的骨干护士或临床护理专家。

③骨干层:骨干层及以上的护士需要具备研究生学历且获得资格认证。专科护士的培训与资质认证主要由各专科护士协会完成。护士在接受一定时间的专业培训后通过考试,获得相应的专科资格证书,认证资格全国承认。

④成长层:注册护士要求学历教育,通过2~4年的护士学校或大学教育毕业后,通过执业注册考试即可成为注册护士。

⑤基础层:助理护士不需要护士执照,只需完成一定时间的培训课程,经考核合格即可。执业护士的标准稍高,需要高中毕业后经过相应学校1~1.5年的课程培训并通过执业护士执照考试。

(二)出诊护士资质标准

1. 专科护士资质标准的组成

(1)国外专科护士资质:在最早开展专科护理实践的美国,专科护士大致分为两个层次,分别是初级专科护士(specialty nurse,SN)和高级实践护士(advanced practice nurse,APN)。初级专科护士是指具备某一专科护理领域的实践经验,并接受规定时间的专科继续教育培训,通过资格认证的注册护士。高级实践护士也称高级专科护士,国际护理协会(the International Council of Nurses,ICN)将高级实践护士定义为具有专科知识、具备处理复杂临床问题的决策技巧与胜任额外临床实务能力的注册护士。基本条件为具备研究生学历。美国将APN定义为通过研究所层级的教育,在专业领域做好充分准备,拥有进阶的知识与技能的护士,同时强调APN负有照护责任并有处方权。英国高级实践护士除了包括临床护理专家和专科护理师外,还有护理咨询师(nurse consultant,NC)、护理治疗师(nurse therapist,NT)、护理执业师(advanced practitioner,AP)。

临床护理专家培训主要在可招收护理研究生的院校中进行,且2年中至少1年以临床照护专科护理师的角色在医院工作,在这1年中每周至少有16 h负责直接护理患者的工作;或是申请人已有护理硕士学位,在申请专科护理师证书的3年内,至少有2年的时间为全职的咨询者、研究者、行政主管或教育者,目前每周至少有4 h从事直接护理患者的工作。在学校的系统学习获得硕士及以上学位后,在进行临床护理工作前,还必须通过美国护理认证中心(American Nurses Credentialing Center)或其他被授权组织机构的相关专业笔试,获得相应证书,每 2～4 年还要取得所规定的继续教育学分,每 5 年需要重新进行一次资格认证,换发新证书。

（2）国内专科护士资质:我国主要引进的是 CNS 的概念。美国护理学会对 CNS 的定义:具有硕士或博士学位的注册护士,有丰富的临床实践经验且精通某临床专科特殊领域的知识和技能并有较高的护理水平。

国内专科护士培训主要以省级卫生行政部门、护理学会为主导,以有资质的教学医院为培训基地。培训采取的是分阶段的方法,包括脱产的理论学习和实际的临床护理实践,时间 3～6 个月不等。完成培训后,学员需通过严格的评审,成绩合格者获主办方颁发的证书。但究竟哪些专科需要进行专科培养、资质认证,该由什么样的机构培养、认证,以及资格证书在全国的通用性等问题都没有统一的标准,这是当前亟待解决的重要议题。

我国临床专科护理人才梯队一般分为初级、中级和高级三层,一般将初级定位为专科护士,中级定位为专科护师,高级定位为临床护理专家。在专科护士层面,注册护士要有至少 2 年某临床专科经验的积累,通过发证机关的考试和资质认证后,获得相应专业的资格证书,着重于提供一些培训课程,帮助护士掌握专科护理基础知识。在专科护师层面,注册护士需具备更为丰富的临床专科护理经验（通常要求至少 5 年的工作经验）;此外,他们还需接受护理硕士教育培养,以此提升理论与研究水平,并进一步深化专科领域的实践经验。临床护理专家属于最高层次的专科护理人才,不仅要有深厚的临床护理经验,还需在护理实践方向上取得硕博学位。

2. 我国专科护士技术能力要求

（1）临床护理专家要求:①具备完成本岗位职责的能力;②熟悉相关医疗卫生法律法规,并能运用法规保护患者的权利,促进专业的发展;③精通本学科基础理论、专科理论和专业技能,掌握专科危重患者的救治原则与抢救技能,在突发事件及急危重症患者救治中发挥重要作用;④熟悉专科护理质量标准,能对专科护理质量进行评价考核,并不断改进;⑤能解决本专科复杂疑难护理问题,具有指导专科护士有效开展基础护理、专科护理的能力,能在全院范围内进行相关专科问题的护理会诊与指导;⑥具有教育教学的理论知识和熟练的教学技能,能有效开展专科护士的培训;⑦具有较强的科研意识和能力,能有效开展专科护理领域的研究;⑧具有较强的组织管理能力,能较好地运用沟通技巧,与服务对象和其他工作人员进行良好沟通和协作;⑨有组织、指导临床、教学、科研的能力,是本专科学术带头人;⑩具有不断学习、提升自我和推动专业发展的意识和能力;⑪熟练运用外语获取学科信息和进行学术交流。

（2）专科护师要求:①熟悉有关医疗护理法律法规、规范,并能遵照相关法律法规、规范进行临床护理工作;②熟练掌握相应岗位的基础护理、专科护理及常用急救技术,能胜任岗位工作;③能根据患者情况制订护理计划并组织实施;④具有敏锐的观察力和综合分析判断能力,能及时发现患者病情变化,满足患者的需要;⑤具有较强的组织管理能力和沟通能力;⑥掌握教育教学的理论知识和熟练的教学技能;⑦具有较强的科研意识和能力,能够有效开展专科护理领域的研究;⑧具有不断学习、发展自我和发展专业的意识和能力。

（3）专科护士要求:①熟悉有关医疗护理法律法规、规范,并能遵照相关法律法规、规范进行临床护理工作;②熟练掌握护理基础理论、各种护理操作常规,能胜任岗位工作;③熟练掌握基础护理、专科护理及常用急救技术;能独立准确评估、判断和处理本专科常见护理问题,能跟进患者情况制订护理计划并组织实施;④具有敏锐的观察和综合分析判断能力,能及时发现病情变化,及时解决服务对象的问题;⑤有较强的沟通能力,能与其他医务人员、护士及服务对象等进行有效沟通;⑥具有开展护理教育和护理科研的能力;⑦具有不断学习、提升自我和推动专业发展的意识和能力。

3. 出诊护士资质要求

(1)国外出诊护士资质:在国外,出诊专科护理门诊的主要护士均为临床护理专家(CNS)和开业护士(NP)。他们是护理专业的高层次人才,是具有较高学历、精通某一特定专科领域的理论知识和技能、具有较强解决临床专科护理问题能力的注册护士,能为服务对象提供高层次、专业化服务。在国外,出诊专科护理门诊的主要为高级临床专科护士(APN)。高级临床专科护士是指在某一特殊或者专门的护理领域具有较高水平和专长的专家型临床护士,担任临床专家、教育者、顾问、研究者、管理者、合作者、协调者等角色,能够在特定的健康照护领域提供高级护理实践,能独立或与多领域的卫生服务团队成员合作以发挥作用,在临床实践中发挥着举足轻重的作用。

国外出诊护士的准入条件是具备相应专科方向的硕士及以上教育背景,具备7个核心能力(直接护理实践能力、专家级的指导和培训能力、提供咨询能力、研究能力、临床及专业领导能力、合作能力及伦理决策能力)。其中直接护理实践能力是7个核心能力的基础,即中心能力。

(2)国内出诊护士资质:目前我国对于专科护理门诊出诊护士没有统一的准入资质要求,各大医院根据实际情况制订相应的准入标准,多数由经过3~6个月国内或国际专科护士培训并取得专科护士资质的高年资护士担任,由专科护士长兼任的情况也比较多见。

①线下门诊。

a. 北京市对于出诊专科护理门诊护士的要求如下。

Ⅰ. 教育及工作经历:全日制护理本科学历,主管护师及以上职称,工作年限≥10年;或硕士及以上学位,工作年限≥3年。

Ⅱ. 资质认证:全日制护理本科学历者取得省级以上机构颁发的相关专科护士证书(学习时间≥3个月),取得专科护士证书后,在相关专科工作年限≥5年;硕士及以上学位者,取得专科护士证书后,在相关专科工作年限≥2年。

Ⅲ. 从业执照考核:完成北京市护理学会制订的专科护理门诊出诊护士培训方案,出诊护士在出诊前由北京市护理学会考核,考核合格后由所在地卫健委颁发相应专科出诊执照,每5年延续注册1次。

b. 广东省对于出诊专科护理门诊护士的要求如下。

Ⅰ. 教育及工作经历:全日制本科学历,主管护师及以上职称,工作年限≥10年;或硕士及以上学位,工作年限≥3年。

Ⅱ. 资质认证:全日制护理本科学历者取得省级及以上机构颁发的相关专科护士证书,取得专科护士证书后,在相关专科工作年限≥5年;硕士及以上学位者,取得专科护士证书后在相关专科工作年限≥2年。

一项针对全国专科护理门诊出诊护士现状的调研结果显示,在1181名出诊护士中,80%具有本科学历,研究生学历者超过了3%,80%具有主管护师及以上职称,90%以上具有10年以上工作经验。另一项针对我国三级医院专科护理门诊建立与实践现状的调查分析显示,在2701名专科护理门诊出诊护士中,81.2%具有本科及以上学历,75.9%具有主管护师以上职称,55.8%取得国家卫生行政部门专科认证,55.2%取得相关学术团体专科认证。

总体来说,专科护理门诊出诊护士资质呈现出由本科及以上学历、高年资、临床专科经验丰富、主管护师及以上职称、取得专科护士证书的综合能力较强的护士担任。

②线上门诊:线上护理咨询门诊出诊护士资质与线下门诊基本一致,要求具有 10 年及以上临床护理工作经验,或具有 5 年及以上本专科护理工作经验;同时,参加国际认证/国家级/省级的专科护士培训,考核合格后获得相应专科护士资格证书。还要求:a. 熟悉相关医疗卫生法律法规,并能运用法律法规保护患者的权利,促进专业的发展;b. 具有丰富的临床经验,能对临床各科室的相关专科护理问题进行指导和会诊,协助各科室完善临床护理;c. 精通本学科护理的基本理论、专科理论和专业技能,掌握专科疑难病例的处理及具有较强的应急能力,协调相关科室启动多学科合作;d. 掌握专科护理质量标准,能对专科护理质量进行评价考核,并不断改进;e. 具有丰富的专科理论知识和熟练的教学技能,能开展院内及院外本专科各类护士的培训;f. 有组织及指导临床教学及科研的能力,具有较强的组织及沟通能力,能与各类患者和其他工作人员进行有效的沟通和协作。

③互联网+:互联网+要求护士同时具备线上问诊能力和线下实操能力,不过考虑到精力等问题,其对出诊护士要求有所降低,具体如下:a. 具备 5 年及以上临床护理工作经验或本专科 3 年以上工作经验;b. 护师及以上技术职称,自愿报名并接受相关上岗培训,考核合格;c. 获得院级及以上专科护士资质,或经过科室培训考核达到技术准入资质要求;d. 基础理论知识扎实,专业技能操作娴熟;e. 具有良好的沟通能力和职业道德。

二、工作内容

(一)国外专科护士执业范围

国外专科护理门诊发展较为完善,国际护理协会对专科护士的工作内容范围较明确,其执业内容及范围:诊断、治疗、评估并管理急性和慢性病;采集病史,进行体格检查;预约、实施并解读诊断性检查;处方物理治疗和其他康复治疗;开具相关处方(各州对处方权范围的规定有所不同);提供产前护理和生育计划服务等。美国执业护士协会(American Association of Nurse Practitioner,AANP)对专科护士的执业范畴的界定较为广泛,无具体执行业务细节,包括专业、角色、教育、责任 4 个方面。美国各州的专科护士执业范畴不尽相同,多数州的专科护士具有为患者确定医疗诊断、开具检验和检查项目、开具药物医嘱与转介患者的权限。在英国,专科护士的立法尚未完善,且其执业范畴也未进行统一的执业登记,故专科护士的教育及执业范围也不一致。在加拿大,各省份对专科护士的权限设定也不尽一致,部分省份不允许专科护士开具处方、开具检查项目和决定患者出院等事项。新加坡专科护士的执业范畴包含身体评估、鉴别诊断、判读实验室数据及相关检查、疾病处置、执行相关措施。处方权在特定的急性照护医疗机构是被允许的。

(二)国内专科护士执业范围

专科护理门诊在我国尚处于发展阶段,目前尚无统一的护理门诊岗位工作内涵。我国医院专科护士的工作内容以体现专科特色的专科护理门诊、护理会诊、临床专科教学培训指导、科研内容为主。出诊护士以其专业的知识和技能,针对不同服务对象,为其提供直接的、多样的、个性化的健康照护服务以及指导,以促进、维持其健康水平,提高其健康知识水平。

1. 临床工作内容 在服务内涵上,专科护理门诊已不局限于单一的健康咨询和换药等服务,而是向疑难病例处理、并发症筛查、个案管理及多学科合作等发展。即专科护理门诊以整体护理理念为指导,提供护理评估、健康教育、个体咨询、行为指导、治疗护理、个案管理等服务,服务的维度包括患者的躯体、心理、社会生活3个方面。具体如下。

(1)护理评估:专科护士采用常规的护理评估方法(包括视、触、叩、听等),中医专科护理则借助中医的四诊(望、闻、问、切)合参等评估患者的情况。除此之外,在评估过程中,对于可量化的指标,护士应用相应的量表及测量工具进行量化,如日常生活活动能力评估量表(Barthel指数量表)、焦虑自评量表(SAS)、抑郁自评量表(SDS)等。同时,专科护理门诊护士评估患者健康状况时还应借鉴影像学、实验室检查等结果,如肿瘤引起的淋巴水肿专科护理门诊、骨创伤护理门诊、糖尿病护理门诊等,从而提供相应的诊疗及转介服务。

(2)健康教育:通过各种方式评估患者所患疾病、现存和潜在的健康问题及严重程度,并给予针对性、个性化的健康教育指导。

(3)个体咨询:包括患者所需护理服务的咨询及相关疾病问题的咨询。

(4)行为指导:强化患者自我管理技能,保证患者治疗的延续性和有效性。

(5)治疗护理:根据疾病种类及专科护理门诊类型,提供相应的护理干预。当患者前来就诊时,专科护士独立接诊,进行评估,以明确患者的护理问题,并据此做出护理诊断。如中医专科护士应用中医特色的诊疗手段如八纲辨证等,对患者进行全面的辨证分析,以得出护理诊断。在明确护理问题后,护士会给予护理干预,并提供相应的诊疗服务。这些服务包括所在专科护理门诊的常用药物、治疗处方及开具专科检查、检验等。以伤口/造口专科护理门诊为例,专科护士对患者的急、慢性伤口进行处理;而在围产期保健护理门诊,专科护士则为患者提供产前咨询、产后康复指导等服务。

(6)个案管理:专科护士登记就诊患者的基本信息,建立健康档案,以方便后续的质量控制及长期随访。

(7)随访:通过对慢性病患者进行居家健康监测,及时回答患者问题,定时推送健康教育的知识,为居家患者提供专业的健康指导,使患者获得持续的医疗帮助。随访形式主要包括定期的电话随访、构建微信平台、网络视频和必要时的家庭访视等形式,电话随访由于具有方便、经济、高效、适用人群广等优势,在随访中被普遍采用。

2. 专科指导及培训 专科指导包括专科会诊、专科护理查房、专科疑难病例讨论,培训包括针对各层级护士的专业化培训。

3. 科研 不仅包括专科方向的课题申请、文章撰写、专利申请等学术活动,也包括追踪和了解国内外本专科领域的最新研究内容、未来研究方向及热点,以及评估和分析在本单位可开展的新技术、新业务。

三、护士岗位胜任力考核

(一)护士岗位胜任力概念及内涵

2012年,Windsor教授提出,护士岗位胜任力不仅包含护士顺利完成护理这一工作所需要的技术知识、实践技能和学习经历,也包括从事护理专业所具备的独特品质和职业素养。护士岗位胜任力主要包括护理专业操作技能、专业知识、人格特征、自我概念和动机5个要素。

(二)出诊护士能力考核方法/常用量表

回顾文献发现,国内外针对专科护理门诊出诊护士能力考核的内容没有统一标准,一般是将护士岗位胜任力量表结合本专科特色进行修正后使用或自行设计考核指标，形成他评问卷。归纳总结发现，对出诊护士的能力考核主要包含以下内容。

（1）热爱护理专业，具有耐心、责任心。

（2）良好的临床实践能力：具备扎实的理论知识和丰富的临床经验，能够评估、解答和处理患者和家属的疑问，提供相应的咨询服务和指导。

（3）具备管理能力及统筹协作能力。

（4）具备良好的沟通能力。

（5）具备发现问题和需求、寻找最佳解决方法、采取有效措施解决问题的能力。

（6）具备不断学习本专科的新进展，并能将新进展应用于工作中的能力。

（7）具备开展所在专科护理科研并与循证护理相结合，推动专科护理发展的科研能力及循证实践能力。

（三）出诊护士质量考核方法／常用量表

专科护理门诊长期可持续发展的根本前提是通过相关评价指标进行质量控制。研究显示，近50%的专科护理门诊无绩效考核制度，绩效评价也未体现出出诊护士在专科护理门诊中所做出的成绩，护理质量安全考核制度亦未形成规范。目前我国专科护理门诊的质量考核标准大部分由医院内部自制，考核主管所负责的科室在不同医院也不尽相同，主要集中在医务处、门诊办公室、护理部等，无统一标准。考核内容也以医院内部自行规定为主，有的医院以满意度测评作为考核指标，有的医院以健康教育情况作为考核指标，也有医院以出诊护士的质控质量作为考核指标，还有医院分别选择门诊开诊时间、工作纪律、宣教方案等作为考核指标。归根结底，这需要相关部门组织领导，并进行评价，强调对出诊护士进行考核、制订专科护理门诊相关流程和标准、明确职责与分工、建立绩效和评价体系、通过定期抽查病历等方式进行监管。对于存在安全缺陷、门诊量少、缺少特色的门诊予以改进或撤销，并可将护理门诊开设数目、制度保障、人员培训、工作量、满意度评价等纳入专项目标管理，进行绩效考核，并设立专项奖励基金。

总结考核指标发现，主要评价指标可归纳为两类，即患者方面和医院方面。患者方面：主要的评价指标包括护理效果及满意度。护理效果可归纳为三类结果，分别是临床结局（如患者的护理问题是否解决，症状是否缓解以及缓解的程度）、功能结局（如患者的日常生活活动能力、自理能力情况）、心理社会结局（如患者的自我效能、焦虑、抑郁水平等），可采用一定的测量工具对干预结果进行量化。几乎所有的门诊都在采用满意度调查的方式来了解患者的就诊体验。在患者或家属自愿参加的前提下采用在现场不定时发放问卷、通过电话随访和微信发放问卷等方式来进行满意度的调查，调查问卷的内容主要包括就诊的环境、护士的工作态度、问题解决的及时性和有效性以及再次就诊的意愿等。医院方面：为全面了解专科护理门诊实践情况，绝大多数专科护理门诊在客观指标上采用门诊量和会诊量的多少来衡量专科护理门诊运行的情况，主观上对出诊护士及提供协作的医生以及其他医务人员采用半结构式访谈或问卷调查的方式，了解专科护理门诊的实践情况及相关人员的感受。

四、护士处方权态势分析

通过对专科护理门诊的出诊护士调查可发现，69.3%的出诊护士认为出诊过程中没有处方权及收费问题是专业发展的障碍，比如大部分医院允许护士在进行治疗性操作（如PICC置管维护和伤口／造口换药）时收取一定的治疗费用，其余的健康咨询、肢体康复锻炼等基本为免费提供,但这一权利也没有相应的政策法规给予支持。在诊疗活动中护士没有任何处方权,只要涉及药物,包括换药时需要使用的药物,均需转至医生门诊,患者需重新挂号排队,开完药后再转回护理门诊实施操作,这在一定程度上影响了专科护理门诊的发展。国际护士理事会于2021年9月颁布全球首部护士处方权指南,倡导在全球范围内实施护士处方权。目前,国内部分省市考虑到专科护理门诊的工作内容,以及为提高患者的就诊依从性及便利性,给予了部分护士一定的处方权,为开放护士处方权进行更多的探索并提供本土化证据。

（一）护士处方权及态势分析法

1. 护士处方权　护士在临床工作中针对患者的饮食、心理、治疗、疾病发展、护理级别等临床实践过程进行判断和决策,被授予开具药物和相关检查等具有法律效力医疗文书的权利称为护士处方权。

2. 态势分析法　又称SWOT分析法,包括优势、劣势、机会和挑战4个方面。

（二）护士处方权国内外现状

1. 国外现状　国外开业护士处方权可分为独立处方权、非独立处方权和补充处方权。处方权是开业护士最特殊的执业权限,各国均对开业护士处方权进行了严格规定。肯尼亚《公共卫生法》允许开业护士在没有医生的情况下对轻微疾病进行诊断及开具处方;美国赋予了开业护士几乎与全科医生同等的处方权力,但各州的具体规定有所差异;英国出台了护士处方集(nurse prescribers' formulary),用于限制开业护士的处方权,此后英国于2002年立法规定了开业护士处方药物名单(extended nurse prescribers' formulary,ENPF),其包括140种处方药物和所有的非处方药物,以限制INP的处方权。2006年,英国进一步扩大INP处方权,允许其开具执业领域内所有的合法药物,包括麻醉药等管制药物,但其工作需受全科医生的监督。开业护士如独立执业,只可开具护士处方集内的药品,但如果其在医生队伍中工作,一旦医生对患者进行评估、诊断并制订治疗方案后,其处方范围不受护士处方集的限制。目前,澳大利亚允许开业护士开具国家补贴计划中药品福利计划范围内的药物;新西兰赋予开业护士的处方权限与全科医生大致相同。

除为开业护士处方权制定法律法规外,各国还进行了多项研究来调查开业护士的处方频率和偏好,以明确开业护士处方权的现存问题,探究其处方的安全性和规范性。综合来看,开具处方已成为开业护士日常工作的一部分。在美国,90%以上的开业护士几乎每天都要开具处方,其每日处方量约为20个,而澳大利亚和新西兰的开业护士每日开具处方率低于美国,为60%~89%。英国的开业护士每日开具处方率将近100%,其中19%的开业护士可独立开具处方,45%仅作为医生的补充来开具处方,36%的开业护士同时承担这2项工作。同时,不同国家开业护士的处方偏好亦有所差异,综合来看,镇痛药、抗生素、非甾体抗炎药是开业护士最常开具的药物,这可能与开业护士多在初级卫生保健机构执业有关。

2. 国内现状　国内护士处方权包括药物处方权和非药物处方权,主要以非药物处方权为主,药物处方权为辅。处方包括五个大内容,包括营养处方、运动处方、心理处方、戒烟限酒处方和药物处方,护士要根据情况掌握处方的具体要求。2017年我国安徽省最早开始护士处方权的试点研究,安排具有15年以上工作经验且具有专科护士资格证的高年资护士下沉到社区,进行以老年人、孕产妇、婴幼儿、高血压患者、糖尿病患者、精神病患者、脑卒中康复期患者为主要服务对象的护士处方权试点工作,探索给予特定范围开具补充处方的权力,并且能够在医生的指导下开具处方。之后在 2018 年和 2021 年我国相继颁布了《新时代护士处方权内容专家共识》《新时代我国高级实践护士药物处方范围专家共识(续)》,涵盖了从分级护理决策到特定情况下非专科和专科临床护士相关领域的药物和非药物处方权的内容,主要包括糖尿病专科护士、肿瘤专科护士、急诊科护士、社区护士、助产士等专科护士针对其专业领域内的患者开具药物和非药物处方的权利以及针对呼吸系统、心血管系统、内分泌系统、血液系统和中枢神经系统等 11 个系统的护士处方内容。但国内研究尚处于探索阶段,实践研究较少,未对不同形式的处方权要求的护士准入资质进行区别,且大多数研究仅停留在理论探讨层面,未与实践探索结合,转化应用仍较困难。

(三)优势分析

1. 专科护理门诊护士资质为护士处方权的实施提供了人力资源保障 我国安徽省最先进行护士处方权试点实践,要求有处方权的护士具备 15 年以上的临床工作经验、年龄大于 40 岁、经过专科护士培训后取得专科护士证书或达到主管护师专业技术职称,同时具有较强沟通协调能力。广东省中医护理门诊非药物处方权实践探索中,要求有处方权的护士具有本科及以上学历、主管护师及以上专业技术职称,完成院级及以上专科护士培训,在相应专科工作 8 年及以上,同时具备丰富的临床经验和拥有对突发事件的应变与急救处理能力。此外,国内关于护士处方权准入资质的问卷调查和访谈结果均支持工作 5 年及以上、本科及以上学历、中级及以上职称的护士拥有处方权。

2. 专科护理门诊护士处方权试点医院先行 安徽省护士处方权试点工作是在 22 个基层社区服务中心下沉了一批高年资护士,开设了 7 个专科护理门诊,在有医生指导的情况下可以开具包括糖尿病、高血压、脑卒中康复期、伤口护理等规定范围内的处方,护士处方权的类型以非药物处方权为主。后续有研究显示,持有一定处方权的高年资护士在社区开设糖尿病护理门诊可以改善社区患者的疾病状况,提高护理专业工作价值感和积极性。为推进中医护理门诊和护理专业的发展,广东省中医护理门诊开展非药物处方权实践,授予中医护理门诊护士治疗类、评估类、耗材类等专业范围内的非药物处方权,作为医生处方的补充,这不仅方便了患者就医,解决了患者的实际需求,也提高了护士的专业自信和工作的灵活性,同时促进了护士自主学习和中医护理人才的培养。

3. 高层次护理专业人才的培养为专科护理门诊护士处方权的实施提供源源不断的人才储备 澳大利亚允许具有硕士学位的护士申请护士处方权,美国申请护士处方权要求具有博士学位。我国分别从 2004 年和 2008 年开始开展护理硕士研究生和博士研究生教育。此外,现已形成护理硕士研究生护士药物处方培训大纲专家共识,包括课程导论、诊断学、药理与药物治疗学、相关法律法规等 6 个章节。国内拥有护士处方权相关知识储备的硕士或博士学位的护士会越来越多,有利于专科护理门诊队伍的建设以及推进专科护理门诊护士处方权的实施。

4. 我国首部护士处方权专家共识为护士处方权落地实施和相关法律法规的制定提供了理论基础 我国已经发布的《新时代护士处方权内容专家共识》《新时代我国高级实践护士药物处方范围专家共识(续)》以及不同临床专科护士处方权申请者护士药物处方通用理论培训大纲,为今后护士处方权落地实施和国家相关部门护士处方权法律法规的制定提供了理论基础。

(四)劣势分析

1. 专科护理门诊护士处方权认知不足 护士处方权有利于改善患者的健康结局,护士的处方质量与医生的处方质量无异,但普通居民、不同专业医学生、医生对护士处方权的实施认知不足。国内一项包含 10 个省份 470 位居民的调查研究表明,只有 3% 的普通居民对具有处方权的护士的职责和范围比较了解。仅 4.69% 的医学生知晓我国已有试点给予护士非药物处方权,同时医学生对护士处方权总体信任度不高,其中药物处方权维度的信任度最低。国内一项包含 14 所医院 1109 名医护人员的调查结果显示,医生对护士处方权的赞成率低于护士。

2. 专科护理门诊护士实施处方权的知识和能力有待提高　授予护士处方权不仅是方便护士给患者发放口服药和静脉注射药物,护士还必须了解大量的健康评估、药物代谢动力学、药物效应学知识。我国护理学专业本科阶段虽已开设健康评估、药理学、病理生理学等课程,但更多地关注临床表现和护理措施方面,对药物的适应证和使用方面要求掌握程度低。研究显示,我国护士在处方权实践过程中对自身专业知识表示担忧,期待提高专科护理知识和药理学知识。

3. 专科护理门诊护士处方权的形式存在争议　国外护士处方主要分为独立处方、补充处方和患者群组方案三种形式。《新时代我国高级实践护士药物处方范围专家共识(续)》中指出,护士处方包括独立处方、协议处方、延长处方和补充处方四种形式。湖南省对 1996 名护理管理者进行调查,结果显示,42.38% 的护理管理者认为护士处方权的最适宜形式是协议处方权,在护士处方权实施初期,护士应与医生协商沟通后开具处方,这样有助于团队合作,促进双方角色的理解。也有学者认为护士处方权以医生指导下的补充处方权为宜,如果授予护士独立处方权,则可能存在双方处方内容冲突的问题。

(五)机遇分析

1. 护士处方权全球化趋势　国外护理门诊以社区开设居多,以保障国家基本卫生医疗服务,当门诊有处方权的护士无法判断病情时会进行转诊。美国从 1970 年开始为满足日益增长的医疗需求授予部分地区护士处方权,到 2016 年美国佛罗里达州通过法律规定授予护士处方权,随后全美实现护士处方权立法,但各个州处方权形式略有不同。英国于 1992 年开始立法授予护士处方权,从 1994—1997 年试点允许社区护士和保健随访员根据《护士处方一览表》开具处方,试点成功后于 1998 年开始在全国范围内推广护士处方权。迄今为止,有 44 个国家和地区的护士享有一定范围内的护士处方权。国际护士理事会于 2021 年 9 月颁布全球首部护士处方权指南,倡导在全球范围内实施护士处方权,护士处方权呈现全球化的趋势。

2. 国内政策导向　2022 年 6 月深圳市首次立法给予护士一定处方权,包括护士具有开具外用类药品、检查申请单、治疗申请单的处方权,授予对象为具有专科护士证书的护士,执业地点限制在专科护理门诊或社区健康服务机构。在十三届全国人大五次会议中,人大代表提出《关于尽快启动护士法立法工作健全公共卫生法治保障体系的建议》,建议给予护士处方权,国家卫健委予以答复,将同相关部门进行实际调查研究,在此基础上不断完善相关政策,呈现出全国范围内授予专科护理门诊护士处方权的态势。

(六)挑战分析

1. 尚无国家层面护士处方权立法　在澳大利亚及英国等欧美发达国家,护士处方权享受法律的保障以及接受法律的监督。我国相关法律指出,在医疗护理工作中患者出现紧急特殊情况时,护士有责任和义务对患者实施救护。安徽省护士处方权试点工作中,安徽省卫生和计划生育委员会颁布的文件给予护士一定处方权,广东省中医护理门诊护士非药物处方权是经过医院相关部门组织商讨后授予的。尚没有国家层面的法律文件保护护士处方权,部分护士担心护士处方权的实施可能会增加护理风险和医疗纠纷。

2. 优化专科护理门诊护士处方权培训的挑战 安徽省护理学会对下沉到基层开设专科护理门诊的高年资护士进行关于高血压、糖尿病、脑卒中康复期、精神疾病、伤口护理、正常顺产健康教育、妊娠糖尿病的护士处方权培训,给培训考核合格的护士发放证书、开展护士处方权试点工作。广东省中医护理门诊制订了严格的培训要求。在授予护士非药物处方权之前,他们必须接受 500 个学时的理论与实践培训。只有完成这 500 个学时的培训,并通过相应的考核,护士才能获得中医特色护理技术资质证书。虽然存在这些培训,但以上培训均存在护士处方权培训内容不够系统、全面的问题。针对此问题,研究者通过借鉴国外护士处方权培训体系并运用德尔菲法,构建了不同临床专科护士处方权申请者护士药物处方权通用理论培训大纲和通用临床实践培训方案,但是理论培训大纲中未详细列出不同专科科室的疾病诊断、药物治疗学知识点以及不同专科临床实践培训的目标、内容和形式,因而无法开展临床实践来检验其可行性。

（七）建议

我国城乡医疗水平差异较大,基层和社区护士的工作阅历、学历和专业背景知识水平相对较低。从安徽省护士处方权试点、广东省中医护理门诊非药物处方权实践和深圳市护士处方权立法均从专科护理门诊开始可以看出,可以尝试优先实行大型医院专科护理门诊护士处方权,检验其可行性,再组织大型医院专科护理门诊护士参与基层和社区卫生健康服务建设,形成区域医联体,解决一部分患者看病需求的同时,推动基层和社区护士处方权的发展。为推动专科护理门诊护士处方权实施,现提供以下建议。

1. 为专科护理门诊护士处方权的实施提供法律保护 专科护理门诊绝大部分护士具有专科护士证书,掌握了先进的护理理念和护理技术,护理经验丰富且学历相对较高,可以为我国护士处方权的实施提供优质的人才基础。建议国家相关部门在经过广泛调研、专家论证以及借鉴国外的护士处方权法律法规及相关政策后,结合我国国情和现有的护士处方权相关研究,制定适合我国的护士处方权法律政策,明确护士处方权的责任和义务,统一规定专科护理门诊护士处方权的准入资质、培训考核制度,同时,制定针对护士处方权的监管制度,杜绝权力的滥用。

2. 加强专科护理门诊护士处方权培训的实践研究 护士对护士处方权的期望是实施护士处方权的内在动力之一,可以对期望拥有护士处方权的在职护士进行继续教育,在其经过资格审查、考核培训后给予其处方权,更好地实现护理专业工作价值。

3. 授予专科护理门诊护士非药物独立处方权和一定药物非独立处方权 目前我国护士处方权处于初级发展阶段,考核和培训尚不完善,且护士的药理学知识相对薄弱。考虑到患者安全也基于保护护士的执业安全,可以先不赋予护士药物独立处方权,赋予护士非药物独立处方权和一定药物非独立处方权。其中,非药物独立处方权更多地涵盖与护理专业操作技能和知识有关的内容,例如健康教育处方、运动处方、营养处方、耗材类处方等。一定药物非独立处方权指的是为病情稳定的慢性病患者、轻症患者、姑息照护患者、免疫接种人群开具常用药物处方。护士药物处方以协议处方、延续处方和补充处方的形式存在,即在医生诊断明确的情况下,可以开具医生规定范围的处方,延用或调整原有处方药或剂量。这既可以有效解决护士处方权与医生处方权之间可能存在的冲突,也可以提高护理工作的自主性,促进护士自主学习和护理行业发展。

4. 提高群众对护士处方权的认知　从我国国情来看,护士处方权对于绝大部分人来说属于新鲜事物,但从 2021 年国际护士理事会颁布护士处方权指南以来,结合我国人口老龄化、患慢性病的人数不断增加的现状,治疗护理服务的需求日渐增加,授予护士处方权已成趋势。群众对护士处方权的认知偏低,可以通过互联网、电视、广播等渠道加强护士处方权的宣传,促进群众对护士处方权的认识并接受这一新的事物,改善护士在人们心中的职业形象,有利于今后这项工作的开展,减轻一部分医生的工作负担,同时也可方便患者更好、更快地就医,营造良好的医护工作氛围和患者就医环境,达到共赢的局面。

第三节　常见的专科护理门诊

一、PICC/血管通路护理门诊

随着护理血管通路种类的增多,血管通路护理门诊不仅包括经外周置入中心静脉导管(peripherally inserted central catheter,PICC)护理、植入式静脉输液港(venous port access,VPA)护理,还包括动静脉瘘护理等,但大部分血管通路护理门诊仍以 PICC 为主。PICC 是经外周静脉(贵要静脉、肘正中静脉、头静脉)穿刺插管,其尖端定位于上腔静脉的导管。PICC 适用于中长期输液、化疗、胃肠外营养、输入高渗性刺激性药物、泵入镇痛药物、缺乏外周静脉通路、家庭病床的患者和早产儿。PICC 因创伤小、留置时间长、可以减少频繁穿刺给患者带来的痛苦、感染及栓塞概率低、适应证广、费用低、穿刺成功率高、并发症少等诸多优势而在临床上得到广泛应用,常用于肿瘤化疗、需要长期输液的患者等,可减轻静脉治疗的痛苦,减少药物对外周血管的损伤,保障患者输液安全。

1. PICC 的重要性　PICC 由于其留置的周期较长,留置期间的维护质量与并发症的发生有密切联系。然而我国 PICC 技术发展不均衡,PICC 维护点分布不均,导致出现各种导管相关性并发症而不得不提前拔除 PICC,如 PICC 院外相关性感染率达 8.26%～12.01%,所以 PICC 留置期间院内及院外的管理尤为重要。在国外,PICC 维护模式以社区护士维护或者护士上门服务为主,在我国 PICC 护理门诊成立前由于医院有多个科室涉及 PICC 置入,所以置管及维护并没有固定的场所,置管大多在病房完成,其环境条件远达不到置管和维护要求,同时 PICC 维护大多由病房护士完成,但 PICC 置入因其操作具有很高的风险性,需要操作者具有良好的沟通能力和极佳的心理素质,所以只有经过专科系统培训的护士才能进行,普通护士并不能胜任。在 PICC 护理门诊成立后,患者置管和维护有了固定场所,置管和维护均由取得专科护士资格认证的护士完成,有效提高了患者对护士的信任度,提升了置管成功率,降低了置管并发症发生率,提高了患者满意度。而患者电子网络信息系统的应用实现了对住院患者及门诊患者置管情况的全面监控。

2. PICC/血管通路护理门诊的建立

(1) 完善组织结构:PICC/血管通路护理门诊由护理部、门诊办公室直接领导,依托医院静脉治疗小组。

(2) PICC/血管通路护理门诊的设置与布局:PICC/血管通路护理门诊设立在门诊区域专科护理门诊诊室,在门诊设有明显标识,为独立诊室。室内应光线充足,通风良好,环境整洁,按门诊换药室的要求进行布局设置,合理区分清洁区、污染区,标识清楚,室内设有流动水洗手设施、空气消毒设施,定时消毒并做好空气监测工作;设计专门资料区,涵盖服务流程、管理制度和 PICC 相关的宣传材料和图片;设计专用 PICC 操作车,大小适宜,便于操作,能满足置管护理要求,符合无菌操作原则。

(3)完善人员配备:因为 PICC 置管患者大多来自肿瘤、血液、放化疗科或为反复出入院治疗的患者,由医院静脉治疗小组有丰富置管和维护经验的资深副主任护师担任组长,组员若干,由有维护经验的资深主管护师及以上职称、本科及以上学历、责任心强、有专科操作规范培训并取得 PICC 操作资格证书者担任组员。

(4)制订 PICC 护理门诊就诊流程:按本院门诊患者就诊流程要求在挂号室挂号,然后到门诊就诊,即门诊挂号→PICC/血管通路护理门诊就诊→置管或导管维护。

(5)明确门诊的服务范围:主要为院内和本地区已出院带管患者进行导管维护、并发症处理,提供相关知识点咨询和健康宣教,同时承担院内(外)有关疑难 PICC 的置管及会诊,协助解决置管后各种并发症的处理。

(6)制订严格的操作规程:根据美国静脉输液协会(INS)及 CDCPICC 敷料更换操作常规为蓝本,统一 PICC 置管操作及敷料更换操作流程,包括物品准备、查对制度、消毒制度、无菌操作规范、敷料的选择、固定方法等。导管维护的收费标准需公开透明。

(7)置管患者档案的建立:给予每位留置 PICC 的患者一本护理手册,出院时交患者妥善保管,嘱患者每次到门诊做 PICC 维护时随身带来。手册内容需涵盖医院相关信息(联系方式、医院名称、联系人、电话、PICC 门诊时间等)、患者相关信息(患者姓名、诊断、科室、过敏史、血液常规检查结果,PICC 的用途,患者签署的 PICC 置管同意书,穿刺者,是否用麻醉药,麻醉时间,麻醉药具体名称,PICC 放置位置,PICC 放置血管,导管型号,导管尖端位置,导管插入长度,导管外露长度,是否抽吸到回血,封管有无阻力,以及输液是否通畅等置管相关信息)、导管维护情况。

3. PICC/血管通路护理门诊服务项目

(1)带管出院患者的日常维护:病房 PICC 置管及拔除,门诊 PICC 置管及拔除,PICC、CVC、输液港等静脉管路的接头更换、通管、冲管、封管,观察患者穿刺点、导管、贴膜及周围皮肤情况等以有针对性地治疗及换药。

(2)置管后回访。

(3)并发症的预防和处理。

(4)指导带管患者自我管理和维护:通过宣传、健康咨询方式说明功能锻炼方法、穿刺部位观察要点以及突发事件处理方式等。

(5)处理院内外疑难并发症、疑难病例护理会诊及指导。

(6)制订 PICC 维护操作标准,进行全院质量控制。

(7)完成院内外进修及培训。

(8)制订 PICC 置管后并发症预防指南及维护指南、自我护理及功能锻炼健康教育处方。

(9)设热线咨询电话,开展网上咨询服务,特设专用邮箱,以语音和视频等形式进行咨询和回复,承担教学和培训工作。

(10)建立与多个临床科室的合作:加强与放射科、介入科、B 超室、血管外科的联系,吸纳多学科知识来促进 PICC 技术向专科化方向发展。

4. PICC/血管通路护理门诊的服务对象 初次留置 PICC 的患者;带管出院的患者;发

生导管相关疑难并发症的患者/疑难置管病例等。

5. PICC/血管通路护理门诊开设的意义

（1）对患者而言：可满足就诊患者多元化的需求。PICC可用于肿瘤化疗、肠外营养，还可用于老年人输液、长期静脉输液治疗，满足特殊患者置管需求，从而解决静脉穿刺难的问题，保障输液安全。PICC护理门诊开设后，PICC管路维护更加规范，且患者就诊时间缩短，患者资料完整度提高，患者健康教育的知晓率提高（如了解紧急情况和联系方式，知晓穿刺点局部及敷贴异常情况，知晓置管后功能锻炼及注意事项等）。通过为PICC管道置入患者提供全程动态指导，并增强他们的自我管理能力，PICC护理门诊成功地降低了穿刺点感染的发生率。

（2）对护士而言：PICC/血管通路护理门诊的设立扩展了护理工作的范围，为努力学习新的静脉输液技术（理念）的护士搭建了平台，提升了专科护理质量。

（3）延伸护理服务：在广度上，护士的服务从医院延伸至家庭、社区；在深度上，护士职能作用走向专业化，护理学科的知识、技术向更加先进、复杂、高级化的方向发展。

二、伤口/造口护理门诊

1. 伤口/造口护理门诊概述　据统计，目前全国约有3000万慢性伤口患者，现有造口患者100万余人，并且每年至少增加10万人。文献报道，结肠造口后并发症（如肠造口机械性损伤、肠造口缺血坏死、肠造口过敏性皮炎、肠造口狭窄等）发生率高达21%～71%。各种原因引起的伤口/造口及其并发症所造成的伤害远远超出伤口/造口本身的疼痛和不适。其通过限制活动能力、增加社会隔离、消极的心理影响（如抑郁、焦虑、自卑），不仅明显影响患者的生活质量，还造成了患者心理、生理等多方面的负担，同时也带来了沉重的经济及社会负担。在国外，据估计，有650万人受到伤口/造口的影响，1%～2%的人将会经历伤口/造口，每年仅伤口/造口有关的医疗保险人口的干预费用就高达280亿美元。美国伤口/造口护理直接费用及间接医疗成本在2004年为110亿美元，2012年上升到150亿美元，2016年高达370亿美元。可见对伤口/造口的正确有效护理尤为重要。在快速康复外科的理念下，许多肠造口、外伤患者及其照顾者往往还未完全熟练掌握伤口/造口护理流程及注意事项，便已办理出院，病房护士对伤口/造口患者常规出院护理仅仅只能告知患者伤口/造口护理方法、饮食、注意事项、常见的并发症的表现，没有针对患者不同情况给予干预措施，也无法追踪患者居家健康情况。故为了应对造口和慢性伤口患者的增加，更好地满足此类患者对专科护理多层次、多样化的医疗需求，伤口/造口护理门诊显得尤为重要。

2. 伤口/造口护理门诊的建立

（1）制订伤口/造口护理门诊建设标准评价体系：包括岗位管理（岗位设置、岗位职责、绩效管理、人力配置、人员资质）、环境布局（诊室设计、功能区域划分）、设施设备（基本设施设备、专科设施设备）、物品配置（溶剂类、器械类、耗材类、其他）、专科管理（制度规范、感染防控、安全管理、信息管理、质量改进）等方面的评价指标。

（2）建立伤口/造口护理小组：小组成员主要包括取得造口或伤口护理专科资格的医护人员、护士长、相关医师等，在组间针对患者可能出现的问题进行探讨，并制订初步的护理干预措施。

（3）确定延续护理时间：延续护理多数在每周周一到周五展开，此外，在周末应该保持相关护理咨询热线通畅，或者可利用网络建立社交平台，便于患者随时咨询并便于医护人员开展专业指导。

（4）明确专科门诊护理内容：主要为院内和本地区已出院患者进行伤口/造口维护、并发症处理，提供相关知识点咨询和健康宣教，特别是饮食护理和心理护理，同时承担院内（外）有关疑难伤口/造口会诊，协助处理各种并发症。

（5）制订工作流程：护士先对患者造口/伤口进行评估，分析病情种类及严重程度后做针对性处理，最后在造口/伤口评估记录单上详细记录患者的处理过程、可能存在的风险问题和伤口的预期转归。

3. 伤口/造口护理门诊服务项目

（1）造口护理：包括肠造口、胃造口及泌尿造口的维护、并发症处理、健康教育。评估造口患者的造口、排泄物及周围皮肤情况，根据患者情况选择和使用合适的造口用品，观察是否出现皮炎、渗漏等现象，比如造口粪水性皮炎、刺激性皮炎、造口旁疝、造口回缩、造口脱垂等，并及时处理造口及周围皮肤的并发症。做好患者及家属的健康教育，包括造口及周围皮肤的观察、皮肤护理、饮食选择、常见并发症的家庭处理、造口患者的社交活动、性生活指导、造口袋和护肤产品的选择、更换和使用方法等，并叮嘱其严格按照规范实施操作。

（2）各类急慢性伤口处理：包括烧伤烫伤、术后换药和拆线、术后切口感染、压力性损伤、糖尿病足、下肢动静脉溃疡、癌性伤口、耐药菌感染、失禁性皮炎等伤口的治疗护理及健康教育。评估患者的全身因素（年龄、营养状况、全身性疾病、肥胖、药物、吸烟、疼痛、心理状态、伤口形成原因及既往治疗方案等）及局部因素（伤口大小、深度、位置、渗出物颜色、周围组织情况及伤口局部处理措施等），判断伤口种类及伤口愈合情况，确定伤口处理方式及选择敷料，制订个性化的治疗方案，促进患者伤口愈合。同时对患者开展健康教育，针对合并影响伤口愈合的基础疾病的患者，强调规范治疗基础疾病的重要性，并督促患者积极配合全身及局部治疗。

（3）疑难病例护理会诊。

（4）心理护理：患者受疾病的影响，容易出现悲观、消极等负面情绪，专科护士应该及时对患者进行心理疏导，向患者介绍目前造口的护理前沿内容和病友情况，消除患者孤独感，并帮助其树立恢复的信心。

4. 伤口/造口护理门诊的服务对象 各类造口、伤口的患者，下肢静脉溃疡、糖尿病足、化疗药物外渗、压力性损伤等皮肤问题患者，出现造口相关疑难并发症的患者等。

5. 伤口/造口护理门诊开设的意义 造口/伤口专科门诊的开设，有助于专科护士通过注重评估造口及慢性伤口处理中的各类风险事件，优化问题处理流程，强化过程管理，并防范可能出现的风险。这一举措不仅增强了护士的风险意识，还促进了护患之间的沟通交流，赢得了患者的信赖。专科护理的精准实施，使并发症的发生率明显降低，取得了令人满意的护理效果，从而显著提升了整体护理管理的质量。为了优化患者的护理体验，专科护士将有效的护理服务拓展至院外，确保患者能够持续获得关于造口护理的专业知识。这不仅有助于患者在治疗后的恢复期内得到专业的护理干预，还极大地增强了患者及其家属的自我照护能力。通过这一举措，专科护士显著减少了患者门诊的换药次数和护理需求，同时增加了他们在家自行换药的次数，为患者的居家康复提供了极大的便利。这不仅改善了患者的生存质量，还减轻他们的经济负担，使他们的心情得以舒畅和放松。这一变化对于提升患者的生活质量具有深远而积极的意义。

三、腹膜透析护理门诊

慢性肾脏病(chronic kidney disease,CKD)发病率在全球呈逐步增高的趋势。新近发表的中国多中心横断面 CKD 研究结果显示:中国 CKD 的患病率为 10.8%。腹膜透析(peritoneal dialysis,PD)是治疗终末期肾脏病的主要替代治疗方法之一,腹膜透析以其较低的治疗费用、早期较有优势的治疗效果以及患者较高的社会回归度等优势,已被越来越多的尿毒症患者所接受。截至 2022 年底,我国研究数据服务平台(Chinese Research Data Services,CNRDS)数据显示,我国已登记的腹膜透析患者达到 140544 例。

1. 腹膜透析护理门诊概述　目前针对居家腹膜透析的患者,国外大多采取以门诊随访、居家随访为主,国内以医疗门诊复诊、护士电话随访为主。国内仅北京、南京、上海、广州、湖北等省市的省级三甲医院开展了腹膜透析护理门诊。护士仅能通过电话随访了解患者情况,然而,这种方法存在局限性,尤其是在评估如水肿等问题时,护士主要依赖于患者自我描述的症状和临床表现等主观信息,缺乏客观、量化的评估指标。腹膜透析操作者为患者及其家庭照护者,他们虽在出院前已经接受了详细的操作培训和考核,但对他们在实际操作中是否严格遵守规程、是否存在简化或违规操作等细节,护士缺乏实时的监督与了解。为了解决这些问题,提高腹膜透析患者的依从性,降低腹膜炎发生率及患者再住院率,从而提高透析患者的生存质量与生存率,腹膜透析护理门诊应运而生。

2. 腹膜透析护理门诊的建立

(1) 前期准备:充分分析科室的优势及患者的需求,制订实施方案,得到医院的批准和支持。细化工作流程和操作规范。设计腹膜透析患者信息表、腹膜透析患者门诊随访评估表、门诊腹膜透析患者化验结果登记表、居家腹膜透析患者电话随访表。完善的制度和规范的管理流程可确保护理门诊的顺利运行。

(2) 人员配备:根据医院需求配备相应数量的专科护士,由科室经验丰富的主管护师及以上专科护士主导出诊。要求其临床经验丰富、专科理论知识扎实,熟练掌握肾内科疾病相关知识并有高度的责任心和同情心。

(3) 诊室布局及管理:严格执行医院门诊管理制度。从方便患者的角度出发,可将腹膜透析护理门诊诊室设在肾脏病专科诊区。诊室内按常规门诊诊室配备设施,如办公电脑、打印机、听诊器、血压计、体重秤、手消毒剂、洗手池、纸巾、治疗车、治疗床、空气消毒灭菌装置、各种储物柜、放置健康教育小册的宣传架等。利用门诊大厅大屏幕滚动宣传、制作宣传展板和设立宣传橱窗等多种方式,将专科护理门诊的内容、特点、专家特长、门诊时间、地址等予以公示,提高患者对专科护理门诊的认识,增加患者对护理门诊内涵和效果的信任。另外,可通过微信群、电话随访等将护理门诊信息告知患者。

(4) 确定腹膜透析护理门诊服务对象:腹膜透析患者及家属。

(5) 确定腹膜透析护理门诊出诊时间:根据需求设定开诊天数及时间。

(6) 腹膜透析护理门诊服务范围:评估病情、监测居家透析效果、监测日记记录、标本留取等;按照随访内容进行问诊及数据录入,各类腹膜透析治疗;24 小时在线护理咨询;健康宣教及心理护理;指导患者各类操作,如腹膜透析情况评估、出口护理、换液操作、腹膜透析等相关操作指导;相关并发症处置;家庭随访;腹膜透析疑难杂症护理会诊等全方位护理。

3. 腹膜透析护理门诊的服务项目

(1) 病情评估:检查患者的水肿、贫血情况及各项化验指标结果,评估患者近期的营养状况和完成腹膜透析的充分性,询问患者主诉,了解患者日常饮食、生活和工作行为方式,查看腹膜透析患者居家日记记录情况,了解患者的依从性。

(2)实施个性化的健康宣教:通过对患者进行考核,评估患者对专科知识的掌握情况,针对其认识上存在的误区,给予个性化指导。通过询问患者的日常生活习惯及查看患者居家日记记录情况,及时发现不良的治疗及饮食行为,如不遵医嘱服药和规范进行居家腹膜透析治疗,为追求大量脱水擅自更改治疗处方;部分患者每天只称量一次透出液,并将此次超滤量作为每次超滤量记录;饮食不限制水盐等。

(3)行为指导:向患者强调定期抽血化验检查的重要性,并根据化验结果给予个性化的指导。如指导患者评估出口的情况,如观察腹膜透析导管固定位置有无疼痛、分泌物渗出,同时指导患者确保体外段的导管呈弧 U 形妥善固定,以降低固定导管的张力,并避免过度牵拉而损坏导管;指导患者正确管理出入量,根据量出为入的原则,制订饮水量和每日腹膜透析超滤量,即全日水分摄入量＝全日尿量＋全日透析超滤量＋300～500 毫升;指导患者用药及饮食,如患者同时存在高血钙、高血磷,服用钙片时应与餐同服,使钙与磷结合从而降低血磷水平;为避免胆固醇水平过高,进食鸡蛋时应只吃蛋白不吃蛋黄;指导患者自我操作技能,可通过操作考核来发现患者及其家庭照护者实际操作中的问题,从而进行指导,特别注意是否严格落实七步洗手法,是否跨越无菌区等细节问题,从而使患者及家庭照护者更主动、积极地参与自我管理。

(4)提供专业化护理:为患者提供出口护理(包括居家出口换药时所需的一次性物品选择指导,出口处的自我护理方法),并详细说明出口日常护理流程(包括敷料的更换、出口护理、观察和处理并发症等),同时要求患者填写腹膜透析患者随诊门诊评估表。

(5)其他:指导挂号方法,如直接门诊挂号、电话预约挂号、微信挂号、各类医院 APP 挂号等。

4. 腹膜透析护理门诊的服务对象　腹膜透析患者、腹膜透析出现并发症者、发生腹膜透析疑难并发症的患者。

5. 腹膜透析护理门诊开设的意义　对于腹膜透析患者而言,经过定期专科护理门诊的延续护理服务,护士会全面评估患者的症状,进行细致的体格检查,并检查血、尿、透析液等各项生理指标。这种护理模式使护士能够直接掌握患者的病情变化,同时了解患者的生活质量,并加强了与患者的沟通交流。在此过程中,护士可为患者提供心理疏导、定期的健康教育、自我护理技能培训以及康复指导。通过及时调整治疗方案,患者的血压、贫血、机体营养状态等得到显著改善,进而提升了腹膜透析的治疗质量,有效改善了患者的长期生存质量。这一模式不仅降低了患者住院率和腹膜透析失败的风险,而且显著降低了其他并发症的发生率。

四、糖尿病护理门诊

1. 糖尿病护理门诊概述　糖尿病是临床上慢性病中比较常见的一种,是全球普遍流行的疾病,且发病率不断上升。随着疾病的发展,患者会出现肾脏、心脏、血管、神经等功能损伤,对其健康和生命安全造成严重威胁。据保守估计,2005—2015 年中国由于糖尿病及相关心血管疾病导致的经济损失达 5577 亿美元,这无疑给我国医疗卫生事业带来巨大的负担。糖尿病病程较长,患者常年龄较大,且生活方式不健康和缺乏疾病有关知识。研究证明,通过糖尿病专科护理门诊,加强专科护士对糖尿病患者的健康教育、心理护理,指导患者科学饮食、合理运动,有助于提高患者的自我管理能力,在控制并发症及发展方面具有关键作用。

2. 糖尿病护理门诊的建立

(1)组建门诊团队:通过组建专科门诊团队,实施糖尿病专科护士主导的门诊管理。成员可包括糖尿病专科护士、普通门诊护士、营养师、内分泌专科医师、康复运动医师、药剂师等。糖尿病专科护士在门诊中起主导作用,全面管理患者,负责科室各专科的联系沟通。

(2)制订门诊管理内容:参照门诊标准,由团体讨论制订以糖尿病专科护士为主导的 2 型糖尿病患者门诊工作流程,包括预约、就诊、护理诊断、制订个性化干预目标、干预及效果评价等。

(3)明确专科护理门诊工作范围:除对糖尿病患者进行疾病专业治疗、护理、健康教育、行为指导外,还应建立糖尿病患者档案,定期随访;为全院其他专业护士开展糖尿病专科知识培训,帮助其获得糖尿病专科护理及健康教育知识;负责全院疑难糖尿病患者护理问题的会诊;协调其他组员的工作,促进 MDT(多学科诊疗);开展糖尿病护理工作督导,为医院其他护士提供专科领域的信息和建议,指导和帮助其他科室的护士提高对糖尿病患者的护理质量。

(4)质量反馈:实行组长负责制。糖尿病专科护士及时就门诊存在的特殊或共性问题进行总结归纳,从而为再次强化患者记忆、提升自我管理能力提供依据。

3. 糖尿病护理门诊服务项目

(1)评估病情及居家专科护理知识掌握情况,实施个案管理。

(2)糖尿病专业知识科普讲解、个性化健康教育咨询与指导,如居家血糖监测方法及时间、胰岛素注射技能指导等。

(3)定期进行随访。

(4)疾病专业治疗:为患者提供健康咨询服务(检验单解读、用药指导、饮食指导、运动指导)、进行血糖监测(糖耐量试验、空腹血糖和餐后 2 h 血糖检测)、并发症筛查(眼底检查、足病评估、骨密度检测、体脂分析)等。

(5)疑难病例会诊。

4. 糖尿病护理门诊服务对象 糖尿病患者,特别是初发患者;出现糖尿病并发症患者,如肥胖症患者;发生糖尿病疑难并发症的患者。

5. 糖尿病护理门诊开设意义 糖尿病护理门诊的设立,为糖尿病患者带来了更为专业化和个性化的教育与管理服务。结合每位患者的个人管理档案,糖尿病护理门诊不仅满足了患者多样化的需求,还凭借其专业的科室服务赢得了患者的认可。这一举措显著提高了患者的遵医行为,强化了他们的自我管理能力,并同时增强了家庭成员对患者的护理能力。

在多个关键指标方面,如糖尿病症状评分、血糖控制情况、糖化血红蛋白水平、生化指标、自我管理能力、健康生活方式评分、治疗依从性以及对疾病的认知等均展现出了明显的正面效果。它不仅促进了糖尿病的宣教和患者的自我管理,还有效降低了并发症的发生率,从而改善了患者的生活质量。

此外,糖尿病护理门诊的建立也进一步推动了理论专科性的发展,为糖尿病护理事业的持续进步注入了新的活力。

五、围产期保健护理门诊

孕产妇健康素养是指孕产妇利用相应的认知技能和社会技能,获取、理解和正确利用健康信息和服务,维持和促进自身及后代健康的能力。围产期是指从妊娠满 28 周至产后 1 周,是孕期的一个重要时期,容易并发妊娠和分娩相关疾病,给母婴带来极大的危害。

1. 围产期保健护理门诊概述　围产期孕产妇的健康素养水平直接关系到自身和下一代的健康状况。研究表明,对围产期孕妇实行孕期健康教育,能提高其获取知识的能力,有效提高健康素养水平,从而有助于防止高危妊娠发生,促进自然分娩,改善母婴结局。围产期保健护理门诊作为产科病房的延续服务形式,为实现孕期健康教育、行为指导等提供了具体干预方式和场所。

2. 围产期保健护理门诊的建立

(1)选拔与培训专科护理门诊坐诊专科护士:由护理部和专科护理小组制订各专科培训计划和内容,对入选专科护士进行培训,使其掌握门诊的相关专业知识、专科操作技能、日常运作流程、工作范围等。

(2)制订专科护士工作流程:针对独立型和合作型专科护理门诊的特点,分别制订专科护士的工作职责、工作流程、出诊纪律等规章制度。

(3)建立专科护理门诊技术操作规范和标准:在结合循证与现有的专科护理技术操作流程的基础上,按照标准操作步骤撰写操作规范,编撰系列手册,制订一整套与本专科相适应的临床护理路径、操作流程及配置要求。

(4)建立绩效考核及评价体系:由护理部与门诊办公室按照以上标准每年度组织考评 1~2 次,将考评结果作为绩效分配、能级晋升、年度评优、是否继续聘任为专科护士等的判定标准之一。

(5)建立专科护理门诊三级督查体系:专科护理门诊明确本科室《专科护理门诊护士岗位说明书》,形成由护理部—门诊—专科护士三级团队管理模式,定期或不定期地对专科护理门诊执行督查计划。护理部督导组在此管理实施方案的基础上,制订具体实施方案,由门诊办公室协助修改相应的工作目标和实施计划,专科护士将具体措施落实到实际的专科护理门诊工作中。在实际实施管理过程中遇到问题时,逐级向上反馈,最终由护理部督导组对问题做出协调,并对实施过程和效果进行评价,实现质量持续改进。

3. 围产期护理门诊服务项目

(1)母乳喂养技能培训:开设母乳喂养理念及知识普及讲座,详细指导哺乳正确姿势、储奶方法,并定期考核与收集反馈。

(2)助产评估及专科咨询。

(3)心理护理。

(4)产前精心规划与咨询:包括体验模拟自然分娩、制订个性化分娩计划、提供分娩咨询。

(5)母婴健康管理:胎儿宫内安全自我监护、孕产期体质量管理、孕期及哺乳期营养管理、产褥期康复指导、孕产期母婴家庭护理技能指导、新妈妈心理状况评估与支持。

4. 围产期护理门诊服务对象　普通妊娠患者;存在妊娠期并发症的患者,如糖尿病患者。

5. 围产期护理门诊开设的意义　围产期护理门诊开设后,专科护士通过普及孕育健康知识,开展健康教育和健康促进活动,涵盖了营养、运动、母婴监护、生活调适等多个方面。这些举措不仅加强了孕产妇的自我保健意识和风险防范能力,还有效地解决了孕妇在生理和心理层面上的诸多问题。

在专科护士的指导下,孕妇可学会如何选择更合适的分娩体位、缓解宫缩痛的方法,并获得了产后心理支持和指导,以及正确的母婴接触技巧。这不仅增强了孕妇对自然分娩的信心,也提高了她们在分娩过程中的应对能力和自我效能。

这种综合性的护理服务,不仅提高了孕妇的健康素养,使她们更加积极地参与到医疗保健活动中来,还显著降低了妊娠期并发症的发生率和剖宫产率,提高了自然分娩率,减少了不必要的医疗干预,从而改善了妊娠结局,确保了母婴的安全。同时,在专科护理门诊团队服务模式下,专科护士得到产妇及其家属尊重与认同,且其专业知识与技能得到较大提升。

第四节　专科护理门诊的管理

一、管理制度

（一）门诊护理管理制度

（1）在护理部统一领导及门诊办公室的指导下开展工作。

（2）专科护士在工作环境中要做到语言文明、举止端庄、仪表规范、态度和蔼并佩戴胸牌,准时上岗。

（3）专科护士自觉遵守各项规章制度,恪守职业道德,以高度的责任心和同情心对待每位患者,并实行首问负责制。

（4）专科护理门诊护士开诊前认真做好各诊室的准备工作,保证各种医疗器械及各种医疗用品的妥善保管、及时维修和必要补充;开诊期间做好各诊室的维护工作;门诊结束后做好各诊室的整理工作,并关好水电开关及门窗,防止意外事故的发生。

（5）积极巡视诊区,有效维持门诊秩序,根据各专科特点科学地组织、安排患者有序就诊,并优先安排老弱残疾及行动不便的患者就诊。

（6）备好急救药品及器材,对危重及病情突变的患者,配合医生积极采取有效抢救措施。

（7）专科护士必须熟练掌握突发事件的应急流程和上报流程,如网络瘫痪,患者心搏骤停、跌倒等,能有效地疏导和急救,控制风险及危害。

（8）做好患者的就诊指导和健康宣传工作,通过各种形式,针对不同专科宣传预防和保健知识,以提高患者的自我保健能力。

（9）严格执行消毒隔离制度,预防医院内交叉感染。

（10）积极参加护理部、科室组织的业务学习,按时完成继续教育的学习,不断学习新业务、新技术、新理论,努力提高专科技术水平。

（二）专科护理门诊人员准入管理制度

（1）严格按照《护士条例》等有关法律规定,规范专科护士执业行为。

（2）护士在试用期间,应严格执行医院各项规章制度,参加各类岗前培训,经专科及护理部考核合格后方可上岗。试用期间,若有违反医院相关规章制度、投诉、发生差错等情况,延迟准入或予以调岗。

（3）新入职护士在未取得考核合格证前,均应在注册护士指导下,完成低技术性护理工作及非技术性护理工作;不得单独进行创伤性或侵入性及无菌性护理技术操作,不得独立承担危重患者的护理工作。

（4）在岗护士必须取得《中华人民共和国护士执业证书》，注册执业地点必须是本单位且在有效期范围内。如未按有关规定完成护士执业资格、注册等程序，不得从事护士执业工作。

（5）具有本专科岗位所需要的思想素质、业务素质和身体素质，具有慎独精神。

（6）经岗前培训合格，完成专科 3～6 个月理论及操作培训，经考核合格并获得结业证书的注册护士，应定期接受专科临床相关知识、技能的再培训与考核，再培训间隔时间原则上不超过 3 年。

（三）高风险护理操作项目分层授权管理制度

（1）高风险护理技术操作项目指操作复杂、操作过程长、难度大、风险高的相关操作。

（2）除高风险操作项目外的其他护理操作不在此次分层授权范围内。

（3）各专科高风险护理技术操作项目具体目录由专科质控小组提出建议，专科牵头护士长、护士长讨论制订，总护士长审核后交护理部审核确定。

（4）拟定高风险操作目录时以满足专科特色为原则，不同专科内对高风险操作项目的界定标准无须严格统一，若专科经讨论后认定为无高风险操作项目，可据实上报。

（5）高风险护理操作项目授权人员以护士分层管理制度为依据，原则上专科护士、高级护士具备被授权资格。

（6）被授权人接收过相关技术培训且考核合格。

（7）授权人员名单由护士长、专科牵头护士长、总护士长审核后上报护理部，护理部审核后给予授权认定。

（8）高风险护理技术操作项目的资质许可授权实行动态管理。当出现以下情况时，护理部将取消相关人员的授权资格。

①相关人员在执行高风险护理操作项目时，出现Ⅰ级、Ⅱ级不良事件后，取消授权资格。

②相关人员在执行高风险护理操作项目时，出现Ⅲ级或Ⅳ级不良事件后，专科质控小组、护士长、专科牵头护士长讨论后决定是否保留授权资格。

③被授权人员若不在岗超过一年，取消授权资格，返岗培训合格后再授权。

（四）"互联网＋护理服务"管理制度

（1）"互联网＋护理服务"是指医疗机构利用在本机构注册的护士，依托互联网信息技术，以"线上申请、线下服务"的护理服务模式，为出院患者或罹患疾病行动不便的特殊人群提供的上门护理服务、护理指导、健康咨询等服务。

（2）明确服务目的，以满足人民群众多样化、多层次的健康服务需求为目的，规范开展"互联网＋护理服务"。

（3）明确服务目标，规范开展"线上申请、线下服务"的居家护理服务，保障护理服务质量和安全。

（4）明确服务对象：多数为在本院出院或门诊就诊后有需求并经过评估可以提供上门护理服务的患者。

（5）严格按照护士准入资质纳入服务护士。

（6）强调服务要求。

①规范服务：统一着装，挂牌服务，语言文明，细致耐心。

②严格遵守相关法律法规、职业道德规范和护理技术操作规程,切实保障医疗护理质量和安全。

③开展护理前,按规范填写知情同意书并带回存档。

④在护理过程中,严密观察病情,若发现疑难问题,及时与护理部沟通,寻求帮助,必要时告知家属。

⑤护理时需有第三人在场,同时应尊重患者生活习惯,保护患者隐私。严禁推销任何商品,严禁收受患者礼品。

(7)注意质量安全管理及风险防范。

①护士不得以个人身份提供"互联网+护理服务",必须依托医院构建的平台,提供规范的护理服务。

②"互联网+护理服务"要以相关法律法规要求为基础,坚持"线上线下,同质管理"的原则,确保有关服务规范开展,保障护理质量安全和护患双方合法权益。

③应当与服务对象签订协议,并在协议中告知患者服务内容、流程、双方责任和权利以及可能出现的风险等,签订知情同意书。

④护士应全面了解患者病情,及早发现潜在的安全隐患并评估是否适合提供上门护理服务。

⑤严格执行查对制度,检查药品及耗材的质量,一般外带药品与医用耗材集中放置在互联网上门服务专用箱内保存。有特殊存储要求的,根据该药品与医用耗材的存储要求存放。

⑥操作前做好相关评估,规范各项操作流程,做到院内院外操作同质化。

⑦开展护理服务后的健康宣教,告知患者或家属相关注意事项。

⑧做好相关护理服务记录。规范护理文书书写,确保护理文书客观、真实、准确、及时、完整、规范地反映患者的病情及护理过程,为护患双方维护合法权利提供真实、可靠的法律依据。

⑨为确保护理专家成员人身安全,出诊期间应打开定位追踪。

⑩保护护患双方隐私及信息安全:不得随便议论和泄露有可能造成患者精神伤害的疾病、病理生理上的缺陷、有损个人名誉的疾病、患者不愿他人知道的隐情等。除患者或患者委托人外,其他人员如需了解患者的患病情况,须按医院的相关规定执行。告知患者在出诊护士服务过程中不得私自拍照或摄像。

(8)加强人员培训:对开展互联网护理的服务人员进行统一培训,确保护理质量。

(五)护理质量控制与持续改进制度

(1)护理质量与安全管理委员会每年根据现有的法律法规、行业标准、指南、团体标准制订或修订普通科室及重点科室护理质量评价标准及质量指标。

(2)护理部落实三级质量控制与持续改进。

①三级质控:a.三级质控小组成员由护理部主任、护理部副主任、总护士长、专科工作小组组长组成;b.每月按照护理部制订的护理质量评价标准和计划,对各专科进行护理质量考核;c.质控人员质控时若发现问题,应当面告知病区护士长或主班护士;d.每月及时向分管主任反映质控中遇到的特殊问题及临床护士对质控的意见或建议;e.每月参与质控结果的讨论与分析,对存在的问题提出整改建议,并反馈给门诊;f.每月对上季度出现的问题进行追踪检查和成效评价;g.每季度进行全院护理质量讲评,并下发护理质量持续改进时讯,运用质量管理方法及工具持续改进护理质量;h.护理部及时组织对新的法律法规、行业标准、指南、团体标准的学习。

②二级质控：a.二级质控小组由总护士长及片区护士长组成，由总护士长担任组长；b.总护士长每月对片区三级质控出现的问题进行片区追踪，并将结果反馈给护理部。

③一级质控：a.一级质控小组由护士长担任组长，每月参与及指导一级质量控制；b.科室质控小组有计划地按照护理部制订的护理质量评价标准，对辖区进行护理质量现场考核，每日有重点，每月完成所有质控项目；c.质控人员将质控时发现的问题，记录于"护理质量督导记录表"，并及时改进；d.护士长每月汇总质控结果并分析，对于重大事件、连续3次以上出现同一问题或项目检查结果低于目标值，护士长须进行PDCA持续改进；e.护士长每月定期组织小组成员召开会议，提出改进措施；f.护士长对本科室质量与安全指标进行收集和分析；g.护士长运用质量管理方法与工具持续改进护理质量。

（六）护理人文关怀管理制度

（1）护理部及科室按照政府部门规定、医院宗旨及发展规划、护理文化传统等，将护理人文关怀工作纳入护理发展规划及年度工作计划。

（2）制订、修订人文关怀标准、流程等并进行培训。

（3）制订不同层级护理人员人文关怀培训课程并实施。护理人员熟悉人文关怀理论、知识和技能，并有效运用到临床。

（4）门诊及诊室营造人文关怀氛围，制作人文关怀展板并每半年更新。

（5）明确护理人员人文关怀护理职责，并履行职责，包括但不限于与患者建立关怀性关系、进行关怀性沟通、在操作技术中融入人文关怀等。

（6）护士长履行对患者关怀的职责。

（7）护理管理者对下一层级的管理者及护士实施关怀。护理人员与其他工作人员要相互尊重、相互协作、相互关心和帮助。护理人员要进行自我关怀。各级人员对自身不能解决的问题或困难，及时向上级或他人反映，寻求指导和帮助。

（8）护士长定期组织护理人文关怀查房（结合业务查房进行）、关怀故事分享、人文关怀质控等工作，并做好记录。

（9）妥善保管护理人文关怀活动各项资料。

（10）护理部及科室对人文关怀进行督导，推广亮点，分析问题，提出改进措施并实施。每年组织护理人文关怀满意度调查，对调查结果进行反馈，未达标的科室限期整改。

（11）每年对护理人文关怀工作成效突出的专科和个人进行表彰奖励。对于因缺乏人文关怀导致的投诉、纠纷等按医院相关规定进行处理。

（七）老年友善护理服务制度

（1）在护理部领导下，在老年友善文化、老年友善管理、老年友善服务、老年友善环境等方面为门诊老年患者提供优质护理服务。

（2）通过口头教育、咨询热线、教育处方、健康讲座、宣传展板、宣传手册等形式针对老年疾病、就医指导等内容进行健康教育，围绕老年常见疾病的健康主题日组织尊老、助老、护老的义诊公益活动，营造老年友善文化氛围。

（3）护士与老年患者进行关怀性沟通：护士应主动了解老年患者的就诊需求；采用合适的方法或工具评估老年患者身体舒适状况及心理状况。若发现结果异常，应给予相应干预。

（4）评估老年患者对疾病治疗护理及康复知识掌握的情况，选用适当的方法进行健康指导。

（5）对门诊就诊老年患者进行老年综合征和老年常见问题的评估、风险防范及干预，尤其是对跌倒等老年高危风险，建立风险防范措施及应急预案，及高风险筛查后知情告知制度。

（6）优化老年专科疾病护理和技术规范，制订老年专科护理质量控制与持续改进制度。

（7）对护士开展老年护理相关知识和技能（包括老年心理学、社会学、老年安全护理及与老年患者沟通技巧等方面）的培训。

（8）加强护工和陪护人员老年患者照护服务能力培训。可采取集中培训和个别培训相结合的形式。

（9）加强建设老年常见疾病专科护理门诊，如肾病护理、糖尿病护理、营养门诊。开展老年患者出院后的电话随访等延伸护理，必要时提供上门服务。

（10）为门诊老年患者创造安全、便捷的就诊环境：提供亮度较高、光线柔和的照明，对门诊环境进行无障碍设计的改进，并配备必要设施。

（11）护理部、门诊对老年友善护理服务进行督导，根据结果持续改进护理服务。

（八）护理投诉管理制度

（1）凡在护理工作中因服务态度、服务质量及自身原因或技术因素而发生的护理事件，引起患者或家属不满，并以书面或口头方式反映到护理部或门诊办公室的意见，均为护理投诉。

（2）护理部、门诊办公室设专人接待护理投诉事件，认真倾听投诉者的意见，耐心做好安抚工作并做好记录。

（3）护理部、门诊办公室设有《护理投诉登记本》，记录护理投诉事件的原因分析和处理经过、整改措施等。

（4）相关部门接到护理投诉事件后，及时反馈给总护士长、护士长，督促有关科室认真核对事情经过，分析事发原因，总结经验，接受教训，并提出整改措施。

（5）根据护理投诉事件情节严重程度，给予当事人相应的处理，包括批评教育、书面检查、科内备案、向患者及家属赔礼道歉及根据情节严重程度给予相应的经济处罚等。

（6）因护士违反操作规程给患者造成损失或痛苦，按相关规定处理。

（7）护理部、门诊办公室定期总结分析护理投诉并在全体护士长会上公布，并且将有无投诉作为能否评选优秀科室的重要依据之一。

（九）健康教育制度

（1）医院健康教育管理小组制订健康教育年度工作计划，定期召开会议，开展健康教育和健康促进工作。

（2）各专科根据专科特点，建立健康教育宣传板报、橱窗，将常见病、预防保健知识等列入其中，并定期更换。

（3）开展多种形式的健康教育，包括口头教育、健康教育大讲堂、健康教育处方、展板、健康服务咨询热线、各种疾病的宣传手册及利用医院网络平台，将本专科相关知识网络化，大力普及健康知识。

（4）丰富健康教育的内容：包括就诊须知、专科疾病知识、手术宣教，饮食、休息、活动、心理、药物、疼痛及康复指导，以及护理延伸服务等。

（5）举办健康教育讲座：根据患者需求安排讲座内容。

（6）开展公众健康咨询活动：如利用世界卫生日、全国高血压日、世界糖尿病日等各种健康主题日,有针对性地开展健康咨询活动,并根据主题发放宣传资料。

(7)加强社区健康促进工作:围绕肿瘤、糖尿病、高血压等开展慢性非传染病预防知识的宣传,同时根据需求开展群众性的健康安全和防范教育,提高群众应对突发公共事件的能力。

(8)建立督导评估标准:定期对本专科进行质控,定期反馈督导结果,发现亮点。对督导发现的问题进行原因分析并改进。

(9)培训与考核:每年对健康教育小组成员进行健康教育理论与技能培训,并进行考核。

(10)记录与评价:完整保存健康教育计划、宣传板小样、工作过程记录及效果评估等资料。

(十)隐私保护制度

(1)注意保护性医疗,不随意谈论患者的病情,不打听和泄漏患者的隐私与秘密。

(2)不得向外泄露患者的个人信息和统计资料,如患者的电话、住址,未经患者同意不得将患者相关信息泄露给各种推销员、商家等。

(3)加强病历管理:病案的借阅、复印按医院的规定严格执行,未经许可不得向无关人员公开。对患者的化验检查结果、各种护理记录应妥善保管,注意保守秘密,对患者负责。

(4)凡涉及参与门诊临床科研的患者信息一律予以保密。

(5)不得强行探问与医疗无关的患者隐私,询问患者隐私问题时应严肃认真,并告知患者会为其保护隐私。

(6)实习带教要征得患者同意,不得在患者床边与实习生进行病情讨论、讲解。

(7)专科护士为患者做暴露性检查或护理操作时应首先征得患者或监护人同意,如果是男性工作人员为女性患者进行操作时,必须有两位以上工作人员或患者家属在场,尽量在单人房间操作或使用围帘、屏风遮挡。

(十一)护理安全事件报告及管理制度

(1)任何与护理直接或间接相关,威胁患者安全,引起患者伤害或潜在伤害的事件均属于护理安全事件。

(2)按医院流程及时完成护理安全事件报告与登记。

(3)护理安全事件发生后正确及时应对:①发生护理安全事件后,本着患者生命健康第一的原则,迅速采取补救措施,避免对患者的伤害或将伤害降到最低程度,并减少事件造成的各种不良影响;②妥善保管涉及本次护理安全事件的护理记录、药品、仪器等,不得涂改、销毁,以备鉴定;③引起投诉、纠纷或诉讼时,相应的护理管理者应积极参与协调处理。

(4)定期进行护理安全事件的讨论、分析与改进:①护士长每月组织相关人员对发生事件集中讨论(重大事件及时组织全体护理人员讨论),认真分析事件的根本原因,找出工作流程、制度等存在的隐性或显性问题,提出针对性的切实可行的改进措施并实施。②护理部每月分类讨论所呈报的护理安全事件,分析事件发生的根本原因,提出改进措施,反馈到临床。全体护理人员学习并防范同类事件的再发生。③护理部每季度、每年度集中分析护理安全事件情况,提出改进措施并反馈到临床。全体护理人员学习并防范同类事件的再发生。④对于重大事件由护理部临时组织相关人员讨论并提出对策和改进措施。将以上讨论的结果(包括原因与改进措施等)以书面形式传达到各相关科室或人员。各科应进行相应改进。

（5）护理部根据不良事件讨论结果不断修订护理工作制度或流程,对修订后的护理工作制度或流程进行全院下发,各专科组织学习并记录。各层级护理管理者对修订后的工作制度或流程执行情况定期督查,持续改进护理质量。

二、管理流程

（一）门诊出诊流程

专科护士出诊流程如下。

（1）每日清点诊室内相关物品、耗材,及时补充。

（2）查看挂号人数,做好接诊准备。

（3）接诊时首先获得患者的信任:专科护士应注意和患者间的沟通和相互了解,通过沟通使患者建立对专科护士的信任感。

（4）专科护士负责首诊:首先录入就诊患者的基本信息,完善治疗前病史资料。

（5）运用专业的临床判断力明确诊断:专科护士要综合运用护理理论知识、临床经验、沟通能力和实践技能,识别患者存在的问题并解决或给予建议和指导。

（6）用护理程序的方法对患者实行整体护理干预:专科护士能从心理状态、疾病情况、生活自理能力等方面评估患者的需要,为患者制订全面的护理计划和护理措施;治疗期间,随时对患者治疗情况进行评估,并根据患者情况及时调整治疗方案或请求会诊。

（7）建立专科多学科诊疗团队,采取多种方式提供护理服务,促进患者健康,随时就专科问题展开会诊,危急时刻能利用团队力量予以应急处理。

（8）治疗结束后及时完善相关病历及维护本,便于之后进行护理效果评价及就诊。

（9）告知下次就诊时间,并于病历或维护本上写明。

（10）做好随访,及时对护理效果进行评价,以便发现问题,尽早干预。

（二）会诊流程

（1）责任护士填写会诊申请单,提出书面申请。

（2）护理部负责会诊的组织协调工作,安排小组成员在规定时间内完成会诊(一般会诊在 24 h 内,急会诊在 4～6 h 内完成,突发事件随叫随到),通知申请科室相关护士参加护理会诊。

（3）会诊由护理部主任或副主任主持;病区责任护士汇报病情,提出所需会诊的目的和需要专家解决的问题,被会诊科室护士长给予补充说明。

（4）小组专家对已经实施的护理措施加以评价,给予指导意见,将护理会诊意见填写在会诊记录单上。

（5）24 h 内进行会诊后随访并记录。

（6）护理会诊单由护理部存档,定期进行质量分析,将讨论报告收入护理质量管理档案中。

（7）将护理会诊申报落实情况列入质量考核范围。

（三）专科护理门诊护士准入流程

（1）新护士或轮转护士将进入专科护理门诊。

（2）制订相应培训计划。

（3）落实完成培训实践及考核。

（4）护士长根据相关人员的培训计划、培训时间、培训记录及考核结果，向片区总护士长提出相关人员的准入申请。

（5）本片区总护士长审核相关材料，签字同意上交人员名单。

（6）护理部审核后，为相关人员办理门诊专科护理培训上岗结业证，盖章后生效。

（7）相关护士凭结业证书准入。

（四）门诊患者 PDA 身份识别流程

（1）收到门诊患者输液卡/治疗单（三用单）/注射本/化验单、就诊卡及药物，核对无误。

（2）刷患者就诊卡，打印二维码条码（两联）（一联为患者信息联；另一联为治疗粘贴卡）。

（3）再次核对输液粘贴卡/治疗单（三用单）/注射本/化验单及药物，无误后将患者信息联交给患者，输液粘贴卡与药物一起放在药篓中交给配液护士。

（4）再次核对注射执行单、输液粘贴卡与药物，准确无误后使用 PDA 扫描并配置药物；如有疑问，及时呼叫患者，与收药护士共同再次核对。

（5）收到配制好的药物，再次核对注射执行单与输液粘贴卡的信息，无误后使用 PDA 扫描输液粘贴卡二维码呼叫患者前往输液台/治疗台/抽血台等。

（6）请患者或其陪同人员说出患者的姓名，扫描患者联二维码与输液粘贴卡/治疗单（三用单）/注射本/化验单二维码，无误后予以治疗。

（7）更换液体时，扫描患者联二维码与输液粘贴卡二维码，无误后予以更换。

（8）治疗完毕后扫描患者联二维码，点击结束键。

（五）护理安全事件上报流程

（1）发生与护理直接或间接相关的安全事件。

（2）迅速采取补救措施，减少该事件造成的影响。

（3）妥善保管涉及该事件的护理记录、药品、仪器等，以备鉴定。

（4）多渠道报告，报告至护士长或上级护士。

（5）护士长或上级护士上报至护理部网络报告系统、电话、邮箱等，对于重大事件立刻电话报告总护士长和护理部。

（6）护理部及时报告医务处及主管院长。

三、工作职责

（一）护理管理岗位人员职责

1. 护理部职责

（1）在院党委、院长和主管护理工作的副院长领导下，主持门诊护理管理工作。

（2）组织制订专科护理门诊发展规划及年度工作计划，并实施。

（3）根据上级行政部门要求及标准、规范等，组织制订、修订门诊各项护理管理制度、工作人员职责、护理常规、护理技术操作规范、护理质量标准及护理应急预案等，督促落实。

（4）进行门诊护理行风建设及医德医风建设。带领团队遵守法律法规及院纪院规。负责对所辖护理管理队伍进行培训考核。

（5）负责门诊护理服务质量与安全管理工作；定期召开护理质量管理委员会会议；组织并参与三级质控，及时分析、反馈问题，并督促整改，以实现护理质量持续改进。落实护理核心制度并进行督导;定期或不定期进行安全检查;构建积极的安全文化,鼓励主动报告安全事件,并组织讨论分析及改进,以保障患者安全。

（6）负责深化门诊优质护理服务方案的制订及实施,促进门诊护理人文关怀规范化完成。

（7）负责门诊护士岗位管理,包括联合相关部门进行护理人员招聘;实施护理人员分层管理、配置、绩效考核、晋升及评先评优等。

（8）负责门诊护理教学培训管理工作,包括在职培训、实习教学、理论授课、专科护士培训、继续教育等的管理,培养新时期高素质护理人才。

（9）负责门诊护理科研管理工作及学科建设,不断创新,促进护理学科发展。负责门诊护理重点专科建设,提升专科护理水平和服务能力。

（10）传达、落实上级会议精神。主持召开护理部、总护士长和全院护士长层面的管理者会议,商议、部署工作。

（11）构建护理部—门诊—个人三位一体的关怀模式,多措并举,关心、关爱护理人员;了解护理人员的心理状况,提供必要的支持和帮助;征求护理人员的意见和建议,向上级反映护理人员的心声。

（12）做好多院区门诊的护理管理及协调工作。

（13）督促落实院感各项管理规定,做好消毒隔离工作,特殊时期按规定做好防控管理工作。

（14）定期向主管领导汇报工作,及时汇报重要事情。完成领导交办的各项任务。做好与各相关部门的联系与协作,积极获取相关部门的支持。

（15）负责对外交流及对口支援等工作。

（16）负责部门内的应急处理工作,承担医院各项应急工作任务。

2. 总护士长职责

（1）在医院、护理部主任领导下,根据护理部对门诊护理工作总目标、质量标准、工作计划,结合具体情况制订本人岗位目标及辖区护理工作计划,组织实施,并定期做出总结分析。

（2）对门诊护士长工作计划、工作程序、岗位职责、护理质量进行控制,并定期做好总结分析。对护士长管理的业务水平给予指导。

（3）组织召开护士长会议,做好上传下达,落实上级精神,商议、部署工作。

（4）负责辖区护理人员的行风、医德医风教育与管理。带领护理人员严守各项法律法规、院纪和院规。

（5）负责辖区内护理质量管理与安全管理工作。组织并参与进行重点工作的督导,督促、指导科室对三级护理质控发现问题改进。

（6）参加全院三级护理质量控制。定期对门诊护理质量进行检查、分析,提出改进措施和奖惩办法,并及时反馈。

（7）科学、及时地实施门诊护理人员的轮转计划和临时性的人员协调。指导绩效考核工作的开展。负责相关评优评先人员的推选。

（8）积极推进辖区优质护理服务和护理人文关怀工作,落实护患关怀性沟通,适当组织宣传和交流,协助医院开展满意度调查,不断提高患者对护理服务和门诊工作的满意度。

（9）深入门诊参加晨会、交接班,组织、协调、指导、检查危重患者的护理工作,解决疑难复杂护理问题。

（10）定期组织门诊内多科室的护理查房、护理业务学习、护理安全分析等活动,并开展院内护理会诊业务。

（11）负责门诊临床教学培训计划的制订、实施、评价、反馈。定期组织门诊业务学习及其他护理信息交流,负责各层级护生理论授课任务的管理及进修管理。

（12）组织制订辖区护理科研计划,督促检查计划的执行情况。

（13）负责督导辖区内院感各项规定的实施。做好消毒隔离工作。

（14）定期向护理部汇报辖区护理工作情况,及时汇报特殊或重大情况。做好与科主任的沟通,加强护理文化建设。

（15）对护理人员晋升、轮转、调整、奖惩提出意见;关心护理人员的思想、工作、学习、心理、生活等情况,组织对有困难的同事给予帮助和照顾。

（16）做好辖区环境、仪器设备、各类药品及消防安全等管理。

（17）负责门诊的应急处理工作。承担院内外的相关应急工作。

3. 护士长/组长职责

（1）在医院、护理部及总护士长的领导下,负责本专科的护理管理工作。

（2）做好上传下达,落实医院、护理部、院/片区的各项工作任务;负责制订专科护理工作计划,并组织实施。

（3）负责专科护理人员的行风、医德医风教育与管理。带领护理人员严守各项法律法规、院纪和院规。

（4）负责专科护理质量管理工作。采取明察暗访的形式,组织护理质量督导;及时发现问题,及时改进。

（5）督促护理人员严格执行各项规章制度和技术操作规程,严防差错事故的发生;主动报告护理不良事件,定期组织护理安全事件的分析讨论,提出改进措施并实施。

（6）组织专科深化优质护理,制订老年患者关怀服务举措,并对全科进行培训。进行相关情况督导,落实护患关怀性沟通,强化护理人文关怀。切实落实责任制护理,为患者提供生理、心理、社会、文化等全方位的护理;为出院患者提供延伸护理。定期征求患者意见,协助医院开展满意度调查,不断提高患者对护理服务和专科工作的满意度。

（7）主动与患者及其家属进行沟通,实施人文关怀。

（8）根据本科室门诊量及坐诊医生的需要,科学、合理地进行本专科护理人员的分工和排班。实施护理人员绩效考核,体现多劳多得、优绩优酬。

（9）有计划地对本专科护士进行培训及考核,不断提高护士业务水平及工作能力。做好对规培护士、实习护生、进修护士、专科护士等的教学培训工作。

（10）组织本专科护理业务查房、教学查房、疑难病例讨论和护理会诊。

（11）落实医院感染管理的各项规定,做好病区的消毒隔离工作。

（12）负责安排和指导专科护理科研课题申报、课题实施及新业务和新技术开展,指导护士撰写论文。

（13）关心护理人员的思想、工作、学习、心理和生活等情况,定期与他们进行关怀性沟通,给予必要的支持和帮助。及时向上级报告护理人员的特殊情况。

（14）协调好科内医护等关系。加强护理文化建设,构建和谐向上的科室氛围。

（15）做好病区环境、仪器设备、各类药品及消防安全等管理。

（16）妥善处理病区突发事件,承担上级交给的应急任务。

（二）临床护理岗位人员职责

1. 主任护师职责

（1）在护理部主任或总护士长领导下，指导本专科护理业务技术、科研和教学工作。

（2）检查指导本科室急、重、疑难患者的计划护理、护理会诊及抢救危重患者的护理工作。了解国内外本专科护理发展动态，并根据本院具体条件努力引进先进技术，提高护理质量，发展护理专科。

（3）主持本专科的护理大查房，指导主管护师的查房，不断提高护理业务水平。

（4）对本科室护理差错、事故提出技术鉴定意见。

（5）组织在职主管护师、护师及进修护师的业务学习，拟定教学计划，编写教材或讲义，并负责理论授课。

（6）带教护理专业学生的临床学习，担任相关课程的讲授，并指导主管护师完成此项工作。

（7）协助护理部做好主管护师、护师晋级的业务考核工作，承担对高级护理人员的培养工作。

（8）制订本科室护理科研、技术革新计划，并负责指导实施。参与审定、评价护理论文、科研和技术革新成果。

（9）负责组织本专科护理学术讲座和护理病案讨论。

（10）对全院专科护理队伍建设、业务技术管理和组织管理工作提出意见或建议，协助护理部加强对本专科护理工作的领导。

2. 副主任护师职责

（1）在护理部主任和主任护师的领导下，指导本专科护理业务技术、科研和教学工作。

（2）检查指导本专科急、重、疑难患者的护理计划、护理会诊及抢救危重患者的护理。

（3）主持本专科的护理大查房，指导主管护师的查房，不断提高护理业务水平。

（4）对本科室护理差错、事故提出技术鉴定意见。

（5）组织在职主管护师、护师及进修护师的业务学习，拟定教学计划，编写教材或讲义，并负责理论授课。

（6）带教护理专业学生的临床学习，担任相关课程的讲授，并指导主管护师完成此项工作。

（7）协助护理部做好主管护师、护师晋级的业务考核工作，承担对高级护理人员的培养工作。

（8）制订本科室护理科研、技术革新计划，并负责指导实施。参与审定、评价护理论文、科研和技术革新成果。

（9）负责组织本专科护理学术讲座和护理病案讨论。

（10）对全院专科护理队伍建设、业务技术和组织管理提出意见或建议，协助护理部加强对专科护理工作的领导。

3. 主管护师职责

（1）在总护士长、护士长领导下和本科室主任护师指导下进行工作。

（2）负责督促检查本科室护理工作质量，发现问题，及时解决，把好护理质量关。

（3）解决本专科护理业务上的疑难问题，指导疑难、危重患者护理计划的制订及实施。

（4）负责指导本专科的护理查房和护理会诊，对护理业务给予具体指导。

（5）对本科室发生的护理差错、事故进行分析、鉴定，并提出防范措施。

（6）组织本专科护师、护士进行业务培训，拟定培训计划，参与教材或讲义的编写，负责理论授课。

（7）组织护理专业学生的临床实习教学，负责讲课和成绩评定。

（8）制订本科室护理科研和技术革新计划，并组织实施。指导护师、护士开展科研工作。

（9）协助本科室护士长做好行政管理和队伍建设工作。

4. 护师职责

（1）在护士长的领导下和主任护师、主管护师指导下进行工作。

（2）参加护理临床实践，指导护士正确执行医嘱及各项护理技术操作规程，发现问题，及时解决。

（3）参与危重、疑难患者的护理工作及难度较大的护理技术操作。带领护士完成新业务、新技术的临床实践。

（4）协助护士长拟定专科护理工作计划，参与管理工作。

（5）参与本科室主任护师、主管护师组织的护理查房、会诊和病例讨论。主持本科室的护理查房。

（6）协助护士长负责本专科护士和进修护士的业务培训，制订学习计划，组织编写教材并承担讲课任务。对护士进行技术考核。

（7）承担护理专业学生临床实习的教学工作。

（8）协助护士长制订本专科的科研、技术革新计划，提出科研课题，并组织实施。

（9）对专科出现的护理差错、事故进行分析，提出防范措施。

5. 护士职责

（1）在护士长的领导下和主任护师、主管护师、护师指导下进行工作。

（2）严格遵守《护士条例》及其他卫生法规，认真执行各项护理制度和操作技术规程，正确执行医嘱，准确及时地完成各项护理工作，严格执行查对及交接班等制度，防止差错、事故的发生。主动报告安全隐患、护理不良事件。

（3）做好患者的基础护理、专科护理。经常巡视病区，密切观察病情变化，若发现异常，及时报告和处理。

（4）做好患者的心理护理工作。加强对患者的人文关怀，落实护患关怀性沟通，及时了解患者的不适、需求及压力，并提供必要的帮助。自己不能解决的问题，及时向上级报告。

（5）协助做好危重患者的抢救工作。

（6）负责进行各类基础操作。

（7）做好患者的入院及离院前的健康教育；实施延伸护理。

（8）尊重患者及其家属陪护，保护患者隐私，维护患者权利。

（9）按护理文件书写规范的要求进行护理记录。

（10）参加护理教学和科研工作。协助指导实习护生、护理员和保洁员的工作。

（11）积极参加各种培训和学习，不断提升自己的素质和能力。

（12）与同事间相互关怀，做好自我关怀。

（三）护理辅助岗位人员职责

1. 医疗服务中心工勤人员职责

（1）在医疗服务中心护士长的指导下进行工作。

（2）严格遵守各项规章制度和劳动纪律。工作认真、细致,防止差错发生。对发生的差错要主动报告。

（3）热情主动接待就诊患者,及时分诊,耐心解答各种问题。

（4）负责引导门诊患者到门诊大楼以外的科室做检查。

（5）负责护送门诊病情重或行动不便的患者做检查,并为其提供轮椅或推车。

（6）根据门诊需要为门诊拿取各种药品,包括临时医嘱药品以及静配中心配制好的药品。

（7）定时到病区收取各种临时标本及医疗文件并送到相应的科室。

（8）尊重、关怀患者及其家属,保护患者的隐私。

2. 消毒供应中心工勤人员职责

（1）在消毒供应中心护士长和注册护士的指导下进行工作。

（2）严格遵守各项规章制度和劳动纪律。工作认真、细致,防止差错发生。对发生的差错要主动报告。

（3）熟练掌握回收、清洗班岗位职责、清洗流程及质量标准。

（4）熟练掌握包装班岗位职责、工作流程及质量标准。

（5）熟悉门诊普通和精密器械认知、组合、包装流程及质量标准。

（6）按区域着装,衣帽整齐。保护器械,轻拿轻放。

（7）遵守劳动纪律(不迟到、早退,不离岗、不做与工作无关的事情等)。

（8）熟练掌握消毒供应中心基础、专科理论及常规器械组合包装流程、质量标准等。

3. 助理护士职责

（1）在护士长的领导和各级注册护士的指导下进行工作。

（2）遵守医院各项规章制度和劳动纪律。

（3）工作态度良好,对待患者态度和蔼,工作热情、细致、周到;坚守岗位,按时交接班。

（4）协助注册护士承担患者生活护理、基础护理和患者看护等工作,在取得护士执照注册前不得从事护理专业技术性操作工作。

（5）经常巡视病区,了解患者需求,发现不属于自身职责范畴的问题时及时向上级护士反映。主动协助生活自理能力重度依赖的患者,加强对患者的看护,防止患者发生跌倒等不良事件。

（6）保持病区及诊室清洁、整齐,定时开窗通风,保证空气新鲜;若床单有污迹,要及时更换。

（7）做好患者入院前的准备工作和出院后的整理工作,指导保洁人员做好终末消毒工作。

（8）尊重患者及其家庭隐私,不与他人谈论患者病情。维护医院、患者利益,不参与及制造医患纠纷。

（9）协助管理病区安全,协助护士按医院要求做好陪护管理工作。

（10）完成每日临时工作和每周特殊工作。

四、工作规范

（一）线下门诊工作规范

（1）应尽可能及时地给所有患者提供优质的治疗服务。对病情较重或老、幼患者,实行优先原则。

（2）详细询问病情，仔细查体，做好病例登记与个案调查，根据病情决定相关治疗及护理。

（3）规范正确处理护理问题，并及时完善相关检查，评估治疗及护理效果。

（4）向患者及家属宣传专科相关健康知识，交代注意事项，指导患者正确观察及处理并发症的方法。

（5）对每位患者进行随访复查，追踪病情发展情况，并观察了解自我照护能力、远期生活质量等。

（二）线上门诊工作规范

（1）互联网线上诊疗出诊护士依法取得相应执业资质。

（2）在互联网医院提供医疗服务的护士可在国家护士电子注册系统中查询，互联网医院对医务人员电子实名认证。

（3）不得对首诊患者开展互联网诊疗。互联网医院设置相应临床科室，并与所依托实体医疗机构临床科室保持一致。

（4）互联网医院在线开展部分常见病、慢性病复诊时，须确定患者已在实体医疗机构做出明确诊断，针对相同诊断进行复诊。

（5）患者出现病情变化须医务人员亲自诊查时，互联网医院及医务人员应立即终止互联网诊疗活动，引导患者到实体医疗机构就诊。

（6）医疗机构加强互联网诊疗活动管理，建立完善相关管理制度、服务流程，保证互联网诊疗活动全程留痕、可追溯，并向监管部门开放数据接口。

（7）将互联网医院纳入医疗质量控制体系，将相关服务纳入卫生健康行政部门对实体医院绩效考核和医疗机构评审，开展线上线下一体化监管以确保医疗质量和医疗安全。

（8）取得《医疗机构执业许可证》的互联网医院是法律责任主体，互联网医院合作各方按照合作协议书承担相应法律责任。

（9）互联网医院患者实行实名注册。医疗机构应告知患者通过互联网医院在线医疗服务可能发生的风险，包括医疗风险以及互联网行为方面的风险。

（10）医疗业务过程中如有相关内容须告知患者，须明确及时告知，参照实体医疗机构相关规定执行。

（11）互联网医院在线医疗服务过程中产生的正式医疗文书，如处方、病历、会诊意见等，须按照实体医疗机构相同的管理方法保存。

（12）互联网诊疗过程中相关书写标准及规范须参照实体医疗机构相关规定执行。

（三）互联网＋工作规范

（1）规范服务：统一着装，挂牌服务，语言文明，细致、耐心。

（2）严格遵守相关法律法规、职业道德规范和护理技术操作规程，切实保障医疗护理质量和安全。

（3）实施"首约"负责制，如护士不能及时出诊，应安排同等资质护士出诊，并与患者做好解释。

（4）开展护理前，按规范填写知情同意书并存档。

（5）在护理过程中，严密观察病情，若发现疑难问题，及时与护理部沟通，寻求帮助，必要时告知家属。如遇到意外或突发事件,必须采取积极应对措施,避免发生不良后果。

(6)护理时需有第三人在场,同时应尊重患者生活习惯,保护患者隐私,严禁推销任何商品,严禁收受患者礼品。

(7)服务结束后应及时记录,并向患者及家属交代注意事项,24小时内进行回访,了解有无相关不良反应及对服务的评价。

(8)按医院规定收取治疗费、材料费及服务费等。

(9)完成动态监管:按规范佩戴护理记录仪,服务过程中产生的数据资料必须全程留痕并保存,满足行业监管要求。

(10)若出现不良事件,应及时向护理部汇报,讨论、分析并提出改进措施。

(11)定期组织培训交流,提高服务能力,改进服务质量。

(12)护理部定期对"互联网+护理服务"开展情况进行总结、分析、推广,满足患者需求。

(四)医学处理规范

按照医院规定的门诊感染管理制度(如无菌技术和消毒隔离制度等)、门诊应急预案、各类疾病护理常规和操作规程、查对制度、治疗后健康宣教、常见并发症预防与处理预案等要求,规范进行医学处理,严防差错发生。

(五)病历书写规范

(1)护理病历的书写应严格遵循《病历书写基本规范》《电子病历应用管理规范(试行)》和各地区《护理病历书写规范》。

(2)护理病历记录应客观、真实、准确、及时、完整、规范。文字记录应表达准确、语言通顺、标点正确,纸质版病历记录字迹应工整、清晰。

(3)护理记录应使用中文和医学术语。通用的外文缩写和无正式中文译名的症状、体征、疾病名称等可以使用外文;记录日期应使用阿拉伯数字,记录时间应采用24小时制。

(4)电子病历系统应为操作人员提供专有的身份标识和识别手段,并设置有相应权限;操作人员对本人身份标识的账号使用负责。

(5)护士采用身份标识登录电子病历系统完成各项记录等操作并予以确认后,系统应显示护士电子签名。

(6)凡是规定应取得患者书面同意方可进行的医疗活动,必须由患者本人签字或其近亲属或法定代理人签字并注明与患者的关系。

(7)电子版各类护理文书完整录入后,应及时打印,系统自动生成日期时间。

(8)专科门诊患者登记和个案调查表采用电子病历结合就诊患者登记本、维护手册等方式填写,做好交接班。纸质病历均用蓝黑笔书写,字迹端正,记录详细,准确完整,无涂改,无缺损。每位患者就诊结束前应及时检查记录完整性。

(9)每月核对整理就诊病例登记册和个案调查表,统计分析,做出月报表。对患者的疾病、并发症、护理问题、措施按月动态分析,为之后的工作提供准确的信息。

(10)做好各类投诉、纠纷事故的调查,处理登记,并经常进行整理分析。

(六)专科护士职业道德规范

(1)严格遵守医院规章制度(包括专科门诊护理工作制度、会诊制度等),坚守岗位。

(2)专科护士加强医德医风修养,忠于职守,救死扶伤,对技术精益求精,以严肃认真的科学态度进行医学处理。

（3）廉洁行医，遵纪守法。

（4）全面熟练掌握相关专科知识及护理方法。

（5）对患者亲切和蔼，用文明礼貌的语言热情接待各类专科患者，体贴、关心患者，做好解释工作。

（6）保持诊室整洁，定期进行空气消毒、清点物品，核对有效期。

（7）无菌操作时工作人员须穿戴手术衣帽，非操作人员在操作时不得入内。

（8）研究患者的心理规律，将心理安抚辅助于医学处理，减轻患者痛苦和不必要的精神负担。

五、特殊情况管理措施及应急预案

（一）工作站系统故障／网络瘫痪

1. 一类故障　如遇到硬故障（如服务器不能正常工作、光纤损坏、主服务器数据丢失、备份硬盘损坏）及软故障（数据被删除），及时联系网络中心专业人员进行处理。

2. 二类故障

（1）若单一终端硬件故障，联系医学工程科进行修理。

（2）若单一终端软件故障，联系网络中心进行远程帮助处理。

（3）若单一患者信息丢失、偶然性的数据处理错误，根据实际情况，需要补录的数据，凭领导签字后的相关单据，由网络中心处理相应的错误数据。

（4）若科室违反工作流程而引起系统故障，且影响到整个医院业务，先解决问题，然后通知相关科室进行处理；如果是一般故障，科室提交申请后解决。

（5）科室定期安排人员对终端设备进行维护和清洁。

3. 三类故障

（1）若终端操作不熟练，可以到网络中心学习相关业务技能。科室可组织人员学习操作方法和流程。

（2）若使用不当造成错误，可提交相关申请到网络中心，网络中心给予错误修改。

（二）体温计、血压计水银柱破裂汞泄漏

1. 管理措施

（1）水银血压计及水银体温计应由科室统一管理：各科室建立维护登记本，指定专人定期对水银血压计及水银体温计进行日常保管、维护及消毒，并在维护登记本上做好记录。

（2）每班交接班时清点水银体温计及水银血压计的数量，并做好记录。医院护理部定期检查，做到账物相符。

（3）医务人员在使用水银体温计及水银血压计时严格执行操作规程。水银体温计使用后及时用清水冲洗，然后用含氯 500 mg/L 的消毒液浸泡消毒 30 分钟后取出，晾干备用。每日用消毒湿巾擦拭水银血压计后晾干备用。对存在水银泄漏风险的仪器应暂停使用并及时送检维修。

（4）定期对水银血压计进行维护，保证测量的准确性，若血压计出现故障或测量偏差，应及时送设备科由专职维修技术人员进行修理。勿擅自修理，导致水银泄漏。

（5）对于修理后可再使用的水银血压计，医院设备科采取必要的修理方式和途径进行修复后交原科室使用;对无法修理确需报废的水银血压计,应由医院设备科协同相关技术人员共同认定,并按相关规定申请办理报废。

(6) 水银血压计由设备科统一送法定计量检定机构按照国家计量检定规程进行强检,经检定合格,在血压计明显处粘贴强检合格标志后方可投入临床使用。

2. 应急预案　若发生水银血压计或水银体温计水银泄漏,应严格按照医院水银泄漏处理流程处理。处理流程:发现水银泄漏,判断患者水银接触部位、剂量,给予相应处理。若无接触,指导患者及家属立即离开现场,立即关闭加热装置,开窗通风,清理玻璃碎屑,防刺伤,同时收集并封存散落的水银,将密封瓶及破裂的水银血压计、水银体温计密封并标记"汞漏"标识,送医疗废物管理处;若患者出现误服,立即指导口服牛奶、鸡蛋清及粗纤维食物,密切观察患者生命体征及临床表现,若出现中毒症状,立即通知医生,遵医嘱进行对症处理,安抚患者及家属。之后报告病区护士长,分析事件发生的原因,并总结出相应的预防整改措施。此外,还会填写护理不良事件报告单并提交至网络上报系统。

(三) 标本错误

1. 管理措施

(1) 护士应掌握各种标本的正确留取方法。

(2) 采集标本时应严格遵医嘱操作。

(3) 标本采集前、采集中、采集后应严格执行查对制度,标本采集前双人将医嘱与试管标签信息进行核对,核对内容包括床号、姓名、住院号、检测项目、试管种类。严格执行 PDA 扫码核对制度,避免错抽、漏抽、重抽、标本不合格等。若发现标本采集错误或不符合要求,应及时纠正,并向患者及家属解释并做好安抚工作,以取得谅解和配合。

(4) 标本采集后应妥善保管并及时送检。

2. 应急预案　若出现标本采集错误,按应急预案进行处理。处理流程:发现标本采集错误后,若标本已送出,立即通知检验科标本错误,如报告已出,则退回不正确报告;若标本未送出,找出错误标本,按感染性医疗废物处理。之后立即报告护士长,必要时通知上级领导并向患者道歉、解释,重新采集正确标本送检,上报医院护理部网络报告系统。

(四) 心搏/呼吸骤停

1. 管理措施

(1) 每日由专人检查呼吸囊等抢救仪器,确保其处于备用状态,急救车封闭完好。

(2) 每周由专人检查急救车中物品有效期、数量,及时补充和更换。

2. 应急预案　若发现患者呼吸、心搏骤停,立即启动应急反应系统。开始 CPR,给患者吸氧,连接心电监护仪、除颤仪(AED)等,判断是否为可电击心律,如果是,先除颤再行CPR,建立静脉通道,遵医嘱给药;如果不是电击心律,则持续行 CPR,建立静脉通道,遵医嘱给药,建立人工气道。有条件的立即转入急诊科进行更全面的复苏,之后评估病情。若复苏成功,给予高级生命支持,6 小时内补记抢救记录,实施后续康复;若复苏未成功,给予尸体料理,做好家属的安抚工作,6 小时内补记抢救记录。

行胸外心脏按压时,双侧肩肘腕向内夹紧,以掌根紧贴患者胸骨中下 1/3 处,并与患者身体长轴垂直,以上半身力量向下压。按压深度为 5~6 cm,按压频率为 100~120 次/分,尽可能减少按压中断时间。

清理口鼻分泌物时,注意观察患者有无假牙和异物。

开放气道时,注意保护患者颈椎。

使用呼吸囊辅助呼吸时,注意选择合适的面罩;外接氧气时,注意氧气管是否接实、氧气储气袋是否鼓起;使用完毕后应清洁、消毒及测试呼吸气囊,以保持最佳的备用状态。

（五）跌倒

1. 管理措施

（1）患者发生跌倒后,应立即评估患者病情及损伤程度,必要时通知相关医生,根据伤情给予相应处理,并记录。

（2）若无家属陪护,应立即联系家属,并做好家属的沟通与安抚工作。

（3）依据医院相关规定进行跌倒评分复评,分析事件发生的原因,并给予相应的预防措施。

2. 应急预案　患者一旦发生跌倒事件,立即启动跌倒后处理预案。处理流程:患者发生跌倒后,勿立即搬动患者,立即通知其他医护人员,就地评估患者病情及损伤情况。若为重伤(如多处损伤、骨折、头部受伤等),则就地抢救,禁止搬动;若无损伤或为轻伤(如擦伤),则扶患者至床上,安抚患者情绪。之后遵医嘱给予相应处理,严密观察,做好记录,做好患者及家属沟通与安抚工作;相关人员填写"患者安全不良事件登记报告表"提交护理部,因跌倒事件导致较重伤害或引起纠纷时应立即报告护理部、医务处,夜间、节假日立即上报总值班,必要时预防跌倒管理小组在事件上报72小时内进行现场访谈。一周内科室进行安全事件讨论,分析原因并提出改进措施。

（六）职业暴露

1. 管理措施

（1）护理人员须熟悉职业暴露的种类,常见的职业暴露有锐器伤、体液血液暴露、辐射损伤和化学损伤。

（2）护理人员能掌握职业暴露的防护措施,如锐器的毁形方法,血液、体液暴露风险的标准预防等。

（3）职业暴露危险评估及报告

①科室医院感染监控小组负责人(科主任或护士长)首先进行职业暴露的初步评估,并打电话报告医院感染管理科。

②当事人疑HIV职业暴露时,由医务人员职业暴露应急工作组组长报告分管副院长,并组织专家及时评估暴露级别,确定是否需预防性应急用药。

（4）对护理人员开展职业防护教育及对暴露者实施心理疏导工作。

2. 应急预案　若发生职业暴露,立即启动职业暴露应急预案。具体流程:当被针头或锐器刺伤时,立即由近心端向远心端轻轻挤压伤口,尽量挤出损伤处的血液,用肥皂和流动水清洗伤口,之后用75％酒精或者0.5％碘伏消毒,包扎;当皮肤或黏膜接触患者的血液、体液时,用皂液和流动水清洗污染皮肤,用生理盐水冲洗黏膜。之后向科室负责人及医院感染管理科报告并填写职业暴露登记表,核实患者带病情况,根据不同病原体暴露进行不同治疗处理,按规定按时进行复查。

（七）患者过激行为

1. 管理措施

（1）要及时发现患者过激行为的先兆表现并给予适当的引导与干预,做好危化品的管理工作。

（2）定期对护理人员进行与情绪失控患者沟通的培训。

2. 应急预案 发现患者出现过激行为，立即启动患者过激行为应急预案。具体流程：护理人员应冷静处事，立即协助家属一起安抚患者、稳定情绪，必要时联系保卫处及通知总值班。暂时将过激行为的患者安置在安静舒适的环境中休息，诱导、倾听患者讲述想法、感受，使其情绪得到合理发泄，并告知其行为造成的不良后果。针对患者的行为原因给予安慰、解释、澄清，必要时据实道歉。重点交接班，加强巡视工作，持续密切观察，对有冲动倾向的患者应全面掌握其动态表现，及时向上级部门反映。

（杨　霞）

第八章 门诊健康教育

第一节 健康教育概述

一、健康教育

（一）健康教育的定义

健康教育（health education）是指通过各种途径和手段，有计划、有组织、有系统地向人们传授健康知识，培养人们的健康意识和行为习惯，提高人们的健康素养和自我保健能力，促使个体或群体掌握健康知识，树立健康信念，自觉采纳有益于健康的行为和生活方式的教育活动及过程。

（二）健康教育的目的

1. 提高健康素养 健康素养是指个体具备的健康知识、技能和态度，是评价一个人是否具备维护和促进自己健康能力的重要指标。健康教育可以帮助人们掌握更多的健康知识，提高自我保健能力，降低患病风险。

2. 培养健康行为 健康行为是指有益于身心健康的各种行为习惯，如合理膳食、适量运动、戒烟限酒等。健康教育可以引导人们养成良好的生活习惯，减少不良行为，防止疾病的发生。

3. 预防疾病 许多疾病都与不良的生活方式和行为习惯密切相关，如心血管疾病、糖尿病、肥胖症等。健康教育可以帮助人们认识到这些不良行为的危害，采取积极的预防措施，降低疾病的发生率。

4. 促进心理健康 心理健康是身体健康的重要组成部分，也是人们生活质量的重要保障。健康教育可以帮助人们了解心理健康的重要性，学会调适心理压力，提高心理适应能力，促进身心健康。

（三）健康教育的主要内容

1. 基本卫生知识 介绍个人卫生、环境卫生、食品卫生等方面的基本知识，使人们了解如何保持个人和环境的清洁卫生，预防疾病的发生，以及人体结构、生理功能、疾病预防、诊断和治疗等方面的知识。

2. 营养与饮食 介绍合理的膳食结构、营养素的分类和功能，以及如何根据个人的身体状况和需求制订合适的饮食计划，保证身体所需的营养。

3. 运动与锻炼 介绍运动对身体健康的益处，以及如何选择合适的运动项目和运动强度，制订科学的运动计划，达到锻炼身体、增强体质的目的。

4. 心理健康 介绍心理健康的重要性，以及如何调适心理压力、提高心理适应能力，预防心理疾病的发生。

5. 疾病预防控制　介绍常见疾病的预防和控制方法,如疫苗接种、性传播疾病的预防、慢性病的防治等,使人们了解如何采取有效的预防措施,降低疾病的发生率。

二、健康促进

(一)健康促进的定义

健康促进(health promotion)是指个人与其家庭、社区和国家一起采取措施,鼓励健康行为,增强人们改进和处理自身健康问题的能力。

健康促进的概念由美国学者温斯勒于 20 世纪 20 年代提出。第一届国际健康促进大会于 1986 年在加拿大渥太华召开。1988 年,世界卫生组织(WHO)将健康促进定义为"促使人们维护和改善他们自身健康过程。"1991 年,美国健康教育学家格林提出"健康促进是指一切能促使行为和生活条件向有益于健康改变的教育与环境支持的综合体"。1995 年,世界卫生组织西太平洋区办事处提出"健康促进是指个人与其家庭、社区和国家一起采取措施,鼓励健康行为,增强人们改进和处理自身健康问题的能力"。

健康促进的含义比健康教育更广,健康教育主要通过传播和教育来进行,以教育为主,致力于改变人们的行为和认知,使其自觉采取有益于健康的生活方式。其核心是通过自身认知、态度、价值观和技能的改变,促使个体采取有益于健康的决策和行动。而健康促进则是一个更广泛的社会行为和社会战略,它不仅包括健康教育,还涵盖了社会动员和营造健康环境等多个方面。这是一个综合调动教育、社会、经济和政治的广泛力量的过程,旨在改善人群健康状况。政府在其中扮演主导角色,政府需要投入资金用于基本医疗卫生服务,不断完善制度、扩展服务、提高质量,让广大人民群众享有公平可及、系统连续的预防、治疗、康复、健康促进等健康服务。

健康教育是健康促进的基础和先导,没有健康教育,健康促进的实施将会受到影响。同时,如果健康教育不向健康促进发展,仅停留在知识和技能的传播层面,那么其影响力和效果也会是有限的。因此,健康教育和健康促进相辅相成,共同推动人们向着更健康的生活环境迈进。

(二)健康促进的具体措施

根据健康促进的定义,健康促进包括以下具体措施。

1. 健康教育　通过各种途径和手段,向人们传授健康知识、培养健康意识和行为习惯,提高人们的健康素养和自我保健能力。

2. 健康政策　制订和实施有利于健康的政策和法规,改善社会环境和生活条件,为人们提供良好的健康服务和保障。

3. 健康服务　提供全面、连续、协调的健康服务,包括预防、治疗、康复等各个环节,满足人们的健康需求。

4. 社区参与　鼓励社区居民积极参与健康促进活动,发挥社区的组织和动员作用,形成健康的社会氛围。

5. 国际合作　加强国际健康促进合作,分享经验和技术,共同应对全球性的健康挑战。

至 2022 年,我国的健康促进政策体系已基本建立,全民健康素养水平稳步提高,健康生活方式加快推广,同时,心脑血管疾病、癌症、慢性呼吸系统疾病、糖尿病等重大慢性病发病率上升趋势也将得到遏制。总之,健康促进是一个系统工程,需要政府、社会、个人等多方面的共同努力和参与。只有通过全社会的共同努力,才能实现人类健康的可持续发展。

三、健康传播

当今社会,人们对健康的关注度不断提升。然而,面对众多的健康信息,如何正确地传播和获取健康知识成了一个亟待解决的问题。健康传播作为一种科学的、系统的、有目的的传播活动,旨在通过各种渠道和手段,将健康知识、观念和行为传递给公众,提高人们的健康素养,促进社会的健康发展。健康传播是健康教育与健康促进的重要手段和策略。

根据《新闻学字典》的定义,传播是一种社会性传递信息的行为,是个人之间、集体之间以及个人与集体之间交换、传递新闻、事实和意见的信息过程。

健康传播是传播学的一个分支,是指以人人健康为出发点,运用各种传播媒介、渠道和方法,为维护和促进人类健康的目的而制作、传递、分散、交流、分享健康信息的过程。它是一般传播行为在医学领域的具体和深化,并有其独自的特点和规律。

（一）健康传播的功能

健康传播主要包括教育、引导、干预、促进四个功能。

1. 教育功能 健康传播可以帮助人们了解疾病的病因、症状、预防和治疗方法等基本知识,提高人们的健康素养。

2. 引导功能 健康传播可以引导人们形成正确的健康观念和行为,如养成良好的生活习惯,积极参与健康管理等。

3. 干预功能 健康传播可以对一些不良的健康行为进行干预,如戒烟、限酒、控制体重等,以降低疾病的风险。

4. 促进功能 健康传播可以促进医疗资源的合理配置和使用,提高医疗服务的质量和效率,从而促进社会的健康发展。

（二）健康传播的策略

（1）健康传播的受众群体非常广泛,包括不同年龄、性别、职业、文化背景等的人群。因此,在进行健康传播时,需要根据受众的特点和需求,制订有针对性的传播策略,明确健康传播的目标和任务,如提高某种疾病的普及率、改变某种不良的健康行为等。

（2）根据受众的特点和需求,选择最合适的传播渠道,如人际传播、大众传播、组织传播等。

（3）为了提高受众的接受度,还要对大量的健康信息进行筛选、整合和优化,确保传播内容的简洁性、易懂性和趣味性。

（4）要注重与受众的互动,倾听他们的需求和反馈,以提高传播效果。

总之,健康已经成为人们关注的焦点,健康传播的重要性不言而喻。只有通过不断地学习和实践,我们才能更好地掌握健康传播的规律和方法,为构建健康和谐社会贡献自己的力量。

四、国内外门诊健康教育

（一）国内门诊健康教育

随着医疗改革的深入推进,我国各级政府纷纷出台政策,加大对门诊健康教育的投入和支持力度,推动健康教育与医疗服务的深度融合。《"健康中国 2030"规划纲要》明确提出"健康中国要坚持预防为主、关口前移,应做好健康管理、健康维护等疾病预防控制工作,并把健康知识分享给群众"。同时,医疗机构也在积极探索和实践健康教育的有效途径和方法,以满足患者日益增长的健康需求。一些大型医院还成立了健康教育部,专门负责开展门诊健康教育工作。

门诊健康教育的内容和形式日趋丰富多样,从传统的讲座、宣传册等传统方式逐渐拓展到微信公众号、移动 APP 等新媒体平台,以及线上线下相结合的混合教学模式。门诊健康教育的服务对象也在不断扩大,除了常见病的预防和治疗外,越来越多的医疗机构开始关注特殊人群(如老年人、儿童、孕产妇等)的健康需求,开展针对性的健康教育活动。此外,一些医院还联合社区开展社区健康教育工作,将健康教育延伸到基层社区,提高居民的健康素养。然而,目前国内门诊健康教育仍存在一些问题和挑战,如师资力量不足、资源配置不均等。

（二）国外门诊健康教育

国外发达国家普遍重视健康教育工作,制定了一系列政策和法规,如美国的《健康人民2020 战略》(《Healthy People 2020》)、英国的《国家健康服务标准》等,这些政策和法规为门诊健康教育的发展提供了有力的政策保障。美国的健康促进医院计划(Healthy Hospitals Initiative)鼓励医院将健康教育纳入日常医疗服务中。许多医院都开展了门诊健康教育工作,且已经形成了较为完善的健康教育服务体系,包括政府、医疗机构、社会组织等多方参与。门诊健康教育的内容丰富多样,涵盖了疾病预防、健康管理、心理健康等多个方面。教育形式也较为灵活,包括面对面咨询、电话咨询、网络课程等。

通过对国内外门诊健康教育的研究发现,我国在门诊健康教育的内容、形式、影响因素和效果评价等方面与国外存在一定差距。因此,未来需要进一步加强政策引导和支持,加强医务人员健康教育能力的培训,创新门诊健康教育的形式,建立完善的门诊健康教育效果评价体系,推动门诊健康教育的持续发展和完善。

第二节　门诊开展健康教育的形式

一、门诊健康教育需求

门诊健康教育需求是指在门诊就诊过程中,患者对于健康知识、预防措施、疾病诊断和治疗等方面的信息需求。这些需求可以帮助患者更好地了解自己的健康状况,增强自我保健意识和能力,降低疾病的发生和发展风险。以下是一些常见的门诊健康教育需求。

（一）疾病预防需求

患者需要了解疾病的发病原因、高危因素和预防措施,以便采取有效的预防策略,降低患病风险。

（二）诊断与治疗需求

患者需要了解自己所患疾病的病因、病理、临床表现、诊断方法和治疗方案,以便配合医生进行治疗和康复。

（三）用药指导需求

患者需要了解药物的作用、副作用、用法用量、注意事项等，以确保药物的安全有效使用。

（四）康复指导需求

患者需要了解康复训练的方法、时间、强度等，以便在疾病治疗后进行有效的康复。

（五）心理支持需求

患者需要了解如何应对疾病带来的心理压力，以及寻求心理咨询和支持的途径。

（六）生活方式调整需求

患者需要了解如何调整饮食、运动、作息等生活方式，以促进身体健康和疾病康复。

（七）家庭护理需求

患者需要了解如何在家中进行疾病护理，以便在出院后继续保持良好的生活质量。

（八）随访与复查需求

患者需要了解疾病的随访和复查时间、项目等，以便及时发现并处理疾病的复发或并发症。

（九）健康教育资料需求

患者需要获取相关的健康教育资料，以便在就诊过程中随时查阅和学习。

（十）健康咨询需求

患者需要向医生咨询有关健康的问题，以便解决自己的疑虑和困扰。

二、门诊健康教育的开展形式

目前许多医院为了提升门诊健康教育效果，不断调整健康教育策略，创新健康教育形式。从传统的讲座、发放宣传册等逐渐拓展到微信公众号、移动 APP 等新媒体平台，以及线上线下相结合的教学模式。

（一）开展健康讲座

门诊每年要制订健康教育计划，征集各科室的健康教育主题，并定期组织专家为患者和社区居民讲解常见疾病（如心脏病、高血压、糖尿病）的预防、诊断和治疗方法以及健康管理的技巧（如用药小常识）等，以满足不同人群的健康需求。

（二）制作健康宣传资料

医院可以制作各种健康宣传资料，如手册、海报等，内容包括疾病知识、健康生活方式、药物使用指导、检查/检验注意事项等，在门诊大厅、导医台及各专科诊室摆放，方便患者随时取阅。健康宣传资料应以通俗易懂的语言编写，便于大众理解。医生在接诊过程中也可以根据患者的情况，有针对性地发放宣传手册，如冠心病的防治、高血压的治疗、肺小结节的筛查等，患者可通过阅读宣传手册获得与其所患疾病相关的知识。

（三）提供个性化健康咨询

医生或护士可以为患者提供一对一的个性化健康咨询服务。医生在诊疗过程中，根据患者的疾病情况，针对患者最关心的问题及其没有意识到的重要问题，给予必要而简短的解释和指导,如用药、休息活动、饮食等。个性化健康咨询可以在门诊线下就诊的过程中进行,也可以通过电话、网络等方式进行。

(四)候诊宣教

在患者候诊期间,可以采取循环广播宣教的方式,或者播放一系列关于就医流程及注意事项、疾病预防小知识等的小视频。这些举措不仅能够有效地转移患者的注意力,还能为他们提供有用的信息和知识。有的医院还在门诊开展"健康角""健康学校"等活动,有的放置一些人体模型,为患者讲解生理结构知识,让患者体验部分疾病的相关症状,如糖尿病并发症的模拟体验等。对于候诊儿童,为了安抚患儿的情绪,有的医院还开发设计健康教育游戏和健康教育玩具,让患儿在候诊的过程中进行游戏,不仅能使患儿获得健康知识,也能减少患儿的等待焦虑。

(五)开展健康教育活动

有的医院还会定期开展一些健康竞赛、义诊等活动,通过互动活动,如健康知识竞赛、健身操比赛等,吸引患者参与并学习健康知识。

(六)与社区卫生服务中心等机构合作

医院也可以与社区卫生服务中心等机构合作,利用各种卫生日,如世界糖尿病日、爱眼日等一起开展健康体检、健康讲座等活动,鼓励社区居民积极参与,扩大健康教育的影响力。这些活动应注重互动性,以提高参与者的积极性和学习效果。

(七)建立健康教育平台

患者在门诊就诊时间较紧,且大多数因工作和时间原因,无法参加门诊线下培训。因此,医院可以利用互联网技术,建立健康教育平台,制作健康教育视频,患者可以通过电视、电脑及手机各种 APP 等媒介观看。方便患者和社区居民获取健康知识。同时还可以将新媒体、漫画、人工智能与门诊健康教育相结合,积极采用新兴信息技术,如 3D 动画、AR 等门诊健康教育可视化形式,协助患者进行自我学习。在 2020 年 NICE 发表的健康指南中指出,要利用数字和移动设备来改变患者的健康行为。各种电子设备,如智能手表,可以很便捷地记录患者的生命体征以及一些身体运动数据;部分计算机程序或应用程序可以很好地记录患者的一些生活信息,如每天的饮食情况等;还可以通过短信等形式,有针对性地给患者推送一些健康指导。

总之,为了满足患者多样化的需求,应不断创新门诊健康教育形式,将健康教育贯穿于门诊医疗的全过程。

第三节　门诊健康教育的内容

一、内科

内科健康教育主要涉及内科常见慢性病、常见症状等。

(一)高血压

高血压是指血液在血管中流动时对血管壁所造成的压力值持续高于正常值的一种症状,常伴有心脏、脑部等器官的病变。高血压被称为影响人类健康的"无形杀手",是冠心病、脑卒中最常见的危险因素。

1. 临床表现 有一半的高血压患者早期常无症状且起病慢；而后会伴随眩晕、视力模糊、耳鸣、头痛等症状；严重的患者血压持续升高，造成心、脑、肾、全身血管的损害；最后导致脑卒中、心肌梗死、肾衰竭等并发症。

2. 发病因素 可能与患者的性别、年龄、遗传、生活习惯等有关。

3. 诊断标准 按照未使用降压药物的情况，非同日 3 次测量血压，收缩压≥130 mmHg和（或）舒张压≥80 mmHg。单纯性收缩期高血压为收缩压≥130 mmHg，舒张压＜90 mmHg；单纯性舒张期高血压为收缩压＜130 mmHg，舒张压≥90 mmHg；患者既往有高血压病史，目前正在使用降压药物，血压虽然低于 130/80 mmHg，也诊断为高血压。

4. 治疗原则 按照调整生活方式＋坚持药物治疗的方式。

（1）健康的生活方式：早睡早起，适当运动，合理饮食，控制体重，戒烟限酒并且保持愉悦的心情。

（2）合理的药物治疗：小剂量，联合用药，优先选择长效制剂。

（3）其他注意事项：睡觉打鼾严重者，建议进行睡眠呼吸监测，如建议重度睡眠呼吸暂停者使用呼吸机辅助治疗；避免寒冷刺激，注意保暖，避免感冒及其他感染，避免剧烈咳嗽，以免诱发高血压；保持大便通畅，养成良好的排便习惯，便秘患者可以服用缓泻剂；高血压初期可不限制一般的体力活动，避免重体力活动，保证足够睡眠。血压较高、症状较多或伴有并发症的患者应卧床休息，避免体力和脑力的过度使用；预防直立性低血压的发生。

（二）糖尿病

糖尿病是由于胰岛素分泌不足和（或）作用缺陷引起的以血糖升高为特征的代谢性疾病。

1. 典型症状 包括体重减轻、四肢疲乏无力，也可能会伴随发麻、刺痛等，平时多食、多尿，尿液中会出现很多绵密泡沫。

2. 诊断依据 按照空腹血糖≥7.0 mmol/L，餐后 2 小时血糖＞11.1 mmol/L，糖化血红蛋白≥6.5%，可诊断为糖尿病。空腹血糖＞6.1 mmol/L，餐后两小时血糖＞7.8 mmol/L，但没有达到糖尿病的诊断标准时，被称为"糖尿病前期"，此类人群是糖尿病的极高危人群。

3. 高危人群 满足以下任何一条即糖尿病的高危人群，需密切注意血糖变化。

（1）有糖尿病家族史，尤其是父母、同胞、子女中患有糖尿病的患者。

（2）超重或肥胖的人，身体质量指数（BMI）≥24 kg/m² 和（或）中心性肥胖者（男性腰围≥90 厘米，女性腰围≥85 厘米）。

（3）缺乏体力活动者。

（4）有巨大儿分娩史或有妊娠糖尿病病史的女性。

（5）有多囊卵巢综合征病史的女性。

（6）有高血压、冠心病、血脂异常的患者。

（7）有类固醇类药物使用史或长期接受抗精神病药物、抗抑郁症药物治疗的患者。

4. 糖尿病可能引发的并发症 有脑卒中、心肌梗死、视网膜病变、糖尿病肾病、糖尿病足等。

5. 降低患糖尿病风险的措施 可在饮食上选择蔬菜、瘦肉以及含糖量少的水果。控制糖和脂肪的摄入，少久坐多运动；同时注意是否有体重突然下降迅速、过度口渴、频繁排尿、提不起劲等症状。

（三）发热

当机体在各种原因作用下体温调节中枢功能出现障碍，体温升高超出正常范围时，称为发热。

1. 发热的分级　以腋下温度为标准：正常体温为 36.2～37.2 ℃；低热为 37.3～37.9 ℃；中热为 38～38.9 ℃；高热为 39～40.9 ℃；超高热为≥41 ℃。

2. 发热的类型　可分为感染性因素发热和非感染性因素发热。感染性因素发热常见的有病毒感染和细菌感染，不常见的如寄生虫、衣原体、支原体感染等。非感染性因素发热主要包括结缔组织疾病、内分泌系统疾病、血液系统疾病、肿瘤、神经系统疾病等。

3. 发热的注意事项

（1）卧床休息：发热时新陈代谢增加较快，消耗量大，此时应减少活动，多休息。

（2）补充营养：发热时消耗热能多，消化吸收能力差，应给予营养丰富易消化的流质或半流质饮食，如面条、蔬菜粥、牛奶、豆浆等，忌辛辣、刺激食物。

（3）补充水分：发烧可导致大量水分流失（出汗增加、呼吸加快），饮水量应不小于 3000 毫升，可选择糖盐水、多种汁水（如西瓜汁、梨汁等）。

（4）采取退热降温措施。

①物理降温：头部冷敷或冰敷，温水浴等。

②药物降温：听从医嘱，不随意增加退热药用量和缩短使用时间，避免发生大汗淋漓，导致虚脱，尤其是年老体弱及婴儿更需注意。退热过程中会大量出汗，应用干净的毛巾擦拭并更换衣物，防止着凉。

（四）消化不良

消化不良是指胃动力紊乱，上腹部疼痛或灼热，并可能伴有打嗝、恶心、厌食、呕吐等症状。

1. 消化不良的并发症　有注意力不集中、焦虑、失眠、不愿进食、便秘、腹泻、腹痛、生长迟缓、营养不良、贫血等。

2. 日常预防方法　保持充足的睡眠；少吃多餐，进食细嚼慢咽；保持正常体重，养成健康的运动习惯；尽量避免烟酒、油腻辛辣食物对肠胃的刺激等。

（五）幽门螺杆菌感染

幽门螺杆菌是人体胃黏膜中的一种细菌，生存能力极强，可以在强酸环境中生存，是引起慢性活动性胃炎、消化性溃疡和淋巴瘤的主要原因。

1. 感染幽门螺杆菌的原因　幽门螺杆菌可通过粪便和口腔途径传播，在日常生活中可因一起吃饭、接吻、饮用受污染的水、进食污染的食物等方式感染。

2. 感染幽门螺杆菌的症状　大多数感染幽门螺杆菌的人不会有明显的症状，部分人会出现口臭的症状，主要是因为幽门螺杆菌可以在牙菌斑中存活，在口腔中感染后，会直接产生有臭味的碳化物，引起口臭。有些人会出现胃肠道症状，如打嗝、恶心、呕吐、腹胀、腹部不适等。如果出现以上症状，一定要及时就诊，进行幽门螺杆菌的筛查和根治性治疗。

3. 感染幽门螺杆菌的危害　感染幽门螺杆菌者患"慢性胃炎、消化性溃疡、胃癌和胃淋巴瘤"的概率显著高于未感染幽门螺旋杆菌者。因此，感染幽门螺杆菌后应及时进行根治性治疗，以降低这些胃部疾病的患病率。同时对于慢性胃炎、消化性溃疡、胃癌和胃淋巴瘤患者,可以常规检测幽门螺杆菌,如有感染,需要根除。在部分患者中,根除幽门螺杆菌后这些疾病会得到相应改善。

4. 预防感染幽门螺旋杆菌的措施　改变饮食方式,选择分开用餐或使用公筷;水需煮沸才能喝,不吃生食;保持良好的生活习惯,饭前、如厕后要洗手,防止"病从口入"。

（六）痛风

痛风是由尿酸钠在关节内沉积引起的结晶性关节病,属于代谢性风湿病。目前我国痛风的患病率为 1‰～3‰,成年人高尿酸血症患病率为 14.0%,其中男性 24.5%,女性 3.6%。

1. 痛风的临床表现　典型的痛风发作多发生在夜间,发作突然,疼痛进行性加剧,12 小时左右达到高峰。疼痛难以忍受,如撕裂、割伤或咬伤样。受累关节及周围软组织红肿,皮肤温度升高,疼痛明显。症状通常会在几天或两周内自行消退,多数患者发病前无既往症状,部分患者发病前有疲劳、全身不适、局部关节疼痛等症状。

2. 痛风患者日常饮食注意事项　均衡饮食,选择不含嘌呤或低嘌呤的食物,多吃新鲜蔬菜和水果,保持充足的饮水量,每日饮水 2000 毫升以上,避免饮用可乐、橙汁等饮料;可进行适度运动,如慢跑、游泳等。

二、外科

外科健康教育主要涉及各类可能需手术的疾病及手术宣教。

（一）胆囊结石

胆囊结石是指胆囊内发生结石,主要为胆固醇型结石、胆色素型结石及混合型结石,常与急性胆囊炎共存,是消化系统常见疾病。

1. 常见症状　上腹隐痛、恶心呕吐、发冷、发热、皮肤黏膜黄染、腹胀、乏力、头晕、嗜睡或精神不振。

2. 胆囊结石的治疗措施　对于无症状的胆囊结石患者,建议不实施治疗,定期体检;对于有症状和(或)并发症的患者,建议首选胆囊切除术。

3. 胆囊结石的预防　尽量规律饮食,禁食会增加患胆囊结石的风险。如需要减肥,建议量力而行、循序渐进,切勿不吃不喝,每周减重 0.5～1 kg 为宜。肥胖会增加患胆囊结石的风险,因此建议健康饮食,持续锻炼,将体重保持在健康范围内。

（二）痔疮

痔疮是最常见的肛肠疾病,由于肛管或直肠下端的静脉丛充血或瘀血肿大,排便时易出现出血、疼痛、肛门瘙痒、痔疮(俗称"肉")脱垂等症状。

1. 痔疮与其他疾病的区别

(1)肛裂:一种常见的肛门撕裂伤,主要表现为便秘、便血和周期性疼痛。

(2)肛瘘:肛门直肠周围脓肿破裂或切口引流的后期病变。

(3)孤立性直肠溃疡综合征:直肠前壁的良性溃疡引起的一种消化道疾病,以便秘、稀便、血便、脓血便和直肠溃疡为特征。

(4)直肠息肉:从结肠直肠腔内突出的肿块,可分为肿瘤性息肉和非肿瘤性息肉。

(5)直肠炎:一般指发生在直肠的所有炎症。常见的表现包括肛门下沉、腹泻、里急后重、便血、黏液性大便或黏液性血便。

（6）结肠癌：右半结肠癌的主要表现一般是贫血、慢性中毒症状和腹部肿块。左半结肠癌的主要表现是肠梗阻、排便紊乱和血便。

（7）直肠癌：可出现排便带血、混有黏液、排便习惯改变。

（8）肛周脓肿：以急性发作为主，肛门周围疼痛、肿胀、有肿块，伴有不同程度的发热。

（9）肛周瘙痒症：肛周皮肤无任何原发性皮肤损害的顽固性、慢性瘙痒，反复搔抓可引起肛周皮肤增厚或皲裂等。

2. 痔疮的性质　痔疮本身属于良性病变，除了会影响患者的正常生活、工作，排便困难可能会诱发循环系统慢性病发作等外，一般对人体健康没有重大影响，不会危及生命。

3. 痔疮的预防　改变生活方式、饮食和排便习惯。将排便时间减少到 3～5 分钟。如果 2 分钟内没有排便，停止排便，稍后再去或根据大便干燥程度使用大便软化剂。排便的频率通常为每天 1 次。如果大便不干，排便不费力，2～3 天排便 1 次也可以。排便时不要过度用力，不要阅读书籍、报纸和看手机。可以吃一些纤维含量高的食物或口服纤维补充剂，每天 20～25 克，根据大便情况进行调整。痔疮急性发作期可以选择温水坐浴，每天进行 2～3 次，可减轻炎症和水肿，缓解肛周不适和瘙痒，水温不宜过热，以免烫伤。

（三）甲状腺结节

甲状腺结节是指甲状腺表面或内部出现的结构异常的肿块，可随着甲状腺的吞咽作用而上下移动，是临床常见的疾病，可由多种原因引起。

1. 甲状腺结节的诱发因素　遗传因素、不良饮食和生活习惯、体内慢性炎症、内分泌紊乱等。

2. 检查出甲状腺结节后的处理流程　首先做超声检查，通过甲状腺 B 超，医生可根据甲状腺结节的数量、形状、边界、内部结构、是否钙化等方面来判断良恶性结节。其次，抽血进行甲状腺功能检查，以确定甲状腺功能是否正常。如果超声不能准确判断，可选择穿刺来协助辨别。

3. 甲状腺结节能否自愈　由炎症刺激引起的结节，一般会随炎症消失而自愈。由其他原因引起的甲状腺肿块，如囊性或实性结节，一般不能自愈，需要定期检查和药物治疗或手术治疗。

（四）乳腺结节

乳腺结节是一种症状，常见于乳腺增生（可形成乳腺囊肿）和乳腺肿瘤性疾病。一般包括乳腺增生、乳腺纤维瘤、乳腺癌等。

1. 乳腺结节的表现　乳房周期性疼痛；轻抚乳房，会发现乳房肿块，较硬，表面有颗粒感，不光滑；乳头有溢液；口苦、胀痛、胸闷、厌食等全身症状。

2. 乳腺结节的预防　保持良好的心情；少吃"红肉"、油炸食品；忌滥用补药；正常哺乳，适龄生育；注重防癌筛查。

（五）肾结石

肾结石是由肾脏异常积聚结晶物质（如钙、草酸、尿酸、胱氨酸等）引起的，是泌尿系统常见疾病。

1. 肾结石的表现　胀痛或钝痛；血尿；在疼痛和血尿发作时，可有砂粒或小结石随尿排出；急性发作时可有畏寒、发热、腰痛、尿频、尿急、尿痛等症状；严重肾积水引起结石梗阻时，可在腰部或上腹部摸到包块。

2. 肾结石的预防　保持水分摄入,减少盐的摄入,保持健康的体重,限制进食含草酸钙的食物,避免饮用过量的咖啡因和含糖饮料。

（六）颈椎病

颈椎病是指颈椎椎间盘退行性改变及其继发病变的邻近结构累及周围组织结构（神经、血管等）并出现与影像学改变相应的临床表现的疾病。

1. 颈椎病的临床表现　头晕、恶心、呕吐、行走困难、颈背疼痛、手指发麻、上肢无力、下肢乏力,甚至心动过速、视物模糊等。

2. 颈椎病的预防　合理使用枕头;纠正不良的生活姿势;防止慢性损伤;降温时要预防颈肩受寒。

（七）腰椎间盘突出

腰椎间盘突出是骨科的常见病、多发病,是引起腰腿疼痛最常见的原因之一。腰椎间盘突出主要是在腰椎间盘退变的基础上引起相应的损伤。

1. 腰椎间盘突出的病因　长期反复外力造成轻微损伤,加重退变程度;成年后,椎间盘逐渐缺乏血液循环,修复能力较差。当椎间盘所承受压力突然升高,即可能使弹性较差的髓核穿过已变得不太坚韧的纤维环,造成髓核突出。导致椎间盘所承受压力突然升高的常见的风险因素包括腹压突然增加、腰姿不正、突然负重、妊娠、受寒和受潮等,除此之外还有遗传因素,如腰骶先天异常。

2. 腰椎间盘突出的症状　腰痛,有时可伴有髋关节疼痛;下肢放射痛,绝大多数患者表现为坐骨神经痛,在打喷嚏和咳嗽等腹压增加的情况下疼痛会加剧。

3. 腰椎间盘突出的预防　腰椎间盘突出是在退行性变的基础上积累伤所致,损伤的积累会加重椎间盘的退行性变,所以预防的重点在于减少损伤的积累。平时要有一个良好的坐姿,睡觉的床不要太软。长期伏案的工作人员需要注意桌、椅高度,并定期改变坐姿。职业工作中需常弯腰动作者,应经常做伸腰、挺胸活动,并使用宽的腰带。应加强腰背肌训练,增加脊柱的内在稳定性,如需弯腰取物,最好采用屈髋、屈膝下蹲方式,减少对腰椎间盘后方的压力。

（八）脊柱侧弯

脊柱侧弯是指一段或多段脊柱在冠状面上远离身体中线的侧向弯曲,形成弯曲的脊柱畸形,通常还伴有脊柱的旋转和矢状面上后突或前突的增加或减少,同时还有肋骨左右高低不平、骨盆的旋转倾斜畸形和椎旁的韧带和肌肉的异常,是一种由多种疾病引起的症状。脊柱侧弯通常发生于颈椎、胸椎或胸部与腰部之间的脊椎,也可以单独发生于腰背部。脊柱侧弯出现在脊柱的一侧,呈“C”形;或出现在两侧,呈“S”形,会减少胸部、腹部和骨盆的体积,降低身高。

1. 脊柱侧弯的分类

（1）先天性的脊柱侧弯:脊柱结构发生异常,即出生后有三角形半椎体、融合椎、蝶形椎,或肋骨发育异常,导致脊柱发生倾斜,最后侧弯或后凸畸形。

（2）特发性的脊柱侧弯:脊柱结构基本没有异常,由于神经肌肉力量的不平衡,脊柱原有的生理曲度变成了病理曲度,也就是说,原来的胸椎后凸变成了脊柱侧弯。

2. 脊柱侧弯的治疗方法

（1）手法复位:具有剥离韧带粘连、改善肌肉营养、加强肌肉代谢、增强肌肉弹性的作用,可以激活经络,改善气血循环,软化软组织和韧带。

(2)牵引:可增大椎体间隙,使已发生粘连的组织剥离,达到复位的目的。

(3)支具固定:牵引后,使用必要的支架,迫使缩小的脊柱稳定不变,无回缩性变化,扩大椎体间隙。

(4)电疗:利用电磁疗法,增加对病变部位的吸收功能,改善气血循环,可剥离组织粘连和防止发生再粘连。

(5)药物:根据不同的情况和患者的体质,使用不同的药物和剂量来辅助和配合治疗。

(6)手术:如果侧旋过大,且有明显的脊髓受压症状,应进行手术。

(九)包皮手术

包皮手术即切除过长的包皮,也就是在阴茎背面切一个口,然后水平地切掉一圈多余的包皮。

1. 包皮过长的表现 包皮盖没尿道口,但可翻转并露出尿道口和阴茎头。若小儿包皮过长,要注意保持局部的清洁卫生,经常或每日清洗包皮积垢,以防止发生阴茎头炎症。包皮过长通常需要手术治疗。

2. 包茎的表现 包茎指包皮口狭小,不能上翻露出阴茎头。包茎产生有两种情况:一是包皮内板与阴茎头表面轻度的上皮粘连被吸收,导致包皮退缩,阴茎头外露。若粘连未被吸收,就形成了包茎。二是由于阴茎头包皮炎症,使包皮口形成瘢痕性挛缩而导致的包茎。需说明的是,婴儿时期,包皮内侧与龟头粘在一起,成为一个整体,不可强行分离,否则会造成疼痛或损伤。儿童时期,包皮被勃起的阴茎扩张而后自然收缩,反复的过程使包皮游离于龟头,包皮口逐渐宽松。绝大多数的男婴出生时呈现包茎状态,但若没有症状,不需治疗,若排尿困难或反复感染,则为病态性包茎,需治疗。

3. 包皮手术的最佳时间 根据儿童的生理特点以及病理过程、发育过程,一般建议 5~10 岁进行手术,即学龄前和学龄期为手术最佳年龄。此时孩子的自控能力较好,对疼痛的敏感与随着生长发育以后的神经敏感相对要弱,手术治疗疼痛感会下降。其次,在学龄前和学龄期的儿童有相对空闲的时间。大多数可通过局部麻醉完成,不需要住院进行全身麻醉。一年中,春秋两季是做包皮环切手术的适合季节,秋季因为天气干爽,手术后不容易发炎,被称为切除包皮的最佳季节。

4. 包皮手术后的注意事项 术后一周内注意保持伤口干燥,不沾水。一般一周左右可恢复正常工作学习。术后两周内不宜吃刺激性的食物。术后一般两个月可自慰或进行性生活。不切包皮一般不会影响性生活,但包皮里容易藏污垢,如不注意清洗,易使女性阴道发炎,自身也有可能患前列腺炎,需每日清洗。

三、妇产科

(一)妇科

妇科健康教育主要包括常见的妇科疾病及妇科检查的健康教育。

1. 月经紊乱 涵盖了与月经相关的多种疾病和症状。月经紊乱包括月经周期的不规律、月经期的长短不一、月经量的异常增减、月经颜色的改变以及月经质地的变化。此外,还包括痛经、闭经以及经前期紧张综合征等伴随月经周期前后出现的症状。

(1)月经紊乱的症状:月经提前、月经延迟、月经延长、月经先后不定期等。

（2）月经紊乱的预防常识：无须担心月经初潮。注意经期卫生。若月经迟发，要认真保养和锻炼身体。若月经不调，应尽早治疗。

2. 阴道镜检查 对宫颈筛查结果阳性的女性应进行临床确诊的特殊检查。用阴道镜对宫颈、阴道和外阴进行大规模检查可以确定病变的存在，定位可疑病变部位，并取组织活检。阴道镜具有良好的照明与放大功效，可将宫颈阴道被覆上皮放大 5～40 倍进行观察。可通过观察宫颈转化区经醋酸和复方碘染色后所呈现的染色变化、表面轮廓、边界特征、血管特征等，对宫颈及阴道被覆上皮有无病变进行评估，对病变级别给予初步判断。阴道镜检查的效果不仅与检查者的经验与技术水平相关，还与仪器设备的精良、受检者的年龄、病变的严重程度、病变的解剖学位置以及宫颈转化区的类型有关。

3. 阴道炎 导致外阴阴道症状如瘙痒、灼痛、刺激和异常流液的一组病症。

（1）阴道炎的临床表现。

①细菌性阴道炎：10%～40%患者无临床症状，有症状者主要表现为阴道分泌物增多，有鱼腥味，可伴有轻度外阴瘙痒或灼热感。

②外阴阴道假丝酵母菌病（念珠菌性阴道炎）：外阴瘙痒、灼痛，尿频、尿痛，分泌物呈白色稠厚呈凝乳或豆渣样，外阴炎呈地图样红斑、水肿、抓痕；可见水肿、红斑、白色膜状物。

③滴虫性阴道炎：阴道分泌物增多，可呈稀薄脓性、黄绿色、泡沫状、有臭味；外阴瘙痒、尿频、尿急、尿痛，有时可见血尿；不孕。

④老年性阴道炎：阴道分泌物增多，外阴瘙痒等，常伴有性交痛。

⑤幼儿性阴道炎：主要为阴道脓性分泌物及外阴瘙痒。

（2）阴道炎的预防：注意私处卫生，不随意使用阴道清洗液；定期进行妇科检查，有炎症时男女同治。

4. 宫颈癌 最常见的妇科恶性肿瘤之一，发病率在我国女性恶性肿瘤中居第二位，位于乳腺癌之后。原位癌高发年龄为 30～35 岁，浸润癌为 45～55 岁，近年来其发病有年轻化的趋势。近几十年宫颈细胞学筛查的普遍应用使宫颈癌和癌前病变得以早期发现和治疗，宫颈癌的发病率和死亡率已有明显下降。目前已经明确高危型人乳头状瘤病毒（human papilloma virus，HPV）持续感染是宫颈癌及癌前病变发生的必要因素，即宫颈发生癌变的过程中，HPV 感染是最为关键的环节。

宫颈癌筛查：妇科检查，包括询问病史、外阴及阴道检查、盆腔检查及阴道分泌物检查，宫颈癌初筛，阴道镜检查，组织病理学检查。

5. 更年期综合征 女性在更年期由于生理和心理改变而出现的一系列临床症状。更年期妇女由于卵巢功能减退，垂体功能亢进，分泌过多的促性腺激素，引起自主神经功能紊乱，出现一系列程度不同的症状，如月经变化、面色潮红、心悸、失眠、乏力、抑郁、多虑、情绪不稳定及注意力难以集中等。

更年期综合征的防治：要正确认识更年期的生理特点；讲究心理卫生；注意合理的饮食和营养；坚持适当的体育锻炼；注意安排好工作、生活与休息。症状显著的女性，遵医嘱进行药物治疗。可使用中医疗法如针灸等。

6. 宫内节育器 节育器是一种放置在子宫腔内的避孕装置，因为该装置在最初使用时大多是环形，所以也被称为宫内节育环。

宫内节育器的特点：宫内节育器通过机械性刺激及化学物质的干扰而达到流产避孕的目的，不抑制排卵，不影响女性内分泌系统，避免了一般药物避孕的不良反应。节育器对全身干扰较少,作用于局部,摘除后不影响生育,具有安全、有效、可逆、简单、经济等优点,是最常用的节育器之一。

7. 女性盆底功能障碍性疾病 盆底支持组织由于损伤、退化等因素导致盆底支持薄弱或肌肉功能下降,出现盆腔器官移位或功能障碍等的一系列疾病,包括压力性尿失禁、盆腔器官脱垂、大便失禁、慢性盆腔疼痛、性功能障碍等。

减轻或避免盆底功能障碍性疾病的方法:在日常生活中,坚持做 Kegel 训练(盆底肌肉训练)和腹式呼吸训练;改变不良生活习惯与行为方式,避免重体力劳动;重视妊娠、分娩对盆底损伤的预防和治疗;女性 40 岁以后,每年定期进行盆底功能筛查和盆底康复治疗;若出现盆底疾病相关症状,及时进行盆底功能筛查,根据结果听取医生建议。

(二)产科

产科健康教育主要包括孕前、孕中及孕后相关的健康教育。

1. 备孕期间注意事项 计划怀孕前 6 个月,夫妻双方应戒烟,避免饮酒,远离吸烟环境;孕妇应坚持每天早晚两次有效刷牙漱口,及时清除牙菌斑,定期检查和治疗牙周病;在怀孕前 3 个月开始补充叶酸,规律生活,避免熬夜,确保充足的睡眠和健康的生活方式。

2. 孕前检查

(1)女方:病史询问、体格检查、生殖系统检查、妇科 B 超、实验室检查(包括血常规、尿常规、血型、空腹血糖、肾功能、肝功能、乙肝五项、甲状腺功能检查,阴道分泌物检测、梅毒检测、Torch 八项检测)、优生风险评估。

(2)男方:病史询问、体格检查、生殖系统检查、实验室检查(包括尿常规、血型、肾功能、肝功能、乙肝五项检查,梅毒检测)、优生风险评估。

3. 孕期产检项目 使用验孕棒或通过尿妊娠试验(HCG 试验)确认怀孕;通过 B 超确认宫内妊娠,根据末次月经推算预产期;NT、血常规、尿常规、肝功能、肾功能、HIV、梅毒筛查、甲状腺功能、地中海贫血、胎心监护等。

4. 胎心监护 通过胎心监护仪监测胎儿心律的实时变化,结合胎儿心率与宫缩刺激、胎动之间的关系,评估胎儿在子宫内的情况。

5. 自然分娩的好处

(1)有规律的子宫收缩可促进胎儿肺扩张,产道的挤压可以挤出胎儿呼吸道中的羊水和黏液,减少胎儿透明膜病、新生儿湿肺和吸入性肺炎的发生。

(2)经阴道顺产时,子宫收缩和产道压迫使头部充血,可提高大脑呼吸中心的兴奋性,有利于出生后快速建立正常呼吸。同时,胎儿在产道中通过触觉、味觉、疼痛和本位感的锻炼,促进大脑及前庭功能发育,对今后运动及性格均有好处。

(3)免疫球蛋白 G 可从母亲传递给胎儿,使新生儿具有更强的抵抗力。阴道自然分娩可使产妇避免麻醉风险、手术出血、创伤,术后肠胀气、感染等手术并发症。

(4)有利于泌乳:新生儿出生数分钟后可立即裸体趴在产妇胸前进行吸吮,新生儿的早吸吮、母婴皮肤早接触能促进产妇的子宫收缩,减少出血。

(5)自然分娩者住院时间短,恢复快。产妇很快能下床活动,大小便自如,饮食、生活也能较快恢复正常,从而可以有充沛的精力亲自照顾孩子,有利于增进母子亲情。

(6)有利于子宫复旧:临产后子宫收缩使子宫下段变薄,上段变厚,宫口扩张,这种变化使产妇产后子宫收缩力增强,利于产后恶露排出及子宫复旧。

由此可见,阴道分娩具有较多的益处。而剖宫产是一种选择性和补救性手术,适用于胎儿窘迫、骨盆狭窄、胎位异常、头盆错位或存在妊娠并发症如严重妊娠高血压、心脏病和其他高危情况的女性。

6. 母乳喂养的好处

（1）母乳是婴儿最好的食物和饮料，可以完全满足婴儿前 4～6 个月生长发育所需的所有营养，不需添加牛奶、果汁，甚至水。

（2）母乳是婴儿必需且理想的天然食品，其所含营养成分最适合婴儿的消化和吸收，其质量和数量会随着婴儿的生长和需要而发生相应的变化，即婴儿吮吸的次数越多，分泌的乳汁就越多。

（3）有利于婴儿大脑发育：母乳中有很好比例的脂肪酸、足够的氨基酸和乳糖等物质，可以促进婴儿大脑发育。此外，母乳喂养过程中母亲的声音、心音、嗅觉和皮肤接触都能刺激婴儿的大脑，有利于婴儿早期智力发育。

（4）增强婴儿抗病能力：母乳富含多种抗感染的因子，如免疫球蛋白、补体、溶菌素，及抗炎与免疫调节因子等，不但提高婴儿的免疫能力，预防腹泻、呼吸道感染，更能改善婴儿的过敏体质。

（5）有利于婴儿牙齿的发育和保护：吸吮时的肌肉运动有助于面部正常发育，且可预防因奶瓶喂养引起的龋齿。

四、儿科

儿科健康教育主要涉及儿科常见疾病、治疗措施、生长发育。

（一）发热

正常小儿腋下体温为 36～37 ℃（肛门表面测得的体温比口腔高约 0.3 ℃，口腔表面测得的体温比腋下高约 0.4 ℃），腋下体温如超过 37.4 ℃可认为是发热，会伴随精神不佳、皮肤发烫、烦躁、哭泣等症状。

处理措施：保持家中的空气流通，维持房间温度在 25～27 ℃之间。小儿发烧时主要以物理降温为主，如可以为患儿进行温水擦浴（将患儿身上的衣物解开，用温水（37 ℃）毛巾擦拭全身）；多给患儿喝水。如果其腋温超过 38.5 ℃，可以适当使用退热药或退热栓剂。

（二）雾化

雾化是现在儿科常用的治疗方法。患儿直接吸入药物就能得到很好的治疗效果，且副作用小。但该治疗方式仅用于治疗呼吸道疾病，对于其他病症的治疗不太适用。

1. 雾化时的注意事项　该类治疗方式需要患儿的配合，第一次做雾化的孩子会感到害怕、恐慌，需父母耐心引导，可以给孩子一些玩具进行安抚，鼓励孩子配合治疗效果更好。尽量在孩子安静不哭闹时吸入。第一次使用面罩时应打开开关先吹 1～2 分钟后再加药，保持药杯直立，孩子上半身直立，从而增加吸入药物的重力沉积，提高治疗效果，注意不要让药物溅入眼睛。吸入过程中注意观察患儿面色及呼吸，如有异常，应立即停止，并询问医生，不可强制进行雾化治疗。

2. 雾化后的处理　雾化治疗结束后，应先让患儿洗手洗脸，清理口腔和咽部残留的药物（稍大点的患儿可以漱口，小点的患儿可以用生理盐水棉球擦拭口腔），让患儿多呼吸新鲜空气，而后再让孩子吃东西或喝水。治疗后用空手掌心自下而上、由外向内叩击患儿背部，促使孩子将嘴中的痰吐出来。

（三）便秘

便秘是儿科经常出现的病症，指患儿的大便又干又硬，且排便隔的时间较久，甚至有时会出现排便困难的情况。

解决措施：训练患儿定时排便；调节饮食；使用药物治疗；如有消化道畸形或遗传代谢性疾病，应及时就医，请专科医师处理。

（四）婴幼儿腹泻

婴幼儿腹泻是婴幼儿期的一种胃肠道功能紊乱，是以腹泻、呕吐为主的综合征，以夏秋季节发病率最高。

婴幼儿腹泻的预防：增强体质；注意饮食卫生，给婴儿增加辅食时，应循序渐进；避免与腹泻患儿接触。

（五）支原体肺炎

肺炎支原体是一种大小介于细菌和病毒之间的微生物，肺炎支原体引起的肺炎是中国5岁及以上儿童最主要的社区获得性肺炎。

支原体肺炎的预防：①少去人员密集、通风不良的公共场所，必要时戴好口罩；咳嗽、打喷嚏时用纸巾掩住口鼻，将用过的纸巾扔进垃圾桶。②做好手卫生：经常用肥皂、洗手液在流动水下洗手。③注意室内通风，每次通风不少于30分钟，以保持空气新鲜。④注意个人卫生，经常清洗床单、被褥等，在太阳底下晾晒。⑤均衡饮食，充足睡眠，加强体育锻炼，增强体质，以提高抵抗力。⑥学校、幼儿园等场所要做好通风消毒，避免出现聚集性感染。

（六）湿疹

湿疹是一种好发于婴儿头面部的过敏性皮肤病，始发于2～3个月大的婴儿，表现为头面部红斑、丘疹、渗液等皮疹伴瘙痒，总的趋势是随年龄的增长而逐渐减轻。

（七）儿童多动症

儿童多动症（attention deficit hyperactivity disorder，ADHD）指注意缺陷多动障碍，俗称多动症，是儿童最常见的神经发育障碍之一，是一种慢性病，影响4%～12%的学龄儿童。有66%～85%患儿的ADHD可持续到青少年和成年时期。ADHD有三大核心症状，包括注意力不集中、多动、冲动。随着年龄的增长，ADHD患儿表现出的核心症状也有所不同。

1. 注意力不集中　表现为难以将精力集中于所需完成的任务中，很容易受外界因素的干扰，经常丢三落四，对家长和老师的批评听不进去，没有上进心等。

2. 多动和冲动　表现为活动多，静不下来，上课总是坐立不安，小动作多；对于老师的提问，问题还没听完就脱口而出；随意打断老师的讲话，喜欢招惹同学，在对方表示反感和厌恶时仍然克制不住自己等等。ADHD的发生与多种因素有关，包括遗传因素、环境因素、大脑发育异常、社会心理因素等。

（八）运动发育里程碑

1. 1月龄　俯卧时头稍抬离床面1～2秒。

2. 2月龄　俯卧时头抬离床面30°。

3. 3月龄　俯卧时头抬离床面45°～60°。

4. 5月龄　整个身体（包括头部）能从侧卧位翻到仰卧位。

5. 6月龄　能从仰卧位翻到侧卧位或从俯卧位翻到仰卧位，能双手支撑，弓背独坐。

6. 7月龄 能独坐,双手可玩玩具,俯卧位时可双手支撑、转圈或倒退爬行。

7. 8月龄 能上下肢交替移动,匍匐爬行。

8. 10~11月龄 能扶住物体能自行站立,双手牵拉时向前跨步。

9. 12月龄 能独立站立,会独立走2~3步。

10. 13~14月龄 能独立行走并学会控制身体平衡。

五、眼科

眼科健康教育主要涉及眼科常见疾病、检查项目等。

（一）视力

视力是指视网膜分辨影像的能力。视力的好坏由视网膜分辨影像的能力来判定,然而当眼的屈光介质（如角膜、晶体、玻璃体等）变得混浊或存在屈光不正（包括近视、远视、散光等）时,即使视网膜功能良好的眼睛视力仍会下降。眼的屈光介质混浊,可以采用手术治疗,而屈光不正则需用透镜加以矫正。眼睛识别远方物体或目标的能力称为远视力,识别近处细小对象或目标的能力称为近视力。

（二）眼部检查项目

眼部检查项目包括视力、色觉、外眼、眼位、眼前节、结膜、巩膜、角膜、虹膜、瞳孔、晶状体、玻璃体、眼底、眼压等。

（三）新生儿视网膜病变筛查

新生儿视网膜病变筛查可筛查先天性白内障及视网膜血管发育不良。因新生儿或早产儿视网膜病变可致盲,所以要求对新生儿及出生体重<2000 g的早产儿和低体重儿进行眼底病变筛查,随诊至周边视网膜血管化。首次检查应在出生后4~6周或矫正胎龄32周开始（矫正胎龄＝出生前怀孕周数＋出生后周龄）。早期筛查和治疗可以阻止病变的发展。

（四）儿童屈光不正

儿童屈光不正即近视、远视和散光,多发生于学龄儿童,因不注意用眼卫生、眼疲劳、遗传等因素引起。学龄儿童应定期到医院检查有无屈光不正,一般半年到一年检查一次。对已发现的近视、远视、散光应及早治疗,按时复查。

（五）白内障

白内障是由于眼球内晶状体发生浑浊,由透明变成不透明,阻碍光线进入眼内而影响视力的疾病。初期白内障对视力影响不大,随晶状体浑浊加重视力逐渐下降,最终可致失明。

1. 白内障的发病原因 临床上最常见的是老年性白内障。部分内科疾病可导致白内障,如糖尿病、肾病、半乳糖血症、甲状腺功能减退等,一些眼科疾病也可以导致白内障,如高度近视、葡萄膜炎、青光眼、眼外伤等。

2. 白内障的最佳手术时机 随着白内障手术的日渐成熟,任何时候进行白内障手术都已不存在技术上的困难。当白内障对视力的损害影响了患者的正常生活时就可以进行白内障手术。视力并不能完全反映患者的视觉质量,有的患者通过白内障的缝隙视力仍可达0.8以上,但由于视野昏暗,生活仍会受到影响,所以视力的损害只是选择手术时机的指标之一,何时进行手术主要依患者的需求决定。医生并不建议患者等白内障发展至中晚期再进行手术,因为在这一阶段,如膨胀期和过熟期,若未及时治疗,可能会引发多种严重的并发症,如青光眼、葡萄膜炎等,这些并发症可能导致视力受到不可逆的损害。因此,白内障发展到一定程度时必须进行手术治疗。

3. 白内障的手术方式　白内障可通过白内障超声乳化手术进行治疗。白内障超声乳化手术是一种非常成熟的手术方式,通过表面麻醉(使用滴眼液)即可完成,且手术时间很短,绝大部分患者可以做到完全无痛。

4. 白内障术后的注意事项　部分白内障患者手术后是需要戴眼镜的,包括以下几种情况。

(1)人工晶体的度数是通过公式计算的,对大多数人而言是比较准确的,但对有些人来说会有偏差,此时就需要通过戴眼镜来提高远视功能。

(2)大部分人工晶体是单焦点、不可调节的,也就是"看远就不能看近、看近就不能看远",此时就需要佩戴老花镜来提高近视力。

(3)术前存在屈光不正(近视、远视和散光)的患者术后可能受其影响而需要配镜。

(六)斜视

斜视是指两眼视轴不能同时注视同一目标,仅一眼视轴注视目标,而另一眼视轴偏向其他侧的现象。斜视会导致视力下降,并伴随有畏光、立体感差等表现,随着斜视度数的增加,还会引起眼部的不适。斜视可以是先天性的,也可因外伤或全身性疾病引起。

1. 斜视的危害　斜视影响外观,不仅会引起心理阴影,还影响视力,且破坏儿童双眼视功能的发育,使立体视觉缺乏,因此无法从事部分特殊职业,如飞行员、机动车驾驶员、医生、测绘设计员等。

2. 斜视的治疗方法　斜视有不同类型,其治疗方法也各不相同。治疗的年龄与治疗效果的关系很大。早期发现,早期干预,早期治疗,可以防止弱视形成,降低治疗的难度。部分斜视患者可以通过佩戴合适的眼镜进行矫正,如调节性内斜视。有的则需要药物治疗,无效者必须通过手术才能矫正。手术主要是通过对患者收缩过强的眼肌进行减弱处理,并将收缩能力较差的眼肌进行增强,使得眼外肌的肌力处于平衡状态,此种眼部手术能够帮助患者在术后获得良好的第一眼位,从而在根本上有效改善患者的斜视状态。

3. 斜视手术的最佳时间　多数斜视手术最佳年龄为3~7岁。一些特殊先天性斜视手术的最佳年龄应为1~2岁甚至更早。

(七)弱视

弱视是眼部没有发现病变而出现单眼视力或双眼视力下降,且戴眼镜不能矫正。弱视是一类常见的疾病,发病率为2%~4%。

1. 弱视的危害　弱视不仅影响单眼或双眼视力,且会造成视功能多方面的损害,如失去双眼单视功能和精密高级的立体视觉。严重者会影响工作、学习及生活质量。

2. 弱视的防治　关键是早期发现,早期治疗。弱视的治愈与年龄有很大关系,年龄越小,疗效越好,尤其是学龄前儿童的弱视,治愈率可达90%以上。弱视的治疗需查明原因,排除器质性眼部疾病后,针对不同类型的弱视进行相应的处理。需注意眼光配镜的准确性,辅助以精细的弱视训练,多数患者可以恢复正常视力。常用的弱视治疗方法有遮盖法、视刺激疗法、红光后像法、海丁格光刷法、压抑疗法、散瞳法、综合治疗等,可根据弱视的不同类型,选择不同的治疗方法。

（八）儿童斜视与弱视

从儿童可以主动配合检查起（即三周岁以上），如发现有眼位不正或视力下降，应尽早到医院检查，尽早治疗。一般选择戴眼镜矫正，部分斜视患儿可选择手术治疗。

儿童斜视的表现：阳光下喜欢眯起一只眼睛，是因想排除偏斜眼引起的视力干扰，看东西时面部位置不正常，向左偏或向右偏，下颌内收或抬头向左肩偏斜或向右肩偏斜。长时间头面部位置的异常会形成斜颈、脊柱侧弯、面部发育不一致。

六、耳鼻喉科

（一）儿童张口呼吸、睡觉打鼾、扁桃体及腺样体肥大

儿童张口呼吸、睡觉打鼾、扁桃体及腺样体肥大属于儿童常见疾病。腺样体肥大会堵塞后鼻孔，扁桃体肥大会堵塞口咽腔，使患儿不自主地出现张口呼吸，同时还会在睡眠时出现打鼾等症状。此时可以选择药物治疗；如药物治疗效果不佳，可选择做扁桃体、腺样体切除术。

（二）过敏性鼻炎

过敏性鼻炎是一种常见的过敏性疾病。患儿的鼻腔黏膜及下鼻甲苍白水肿，鼻腔内会有清水鼻涕积聚，引起鼻塞、打喷嚏、流清涕等症状。鼻腔通气受限会导致孩子张口呼吸。此时以药物治疗为主，较为常用的是鼻用激素和抗过敏药。如果过敏是单纯的尘螨过敏，5岁以上儿童还可做脱敏治疗。

（三）颌骨发育畸形

颌骨发育畸形比较常见的是牙列发育不齐、咬合关系紊乱、上下牙反颌畸形等。此时可选择带患儿到口腔科做牙颌骨矫正治疗。

（四）小儿鼾症

小儿鼾症又称儿童阻塞性睡眠呼吸暂停低通气综合征。鼾症患儿存在上呼吸道狭窄，且狭窄组织柔软，在气流冲击下就会发生振动，即打鼾。同时上呼吸道处于堵塞状态，需张口呼吸才能改善。因此，鼾症患儿常常合并张口呼吸。

鼾症及张口呼吸的危害：长期张口呼吸可能会影响孩子面部发育，出现腺样体面容。如上唇短厚翘起，下巴后缩，腭盖高拱，牙列不齐，上前牙突形成龅牙，看上去呆滞木讷。此外，长期张口呼吸患者还普遍存在睡眠呼吸障碍，如打鼾、气道阻塞，甚至呼吸暂停。睡眠呼吸障碍的发生频率为 3.3％（5～6 岁的儿童）～42％（口呼吸者）。儿童严重的睡眠呼吸障碍会损害神经认知功能，影响脑部正常发育，患儿可能会因此出现注意力不集中、多动、早晨困倦、语言和非语言推理能力下降、学习障碍等状况。

（五）突发性耳聋

突发性耳聋简称为突聋，是指在短时间内（几分钟、几小时或 3 天以内）突然出现的听力下降。通过听力检查至少两个相连的频率，听力损失超过 20 分贝，排除盯聍栓塞、中耳炎、肿瘤、先天性耳畸形、遗传等因素，在未找到病因的情况下可认定为突发性耳聋。突发性耳聋发作时既可以只损害耳蜗，单独影响听力，也可同时损害耳蜗和前庭，导致听力下降且合并眩晕。因为眩晕发作有时特别严重，会使患者顾不上注意自身的听力状况，而急于治疗头晕，可能会因此错过治疗突发性耳聋的黄金治疗期，所以应警惕，在出现耳鸣、眩晕等症状时

需检查听力。一旦发现有突发性耳聋的可能,尽快到医院就诊。在 14 天内开始治疗,获得改善的可能性达 70% 以上。如果起病后 1 个月再治疗,改善的可能性会锐减到 20% 以下。如果听力已经稳定下降 3~6 个月甚至更久,恢复的可能性近乎为零。

保护听力的措施:①张弛有度,劳逸结合。尽量不熬夜,适当调节工作压力,避免过度疲劳。②保持平稳淡定的心态。现代社会难免会有各种状况影响心绪,但尽可能不要暴怒狂喜,避免让情绪坐"过山车"。③锻炼身体,适度运动。运动本身可以舒缓情绪压力,又可以改善睡眠,还能强身健体,减少感冒。老年人可选择步行、打太极等相对和缓的方式,年轻人最好选择跳舞、跳操、跑步、打球等可适度提高心率的有氧运动。④尽量避免进入酒吧、KTV 等嘈杂场地。年轻人喜欢戴耳机听音乐,如果时间太长,音量太大,也是一种自我噪声暴露,尤其是在室外或乘坐交通工具时,由于环境嘈杂,他们会不自觉地提高耳机音量,从而增加了损伤听力的可能。⑤尽量避免使用耳毒性药物,如庆大霉素、链霉素、卡那霉素等。⑥一旦发现相关不适症状,尽早就医。

(六)鼻出血

鼻出血又称鼻衄,多因鼻腔病变引起,也可由全身疾病引起,偶有因鼻腔邻近病变出血经鼻腔流出者。

治疗方法如下。①压迫性止血:可以用食指或中指按压鼻翼的部位,能够起到压迫性止血的作用,但需要按压 5~15 分钟。②冰敷:可以使用冰块或冰毛巾,放在鼻梁及额头等部位进行冰敷,能促进鼻腔部位的毛细血管收缩,减少鼻出血。③药物治疗:可在医生的指导下给予 3% 的过氧化氢溶液或 1% 的麻黄素进行治疗,能够促进毛细血管的收缩,达到止血的目的。④手术治疗:如果鼻出血的患者病情比较严重,则需要及时前往医院进行手术治疗,采用烧灼法、经鼻内镜止血法等。前者主要是给予激光烧灼、微波烧灼止血,后者主要是在鼻内镜下使用电凝止血。

(七)正确擤鼻涕的方法

正确擤鼻涕的方法是先擤一侧的鼻涕,擤完一侧后再擤另一侧。如果同时擤两侧的鼻涕,容易增加鼻腔的气压,加重耳朵的负担。因此应先用手指压住一侧鼻孔,稍用力经另一侧鼻孔出气,对侧鼻孔的鼻涕即可擤出,擤完一侧后再擤另一侧。由于上颌窦的开口位置较高,应采用上身向前倾的姿势擤鼻涕,否则不利于引流,易引起鼻窦炎。

(八)扁桃体肿大的治疗方法

扁桃体肿大的治疗方法分为一般治疗及手术治疗。

1. 一般治疗　即药物治疗,如使用抗菌消炎药。此种局部治疗方式的缺点在于只消除炎症,而不能清除扁桃体陷窝内的细菌,一旦身体抵抗力降低,极易反复发作,日久则形成慢性病灶。

2. 手术治疗　扁桃体切除术适应证包括扁桃体肿大引起的上呼吸道阻塞,出现严重打鼾,吞咽不畅,发音不清等;有过一次或一次以上的扁桃体脓肿;扁桃体引起了全身疾病,成为病灶性扁桃体。

七、口腔科

(一)洗牙

洗牙的主要目的是保持口腔的清洁和卫生,去除牙齿上的刺激物,清除口气,保护牙齿和牙龈及预防牙周疾病。此外,定期洗牙还能预防牙周炎及牙齿松动,改善牙龈出血。

1. 需要洗牙的情况 牙结石、牙周炎、龋齿、牙髓炎等疾病。

2. 洗牙后的注意事项

(1)不用力吮吸、用舌头舔拭或者手指触摸牙龈。

(2)数周内避免食用过冷或过热的食物,防止物理性刺激,加重牙本质的过敏现象。

(3)使用软度中等、小头的牙刷,直径略大于牙间隙,至少3个月更换一次牙刷。

(4)养成漱口的习惯,改变不良的刷牙方式,并做好牙缝清洁。

(5)若出现洗牙后持续出血不止或出血过多的情况,及时去正规医院就诊。

(二)根管治疗

根管治疗就是利用机械和化学的方法清除根管中的感染物,并对根管进行填充、封闭,可以有效防止出现根尖周病变。如果已经出现了根尖周病变,通过这种治疗方法能促使病变愈合,消除牙齿疼痛。

1. 需要根管治疗的情况

(1)牙髓坏死,牙内吸收,牙髓钙化。

(2)根尖周病变,牙周与牙髓的联合病变。

(3)外伤牙导致的牙冠折断,牙髓暴露,非龋牙体硬组织疾病。

(4)需要摘除牙髓的情况,如牙体缺损过大、错位、扭转、过长牙。

(5)颌骨手术或其他牙齿移植、再植过程中涉及的牙齿。

2. 根管治疗后的注意事项

(1)治疗后的24小时内不使用治疗过后的牙齿咀嚼食物。

(2)治疗24小时后若仍有咀嚼痛的情况发生,建议在1～3天内避免使用患牙,以减轻患牙根尖的压力。

(3)患牙没有咀嚼痛或咀嚼压力的情况下,建议观察1～2周。如果根管治疗后没有明显疼痛反应或者其他不适反应,建议到修复科行全冠或者烤瓷冠修复,也可以行嵌体冠的修复。

(4)前牙根管治疗:因为是单根管,治疗以后牙壁的缺失可能较少,所以可以考虑暂时用光固化树脂修补,可暂不做牙冠修复。

(5)治疗后患者尽量不要咬硬、脆的东西,猛然用力可能造成牙尖过锐、牙尖折裂。

(三)拔牙

拔牙是使牙齿脱离牙槽窝的一种手术,是口腔颌面外科的常见手术,也是治疗口腔颌面部牙源性疾病或某些相关全身疾病的外科措施。

1. 拔牙的适应证

(1)牙体病损:牙体组织破坏严重,现有修复手段无法恢复和利用的牙齿。

(2)根尖周病变:不能用根管治疗、根尖切除术等方法治愈的牙齿。

(3)牙周病:在牙周病的晚期阶段,如果采用常规治疗和手术治疗均无法使牙齿稳固并恢复其功能时。

(4)牙外伤:严重的冠根折及根中1/3折断时。

(5)错位牙:当牙齿错位影响咀嚼功能、美观或导致邻牙龋齿,且无法通过正畸方法将其恢复至正常位置时。

（6）多生牙：引起正常牙的萌出障碍或错位。

（7）埋伏牙、阻生牙：引起冠周炎、牙列不齐、邻牙龋坏的牙齿。

（8）滞留乳牙：影响恒牙正常萌出的乳牙。

（9）治疗需要：因正畸治疗需要进行减数、义齿修复需要拔除、囊肿或良性肿瘤累及的牙齿、恶性肿瘤放疗前等。

（10）病灶牙：引起颌骨骨髓炎、牙源性上颌窦炎等局部病变的病灶牙。

（11）骨折：颌骨骨折线上的影响骨折愈合的牙齿。

2. 拔牙的并发症　术后疼痛肿胀、张口困难、术后出血、感染、干槽症、皮下气肿、晕厥等。

3. 拔牙后注意事项

（1）拔牙部位的纱布或棉球需放置 30～60 分钟后才能吐出来，在 1～2 天内唾液中出现血迹是正常的。在恢复过程中，不要用舌头舔伤口、吸吮或频繁地吐痰在伤口上，不要用手或其他物体触摸伤口。

（2）拔牙后创口略有疼痛，可口服镇痛药缓解，同时 48 小时内使用冰袋冰敷，可消肿、缓解疼痛。如出血量多、疼痛剧烈、发热、肿胀明显等，请及时告知医生。

（3）手术 6 小时后可进食温凉的流食、软食，避免吃过烫和辛辣刺激的食物，清淡饮食。避免用患侧咀嚼，也尽量不用吸管喝水。

（4）拔牙后 24 小时内不刷牙，不漱口。24 小时后刷牙时注意避免触及伤口。

（5）拔牙后 1 周内不做剧烈运动或重体力劳动，不饮酒，不吹乐器，不游泳。

（6）根据医嘱正确服用抗生素。服用头孢期间不饮酒，有胃肠反应者不宜服用甲硝唑。

（7）如有缝线，7～10 天拆除。少数水平阻生智齿拔除后会有张口受限、吞咽困难、面部肿胀、低热反应等情况。发生上述情况时立即告知医生。拔牙后牙龈完全愈合需要 1 个月左右，牙槽骨需要 3 个月左右。

（8）除智齿和多生牙外，缺牙区域均需修复。拔牙后 3 个月左右可联系医生行种植修复、固定齿修复或者活动齿修复。

（四）补牙

补牙手术是通过将损坏的牙洞进行打磨，然后将补牙材料填充到牙洞内，可以恢复牙齿的正常咀嚼能力，还可以预防牙齿出现继续损坏的现象。

1. 补牙的适应证

（1）龋齿：如果牙齿出现龋坏且已经形成龋洞，则需要尽早补牙，将龋坏组织去除干净，避免进一步腐蚀。

（2）牙外伤：牙齿遭受外力作用引起的牙体缺损，如果没有累及牙神经，可以考虑直接树脂补牙。

（3）牙齿磨耗：牙齿因为磨牙或者长期咀嚼硬物出现牙体磨耗，以及引发冷热不适，可以考虑补牙恢复牙齿外形，缓解症状。

（4）牙釉质先天缺损。

2. 补牙后注意事项

（1）补完牙后所用的材料需要一定时间凝固，所以补牙后 3 小时内不能吃任何东西，3 小时后可以喝一些粥，尽量以流食为主。

（2）刚补牙后会有一些不适应，短期内尽量少用补牙一侧咀嚼，避免进食坚硬的食物，以免损伤刚补好的牙齿。

（3）补牙后会有轻微疼痛,过一段时间会自行缓解。若疼痛加剧,一定要及时就医。

（4）补牙后要注意口腔卫生,早晚刷牙,同时在牙刷材质的选择上也要多加注意,应该选择软毛牙刷,这样可以有效地保护牙龈以及假牙,防止牙刷对牙齿造成额外的压力。

（5）做完补牙手术之后,还需定期去口腔科复查,确认手术效果。如果有问题,需要及时矫正。

八、综合科

（一）神经内科

1. 常见病种

（1）头痛疾病:包括偏头痛、丛集性头痛、紧张性头痛等。

（2）脑血管疾病:如脑梗死、脑栓塞、脑出血等。

（3）神经系统变性疾病:如阿尔茨海默病等。

（4）中枢神经系统感染性疾病:如病毒性脑膜炎、神经梅毒等。

（5）运动障碍性疾病:如帕金森病、特发性震颤。

（6）癫痫或各种癫痫综合征。

（7）脊髓疾病:如脊髓炎。

（8）周围神经病:如三叉神经痛、特发性面神经麻痹、各种脊髓脊神经根痛。

（9）神经—肌肉接头和肌肉疾病:如重症肌无力。

（10）睡眠障碍:如失眠、不宁腿综合征。

2. 脑梗死 严重的脑血管狭窄或闭塞,导致脑组织缺血、缺氧,引起脑组织坏死或软化,大多由动脉粥样硬化及血栓引起,可在活动中急骤起病,也可在安静或睡眠时发作。

（1）脑梗死的临床表现:因脑梗死的部位、大小和严重程度而异,包括头晕、头痛、情绪变化、偏瘫、失语、肢体麻木、吞咽障碍等,严重时可能出现水肿、颅内压增高,甚至脑疝和昏迷。

（2）饮食指导:适当摄入优质蛋白质,如牛奶、鸭、鱼、蛋（少吃蛋黄）、豆制品;少吃猪、牛、羊肉,且以瘦肉为好;多吃富含维生素的食品,如新鲜水果、西红柿、山楂、豆制品（富含维生素 B_6）、绿叶蔬菜（富含维生素 E)等;饮食应清淡,避免摄入过多盐分。

（3）注意事项:避免劳累、熬夜、生气,保持大便畅通。戒烟戒酒,定期复查,在专业医生的指导下服药。

3. 癫痫 俗称"羊角风"或"羊癫风",是一种由脑神经元突然异常放电引起的,导致暂时性脑功能障碍的慢性病。

（1）发作时的急救护理。

①首先让患者平躺,在患者上下牙之间放一条毛巾或其他柔软物体,以防舌咬伤。

②在强直阵挛发作期,注意保持患者自然体位,不强力按压,以免造成骨折。

③使患者头偏向一侧,有助于口腔内的分泌物自然排出,从而避免因口腔分泌物吸入气管导致的窒息和吸入性肺炎。

④在呼吸暂停期间,如果患者停止抽搐,应立即进行人工呼吸。

⑤在患者完全清醒之前,必须有家属陪伴患者,以免在昏迷期间或醒来时因情绪变化而发生意外。

⑥及时送往医院进行治疗。

（2）癫痫的生活及饮食。

①某些矿物质对部分患者有帮助，如镁（大量存在于全麦面粉、小米、无花果、肉、鱼、坚果、蟹、牡蛎和小扁豆中）和钙（主要存在于牛奶和乳制品中）有助于预防惊厥。

②夏季不宜喝大量的冷水及饮料，这会使血液中的药物浓度下降，降低疗效。可以多吃润肠的食物，如蜂蜜、香蕉、胡桃、杏仁、菠菜等，以保持大便通畅。

③饮食要有节制，避免暴饮暴食。避免摄入刺激性食物，少食多餐，定时定量。

④规律生活，保证充足睡眠。避免过度劳累。

⑤克服自卑和恐惧心理，保持良好情绪。

⑥进行适度锻炼，严禁开车、游泳、爬山、带电作业、夜间独自外出，频繁发作者应限制室内活动，必要时卧床休息，防止受伤。

⑦尽量避免患者独自在家，最好经常有人陪伴，以免发病后不能及时获救。

⑧外出时随身携带简要诊疗卡，注明家庭住址、单位、电话号码等。

4. 失眠　无法入睡或无法保持睡眠状态，导致睡眠不足，也称为入睡和维持睡眠障碍。

预防方法：停止熬夜，培养早睡习惯；拒绝焦虑，保持良好的情绪；停止"乱吃"，保持适当户外运动；少喝咖啡、茶、酒；注意"氛围"，创造良好的睡眠环境；合理用药，安全对症下药。

（二）中医科

1. 三伏贴　三伏贴是一种传统的中医疗法。根据"冬病夏治"的理论，结合中医针灸、经络与中药学，将中药直接贴敷于穴位，具有疏通经络、祛除寒邪、调理气血、健脾和胃、助阳、增强免疫功能、预防疾病的作用。

（1）三伏贴的适用范围。

①成人及儿童的呼吸道疾病，如哮喘、支气管炎、支气管肺炎、反复呼吸道感染、老年慢性支气管炎、过敏性鼻炎、慢性咽炎、慢性鼻窦炎、慢性咳嗽等。

②胃痛、腹泻、慢性结肠炎等慢性消化系统疾病。

③风湿性关节炎、颈肩腰腿痛等关节痛和类风湿性关节炎、强直性脊柱炎等免疫系统疾病。

④痛经、宫寒不孕、产后体虚怕冷等妇科疾病，少精症、性功能低下等男性疾病。

⑤体质调理：用于虚寒体质引起的畏寒、四肢不温、反复感冒等，可改善免疫力，增强体质。

（2）三伏贴后的使用注意事项。

①饮食清淡，避免生冷、油腻、辛辣刺激食品，不要用凉水洗澡。

②不要剧烈运动，应在通风凉爽的室内。

③如出现皮肤发痒、发红等症状，立即除去敷贴；如出现红肿、水疱，一般几天后就能自行消退，必要时可涂紫药水（甲紫溶液）。

2. 中医推拿　运用手部的技巧和力量，在人体的经络和穴位上进行推、拿、提、捏、揉等多种手法操作，以达到治疗疾病和调理身体的目的。

（1）中医推拿的适用范围。

①关节扭伤和脱位。

②腰肌劳损、肌肉萎缩。

③偏头痛、前头后头痛、三叉神经痛。

④肋间神经痛、股神经痛、坐骨神经痛、腰背神经痛。

⑤四肢关节痛:包括肩、肘、腕、膝、踝、指(趾)关节疼痛。

⑥面神经麻痹、面肌痉挛、腓肠肌痉挛。

⑦风湿引起的肩、背、腰、膝等部位的肌肉疼痛。

⑧急性或慢性风湿性关节炎、关节滑囊肿痛和关节强直等症。

⑨神经性呕吐、消化不良、习惯性便秘、胃下垂、慢性胃炎。

⑩其他:如失眠、遗精及妇女痛经与神经官能症等。

(2)以下情况禁忌推拿:各种急性传染病、急性骨髓炎、结核性关节炎、传染性皮肤病、湿疹、水火烫伤、皮肤溃疡及各种疮疡、怀孕5个月以上的孕妇、急性阑尾炎、久病后过度虚弱、严重心血管疾病、老年体弱患者等。

(三)康复科

1. 常见病种

(1)脑卒中、颅脑损伤、脑炎、缺血缺氧性脑病、脑瘫等引起的运动功能障碍、言语功能障碍、认知功能障碍、吞咽功能障碍等。

(2)脊髓损伤、脊髓炎等引起的运动、感觉以及大、小便功能障碍等。

(3)周围神经损伤、坐骨神经损伤、臂丛损伤及其他各种外周神经(腋神经、肌皮神经、桡神经、正中神经、尺神经、胫神经、腓神经)损伤等。

(4)骨关节系统疾病:如颈椎病、腰椎间盘突出症、肩周炎、骨性关节炎、运动损伤(肌肉、肌腱、韧带和关节软骨损伤)以及骨折、关节脱位后、人工关节置换术后肢体功能障碍,青少年脊柱侧弯和先天性足内、外翻等。

(5)冠心病、慢阻肺等内科疾病所致心肺功能障碍。

(6)产后恢复不良、年龄增长导致的肌肉松弛以及泌尿系统疾病等所致盆底功能障碍。

(7)炎症性疾病:小儿肺炎、支气管炎、咽喉炎、乳腺炎、关节炎、脓肿、睑腺炎、伤口感染、面神经炎(面瘫)、急慢性附件炎、盆腔炎等。

(8)皮肤疾病:如各种瘢痕、硬结、痈、带状疱疹等。

(9)其他:肿瘤相关、外科手术后功能障碍,一氧化碳中毒、突聋等。

2. 常见治疗方法

(1)物理治疗:可以利用人工物理因子和自然物理因子进行治疗,如直流电疗法、红外线光疗法、超声波、磁疗、气候、日光等,可以治疗疾病,促进身体康复。

(2)运动疗法:主要以功能训练为主,可以使用手法操作或器械等主动和被动运动方式,有助于恢复躯体功能。

(3)言语康复训练:主要针对存在听力及语言障碍的患者,采用呼吸训练、发音训练、文字复述、书写等方法,使患者听、说等交流能力得到改善或恢复。

(4)其他康复治疗:如作业疗法、心理治疗、康复医学工程等,需要根据患者的情况,选择适合的方案治疗,帮助患者身体功能恢复,使其能够独立生活或提高生活质量。

(四)皮肤科

1. 荨麻疹 俗称风疹块,表现为皮肤上出现大小不一的红斑或瓷白色皮疹,常突然出现,迅速消退,可反复发作,瘙痒难忍。

2. 湿疹 一种常见的炎症性皮肤病,由多种内外因素引起。急性期病变主要表现为疱疹性溃烂,有渗出的倾向。慢性期病变主要表现为苔藓样改变,疾病易反复发作。

3. 皮炎　特征为头皮瘙痒、鳞屑多,面颊、耳后及后背等处常有油性皮屑。

4. 灰指甲　皮癣菌侵犯甲板或甲下所引起的疾病。甲真菌病是由皮癣菌、酵母菌及非皮癣菌等真菌引起的指甲感染。

5. 痤疮　俗称青春痘。痤疮是毛囊皮脂腺单位的一种慢性炎症性皮肤病,主要好发于青少年,对青少年的心理和社交的影响很大,青春期后往往能自然减轻或痊愈。临床表现以好发于面部的粉刺、丘疹、脓疱、结节等多形性皮损为特征。

6. 皮肤病患者的注意事项

(1) 避免辛辣和刺激性食物,忌油腻的食物、容易致敏的食物、酒精、高糖食物等。

(2) 避免长时间暴露在强烈的日光下和恶劣的气候条件下,否则使皮肤发痒、红肿,甚至皮肤病恶化。

(3) 不要用手搔抓患处,以免造成皮肤损伤、病情加重或继发感染。

(4) 忌用过热的水烫洗患处。在急性期间,应使用冷湿敷,不涂抹软膏。

(5) 保持情绪稳定,避免过度紧张。保证睡眠质量。饮食清淡、有规律。避免长时间工作。

(6) 穿宽松、光滑的内衣,减少步行,避免摩擦患病部位。

九、感染科

(一) 肝硬化

肝硬化是一种常见的由多种病因引起的慢性、进行性、弥漫性肝病。

合理饮食可以促进肝细胞功能的恢复,缩短病程,减少并发症,减少住院次数。肝硬化患者的饮食原则如下。

(1) 保证摄入热量:每天的总热量不应低于 2000~2500 卡。

(2) 保证优质蛋白质的摄入:高蛋白质饮食可以促进肝细胞的修复和再生,尤其是低蛋白血症和腹水的患者。每天供给优质蛋白质 70~100 克。当肝功能严重受损,或出现肝性脑病症状时,应适当控制蛋白质摄入量。

(3) 低脂肪饮食:肝硬化患者的肝功能失调,合成和分泌功能减弱,使消化和吸收脂肪的能力受到很大的影响。应少吃肥肉、蛋黄、动物内脏等食物。

(4) 多吃富含 B 族维生素和维生素 C 的食物,可增加肝细胞的抵抗力。

(5) 当发生低钾血症时,应补充富含钾的食物,如橘子、香蕉等水果,同时监测电解质变化,避免高钾血症。

(6) 控制食盐的摄入量:每日食盐的摄入量以不超过 2 克为宜。建议监测血电解质的变化以动态调整。

(7) 少食多餐,避免暴饮暴食。肝脏有病变时,自然消化功能降低,患者会出现食欲减退、腹胀等消化不良症状。每餐应吃 7~8 分饱。除正常一日三餐外,可增加 2~3 次加餐,还可适当睡前加餐。

(8) 吃软食,细嚼慢咽。不吃硬、油炸、去壳和刺激性强的食物。肝硬化患者常伴有食管静脉曲张,加之凝血功能差,硬食容易割伤曲张的静脉,导致上消化道大量出血。

(二) 慢性乙肝

慢性乙肝是指乙肝病毒检测为阳性,病程较长(超过半年)或发病日期不详,并有慢性肝炎症状的疾病。

1. 常见症状 乏力;食欲减退,体重下降;头晕;右上腹有不适感;睡眠质量不佳;尿液发黄;面色暗沉,皮肤粗糙;手掌可出现大、小鱼际片状充血。

2. 可能引起的并发症 肝硬化、脂肪肝、肝癌、上消化道出血、肝肾综合征、肝性脑病。

3. 日常注意事项 增强防护意识,避免与健康人员密切接触;避免与他人发生血液、体液及性接触。怀孕的患者应及时咨询医生,防止母婴垂直传播。

4. 预防措施 接种疫苗;避免感染,加强个人防护,避免到非正规机构输血及献血,不与他人共用剃须刀或牙刷等个人物品;戒烟限酒,保证营养,增强自身抵抗力。

十、肿瘤科

（一）肿瘤的分类

1. 良性肿瘤 没有浸润和转移的能力,生长缓慢,可以通过手术切除,很少会发生癌变。

2. 恶性肿瘤 肿瘤细胞过度增殖和分化,可侵犯周围组织和器官,引起远处转移,严重危害生命健康。

3. 交界性肿瘤 介于良性肿瘤和恶性肿瘤之间,可能侵犯周围组织和器官,但很少有远处转移,如交界性浆液性肿瘤、黏液性肿瘤等。

（二）肿瘤的病因

1. 免疫因素 所有肿瘤的发生均与自身的免疫力降低有关。

2. 精神因素 长期忧郁、压抑以及严重的精神创伤等不良情绪的影响,会使机体内分泌、神经系统功能紊乱,免疫力下降,导致肿瘤的发生。

3. 遗传因素 许多肿瘤有家族遗传倾向,如乳腺癌、肠癌、肝癌等。

4. 内分泌因素 长期不合理使用激素类药物或内分泌功能紊乱,可促使某些肿瘤的发生。

（三）肿瘤的预防

（1）完全戒烟并减少饮酒。

（2）保持正常体重,避免肥胖和超重。

（3）坚持运动,保持充足的睡眠。

（4）合理饮食:少吃垃圾食品和油炸食品,多吃水果蔬菜。

（5）减少或避免职业性致癌环境的暴露,采取必要的职业暴露保护。

（6）远离焦虑:学会减压放松,不长期处于焦虑和精神高压之中。

（7）定期做防癌筛查检测。

（8）接种疫苗,如乙肝疫苗、HPV疫苗。

十一、放射科

放射科是医院重要的辅助检查科室。放射科的检查包括数字X射线摄影(DR)、计算机体层成像(CT)、核磁共振(MRI)、数字减影血管造影系统(DSA)等。

（一）数字X射线摄影(DR)

数字X射线摄影(DR)是一种数字成像技术。将穿过人体组织的X线用数码形式记录和存储,然后转换成图像,其分辨率和清晰度优于常规 X 线片,且可进行调整。

(二)计算机体层成像(CT)

简单来说就是机器发出 X 线,穿透人体,到达处理器形成图像。分为 CT 平扫和 CT 增强。CT 平扫是指静脉内不给含碘造影剂的扫描,通常用于初次 CT 检查者。CT 增强是指在 CT 平扫基础上,对发现的可疑部位,在静脉注射造影剂后有重点地进行检查,从而提高诊断准确率的一种手段。

增强 CT 检查前的准备如下。

(1)检查前患者须抽血检查肾功能。

(2)检查前向医务人员说明过敏史及用药情况,严重过敏者应尽量避免检查,碘过敏者慎做 CT 增强检查。

(3)使用胰岛素泵的患者在进入检查室前必须取下胰岛素泵、探头、发射器、血糖仪和遥控器。

(4)检查前应取下或取出如皮带、带有金属拉链的衣服、手机、钥匙、磁卡、硬币、打火机等金属物品。

(5)腹部增强 CT 检查前需禁食 4～6 小时,按要求喝水和憋尿。一周内不服用含金属的药物,不做胃肠钡剂检查,如已做钡剂检查,需待钡剂排空后才能检查,如情况紧急,应在给予清洁灌肠或口服缓泻剂使钡剂排空后再行增强 CT 检查,以免影响图像质量。

(6)小肠及结肠双期增强 CT 检查按《小肠结肠双期增强检查肠道准备健康教育手册》上的要求做好肠道准备。

(7)除腹部以外,其他部位的增强 CT 检查前均可进流质饮食。

(8)检查前认真阅读知情同意书,充分理解知情同意书的内容并在知情同意书上签字。

(三)核磁共振(MRI)

核磁共振成像是一种利用核磁共振原理的医学影像新技术,无辐射损伤,软组织对比度明显高于 CT,无骨伪影,任意方位断层直接成像,用于显示病变和立体定向,心脏、大血管形态和功能诊断可用于多种心血管疾病诊断。

不宜进行核磁共振检查的情况:安装心脏起搏器,有或疑有眼球内金属异物,经过动脉瘤银夹结扎术,体内金属物存留或金属假体,有生命危险的危重患者,幽闭恐惧症患者等。

十二、检验科

空腹检查项目包括空腹血糖、血脂、肾功能(主要是血、尿素氮和尿酸)、肝功能(主要是胆红素、转氨酶)、甲状腺功能等。

(1)"空腹"是指抽血前一天晚上,患者保持平时的生活习惯,正常饮食,饭菜宜清淡,不饮酒,禁食 8 小时后的状态。在保证检验结果准确性的情况下,一般上午八点到十点是最佳的采血时间,最好不要超过上午十点,因为体内生理性内分泌激素影响会使血糖值出现误差。

(2)采血前采 24 小时不宜剧烈运动,检查当天宜避免情绪激动,采血前至少休息 5 分钟。如果需要运动后采血,请遵医嘱并告知检查人员。

(3)抽血后针孔出现瘀血往往是由于按压不当造成的。正确的做法是在拔针后按压 3～5 分钟,老年或血小板异常的患者可以适当延长按压时间。

（4）部分饮食也会影响血液检测的结果，如酒精、高蛋白质和高嘌呤食物、油腻食物及高盐食物。抽血前一天晚上，应保持正常的生活方式，清淡饮食，以获得更准确的空腹检验结果。

十三、心功能室

心功能室是指医院专门用来检测心脏功能的医疗室，其中存放了一些心功能监测仪器。常规心电图和动态心电图可以检查冠心病、高血压、心肌病及各种心肺疾病，为心律失常、心房心室肥大、心肌缺血损伤、心肌梗死等提供诊断和临床治疗依据。

（一）常规十二通道心电图

常规十二通道心电图是用 12 个心电图导联同时记录的心电图。通过检查可以首先评估是否存在心肌缺血问题，并可发现心肌缺血的部位和范围。其次可以判断是否存在心律失常，包括各种期前收缩、心动过速、心房纤颤或者房室传导阻滞等，这些都可以通过心电图记录明确诊断。

（二）24 小时动态心电图

24 小时动态心电图可连续监测 24 小时，可记录心肌缺血患者的心电图 ST-T 段的变化并分段进行数字化分析，适用于捕捉心律失常、心肌缺血、无痛性心肌缺血事件等，有助于头晕、心悸、胸闷、胸痛、乏力等症状的诊断。

（三）心电图检查注意事项

（1）检查前不能饱食，不宜空腹，不宜吃冷饮、吸烟，心情宜平静，若有需要，可静坐休息20 分钟。

（2）由于肌肉活动都会产生生物电，因此检查时需要平躺，全身肌肉放松，平静呼吸，保持安静，不讲话，不移动身体。

（3）以往做过心电图的，应将之前的报告或记录交给医生。如正在服用洋地黄类、钾盐、钙剂及抗心律失常药，应告知医生。

（4）检查时需暴露胸部，所以女性最好不要穿连体裙及连体裤，应选择上下分体、容易穿脱的衣服，尤其是在冬季。

（5）做 24 小时动态心电图检查时需要通过电极片接触心前区皮肤来记录心脏心电活动，佩戴前需要注意患者心胸前皮肤有无破损及感染。

（6）在进行 24 小时动态心电图监测期间，请务必与手机、电视机、收音机等产生电磁干扰的设备保持一定距离，以防其干扰电波传导，从而影响最终的检查结果。

（7）在进行 24 小时动态心电图监测期间，体表连接有电极片，所以应避免洗澡或让电极片沾水。

（四）动态血压检查

动态血压检查是指利用动态血压检测仪监测连续 24 小时的血压变化，与常规血压相比，能更加准确地诊断高血压，有助于协助治疗，为临床选择降压药物、调整药物剂量及服药时间、停用或调换药物、观察治疗效果提供科学的、可靠的依据。

（五）心脏起搏器使用注意事项

（1）根据患者的状态设置心脏起搏器的参数，使其处理复合患者生理需求、最安全且最省电的模式。

（2）根据心脏起搏器记录的患者心电事件做相应调整和治疗。

（3）能及时发现电池能量是否耗尽，是否需要更换，对心脏起搏器依赖的患者尤其重要。

（4）一旦心脏起搏器出现故障，随访可及时发现和处理。如有任何问题，患者也可以与医生沟通。

十四、超声影像科

（一）超声检查范围

1. 腹部　可检查的脏器包括肝脏、胆囊、胰腺、脾脏、肾脏、肾上腺、膀胱以及输尿管，男性的前列腺、精囊腺等。

2. 浅表器官　甲状腺、乳腺、浅表淋巴结等。

3. 心脏　心脏的结构和功能等。

4. 血管　外周血管、腹部血管等。

（二）超声检查前的注意事项

（1）对上腹部（肝脏、胆囊、胆管、胰腺、上腹部肿块、左肾静脉、腹膜后、肾动脉、腹部血管）进行检查时，要求空腹。一般情况下，要在检查前一天晚饭之后禁食，并于第二天上午接受空腹检查（空腹 8～12 小时）。

（2）对子宫及附件（经腹）、前列腺、精囊腺、膀胱、输尿管下段、盆腔、下腹部包块等进行检查时，需充盈膀胱。

（3）经食道超声检查当日早晨应空腹，检查后 2 小时禁食，4 小时后可进温流食。

（4）对甲状腺、颈部淋巴结和血管进行超声检查时尽量穿低领的衣服，颈部尽量不佩戴围巾、项链等。

（5）乳腺、四肢血管检查时需充分暴露胸部、腋窝、肢体等，建议检查时穿宽松易穿脱的衣物，尽量不穿连衣裙、连体袜、塑身衣。

第四节　门诊健康教育趋势

一、建立健康教育与医疗协同工作目标补偿机制

健康教育和医疗服务是两个不同的领域，需明确各自的工作目标和任务，并在此基础上进行协同工作。医院应明确健康教育与临床医疗具有同等地位，并将健康教育纳入科室年度综合目标管理。管理部门制订相关工作制度和考核标准，定期进行考核。加大对健康教育的投入力度，提高医护人员参与健康教育的积极性等，鼓励医务人员参与健康教育，对健康教育流程进行标准化管理，使其贯穿于每一个诊疗环节，同时加强新入职员工的人文关怀和职业道德培训。

政府应该加强对健康教育的政策支持，为协同工作提供必要的资源保障。例如，政府应设立专项经费，支持健康教育工作，或给予开展健康教育服务的医院一定的经费支持；各级医疗机构也应及时做好所开展健康教育的成本核算工作，可提供一个详细的账目表，便于确

定补偿额度。也可以参照国外,将健康咨询费用纳入医保,医生看病时间(包括咨询、宣教)与收费是匹配的。同时将健康教育工作纳入医政管理范畴,对其进行统一的监督、管理和考核。

二、健康教育激励机制

(一)完善政策支持

政府和卫生部门已制定相应的政策和法规,为门诊健康教育提供法律保障和支持。例如,我国《基本医疗卫生与健康促进法》明确规定,医疗机构应当开展健康教育和健康促进活动。未来还需进一步完善相应的政策法规,如具体的门诊健康教育工作规范和标准等。

(二)加强组织管理

应建立健全医院健康教育组织网络,加强健康教育组织管理,明确健康教育工作职责和分工,确保健康教育工作的顺利开展。许多医院建立了由分管院长牵头,各健康教育职能科室组织协调,各临床科室医务人员为基础的三级健康教育网络。

(三)加强人员培训

应通过提供专业培训机会,采用多种培训方式,提高医护人员的专业素质和技能水平,培养受公众喜爱的健康教育专家,并且构建专业的健康传播的工作团队。

(四)增加资源投入

应增加健康教育资源的投入,为健康教育提供更加充足的人员、物质和技术支持。如门诊合理配置护理人员、设置健康教育室、及时更新和维护健康教育设备等。

(五)优化评价体系

应不断优化健康教育评价体系,对医护人员的健康教育工作进行更加科学、合理的评价和激励。例如,可以采用多元化的评价指标和方法,如患者满意度、健康知识掌握程度等,全面评价医护人员的健康教育工作。

(六)完善奖励制度

应建立工作档案,记录开展的各种健康教育工作。应提高优秀的健康教育工作人员的工资待遇或福利待遇,为其提供更广阔的职业发展空间和晋升的机会。

三、健康教育人才培养

(一)明确培养目标

门诊健康教育人才的培养目标是培养具备医学、心理学、教育学等多学科知识的复合型人才。他们不仅要掌握医学基本理论和临床知识,能够准确诊断和治疗疾病;还要具备良好的沟通能力和人际交往能力,能够与患者建立良好的关系;同时还要熟悉健康教育的基本原理和方法,具备较强的组织协调能力和创新能力,能够组织开展各种形式的健康教育活动。

(二)制订科学的培养方案

门诊应关注医护人员的培训教育,结合工作的实际情况,提供分层次、分阶段的学习机会,从而完善其知识体系,拓展知识面,强化沟通交流技巧,为保障宣教质量提供可靠的人才保障。

（三）加强师资队伍建设

健康教育人才的培养离不开优秀的师资力量，因此，需要加强对健康教育教师的培训和管理。医院可以组建专门的健康教育团队，负责健康教育的策划、实施和评估；引进具有丰富临床经验和健康教育经验的专家，提高师资队伍的教学水平和专业素养。

（四）提供实践机会

要为健康教育人员提供丰富的实践机会，如口头宣教、健康讲座交流等，让他们在实践中不断提高自己的能力和水平。

（五）完善评价体系

应建立科学的健康教育人才培养评价体系，对健康教育人才培养工作进行全面、客观、公正的评价，以便及时发现问题并解决。

总之，门诊健康教育人才的培养是一项系统工程，需要高校、医疗机构和社会共同努力。只有通过加强理论教学、实践能力培养、师资队伍建设和完善评价体系等方面的工作，才能培养出具备专业素养、实践能力和创新精神的门诊健康教育人才。

四、健康教育的信息化管理

门诊健康教育信息化管理是指通过运用现代信息技术手段，对门诊健康教育工作进行全面、系统的管理，实现健康教育资源的有效整合、共享和利用，提高门诊健康教育的质量和效果。门诊健康教育信息化管理具体包括健康教育信息的采集、处理、应用和传播等方面。

（一）健康教育信息采集

通过建立健康教育信息采集系统，实现对门诊患者基本信息、疾病诊断、治疗方案等相关信息的快速采集和录入。

（二）健康教育信息处理

通过建立健康教育信息处理系统，对采集到的健康教育信息进行分类、整理、分析和评价，为医务人员提供科学、有效的健康教育依据。

（三）健康教育信息应用

通过建立健康教育信息应用系统，对患者进行个性化、针对性的健康教育指导，如根据患者的疾病诊断，系统可以为其推送有针对性的电子健康教育处方，提高患者的自我管理能力和生活质量。

（四）健康教育信息传播

通过建立健康教育信息发布平台，实现健康教育信息的快速传播，包括门诊宣传栏、电子显示屏、微信公众号等多种渠道。

（黎　艳　杨　霞）

第九章　门诊人文管理

第一节　人文关怀理念概述

一、人文关怀相关概念

（一）人文

人文（humanity）一词源于拉丁语 humanitas，即人性。"人文"与"神文"相对，它反对宗教蒙昧主义对人性的戕害，主张恢复人的自然本性，强调人的目的性，肯定人性的价值、意义和人的主体性，简而言之，就是重视人的文化。

《辞海》中，人文被定义为"人类社会的各种文化现象"，包括符号、价值观及其规范。是指人类文化中的先进部分和核心部分，最集中的表现就是以人为本，重视人，尊重人，关心人，爱护人。

人文从广义上讲，泛指文化；从狭义上讲，专指哲学，尤其是美学。人文可分为文化、艺术、美学、教育、哲学、国学、历史、法律等类别。

（二）关怀

关怀是指对他人的情感和需求给予关心和照顾。它体现了人与人之间的互动和关系，表达了对他人的关注和爱护。关怀常常在描述人与人之间的关系时使用，可以用于表达对亲人、朋友、同事或其他人的关心和关注。关怀这个词语的来源可以追溯到古代的《诗经》。《诗经·小雅·巷伯》"巷伯其怀矣，悠悠其亡矣"中的"怀"即可理解为关怀。从古代到现代，关怀他人一直是人们重视的美德。

（三）人文精神

人文精神是一种普遍的人类自我关怀的体现，表现为对人的尊严、价值、命运的维护、追求和关切，对人类遗留下来的各种精神文化现象的高度珍视，以及对全面发展的理想人格的肯定和塑造。其作为一种独特的精神现象，是人类智慧与精神的载体，是人类所特有的且为人类不可分割的一部分。人文精神的基本内涵为三个层次，分别是人性（对人的幸福和尊严的追求，是广义的人道主义精神）、理性（对真理的追求，是广义的科学精神）、超越性（对生活意义的追求）。人文精神的基本含义就是尊重人的价值，尊重精神的价值。

（四）人文主义

人文主义（humanism），是欧洲文艺复兴时期的人文学者，在超越和反对中世纪欧洲宗教传统的过程中，把希腊、罗马的古典文化作为一种依归，用这种办法来回归世俗的人文传统而产生的。人文主义是一种基于理性和仁慈的哲学理论及世界观。作为一种生活哲学，人文主义从仁慈的人性获得启示，以理性推理为思想基础，以仁慈博爱为基本价值观。个人的兴趣、尊严、思想自由及人与人之间的容忍和相处等都是其内涵。

（五）人文素养

人文素养是人文科学的研究能力、知识水平和人文科学体现出来的以人为对象、以人为中心的精神。其体现了人的文化素质与修养，是社会个体在以"人"为中心的各种文化方面所表现出的素质与修养，即人在其所拥有的文化基础上形成的先进的价值观及规范。人文素养由人文知识、人文态度、人文能力和人文精神构成，人文知识和人文态度是人文素养的基础，人文能力是人文素养的外在表现，人文精神是人文素养的核心和灵魂。

（六）人文关怀

人文关怀指尊重人的主体地位和个性差异，关注人的个体需求，激发人的主动性、积极性、创造性，促进人的自由全面发展。具体来说，就是承认人不仅作为一种物质生命的存在，更是一种精神、文化的存在；承认人无论是在推动社会发展还是实现自身发展方面都居于核心地位或支配地位；承认人的价值，追求人社会价值和个体价值的统一；尊重人的主体性，即人不仅是物质生活的主体，也是政治生活、精神生活乃至整个社会生活的主体；关注人多方面、多层次的需要；促进人自由、积极、主动、全面发展。

二、人文关怀的历史发展

（一）人文的发展

人文，作为人类文化的一种基因，古已有之，无论是中国还是外国。12世纪时，人文思想通过阿拉伯人传到西西里的罗杰二世与英格兰的亨利二世的朝廷，于15—16世纪文艺复兴时期萌芽，那时人文精神的核心思想为以人为本，重视人的价值，反对神学对人性的压抑；主张人的理性，反对神学对理性的贬低；主张灵肉和谐、立足于尘世生活的超越性精神追求，反对神学的灵肉对立、用天国生活否定尘世生活。后于17—18世纪的约翰·洛克、亚当·斯密、法国启蒙运动、美国的独立宣言和法国的人权宣言时期正式形成规模，经过19—20世纪初的马克思、尼采、罗素所处时期的反思，于20世纪中后期的现代时期达到空前发展。在发展期，联合国发布两个人权宣言标志着人文走向法制化、国际化，而之后马斯洛的需求层次论则是现代人文思想最杰出的代表，也延续使用至今天。

在中华五千年的历史长河中，人文思想早有显现。孔子删定"六经"，才将哲学、文学、历史学等人文学科从"礼乐文化"中分类出来，使它们具有了比较精确和专门的意义，从而在之后推进人文教育。我国古代《易传·象传上·贲》中最先对人文进行了记载："刚柔交错，天文也。文明以止，人文也。观乎天文，以察时变；观乎人文，以化成天下。"《易传》中把人文理解为规范人类思想行为的伦理道德，具有道德化、文明化等特征。春秋时期，人文作为一种社会潮流，形成一种普遍的文化，让更多的人、更大的人群共同具有一种稳定的价值观及其规范。《后汉书·刘虞公孙瓒陶谦列传》里讲"舍诸天运，征乎人文"。人文思想于唐代达到繁盛时期，北宋理学家和教育家程颐在《伊川易传》中这样注释："天文，天之理也；人文，人之道也。观乎天文以察时变。天文，谓日月星辰之错列，寒暑阴阳之代变，观其运行，以察四时之迁改也。人文，人理之伦序，观人文以教化天下，天下成其礼俗，乃圣人用贲之道也。"进入20世纪，信息化、知识化、民主化、全球化的发展，使得人在社会中的地位以及社会本身发生了翻天覆地的改变，人从过去的工具人、经济人发展到现代的社会人、文化人，人的价值得到承认，自信、平等和价值观等现代人文得到了广泛的发展，但中国的人文发展仍较为缓慢。

随着社会的演变,我国对人文的理解也随之改变,人文定义引申为通过特定文化教育,使人成为具有人生最高价值追求的理想人或获得理想人性的价值观念。综上所述,人文一方面指向人性、人本,通过相关教育,引导人们实现自身理想价值的追求;另一方面它关乎人情、人道,体现为对理想人性价值观及人格尊严的认同与尊重。

（二）人文关怀的发展

在西方国家,关怀的内涵于 20 世纪 60 年代由美国护理学家 Leininger 提出,他以人的文化特征为出发点,提出人的成长背景不同,对服务对象关怀形式的表达也有所不同。他将关怀定义为帮助、支持满足他人或组织的需求,从而改善人类生存条件的活动或行为。20 世纪 90 年代,美国学者 Green-Hernandez 等从哲学的角度将关怀分为普通关怀和专业关怀,普通关怀即日常生活中人性的表现;而专业关怀是通过专业行为满足他人需求,改善其生存质量和健康状况。关怀主要包含五个要素:多元化的文化背景、专业性的关怀照护、态度性的关爱情感、存在性的关怀互动、个性化的健康治疗。随着社会的发展,人文与关怀的理念不断发展融合,追溯后可发现人文关怀精神起源于爱琴文明。古希腊城邦的民主政治制度以及追求个性完美的文学艺术为人文关怀的形成奠定了良好基础。智者学派、苏格拉底、柏拉图、亚里士多德等先哲的思想都蕴含着西方人文关怀的萌芽。例如,公元前 5 世纪的智者运动,哲学家放弃对自然宇宙的研究,开始研究与人有更密切关系的事物,认为善良、真理、正义和美都与人本身的需求和利益相关。人文关怀的思想在文艺复兴时期得到进一步发展,文艺复兴运动的根本思想体系就是"人文主义"。"以人为中心"是人文主义的思想精髓,追求人的价值、尊严,强调个体的自由、发展。18 世纪的启蒙运动继承了文艺复兴的人文主义。哲学家们关心人,关心人的独立和尊严,宣传理性和科学、自由、平等、博爱、民主等思想,"启蒙之火"引领着"人"与"社会"的双重觉醒,丰富和发展了人文关怀的内涵。文艺复兴、启蒙运动解放了人们的思想,主张关怀人的命运和尊重人的权利,人文关怀精神被贯彻到各个领域。到 19 世纪德国马克思批判性地继承了西方近代人文关怀思想的合理内容,把一切人的自由全面发展作为人类解放的目标。到现代社会时期,随着存在主义现象学的兴起,人文关怀呈现出人与自然、与弱势群体关系的和谐,注重人本主义关怀。现代"人文关怀"的意义就是人文精神的具体实践,人文关怀的内涵是提倡人的自由和平等,尊重人的理性思考,以人的价值为核心,尊重人性,关怀精神生活。人文关怀服务的对象是"现实中的人",所以不同时代人文关怀的主要内容不同。人文关怀的实质都是通过确立人的主体性从而确立一种赋予人生以意义和价值的人生终极关怀。

在中华历史长河中,关怀思想早有显现。关怀一词最早出自《宋书·列传》:"不治产业,居常贫罄,有无丰约,未尝关怀。"后来,儒家的"仁爱"、道家的"泛爱"、墨家的"兼爱"等传统文化都蕴含着关怀的情怀。以儒家思想为例,孔子的核心思想是"仁",诸如"己立立人,己达达人""己所不欲,勿施于人"正是"仁"的体现,他强调重视人的特殊性,重视人的同情心,强调以人为本。除此之外,先秦时期的管仲提出"以人为本,本理则国固,本乱则国危"的思想;西汉贾谊提出"以民为本,以民为命,以民为功,以民为力"的主张;魏晋时期的思想家则重视人的个性发展和情感生活;隋唐时期提出"凡事皆须务本,国以人为本,人以衣食为本"等,均是弘扬人的价值,体现人为核心,注重人的地位与作用。而对于人文关怀的定义,不同学者也尝试着从不同角度进行解读。从关怀特性的角度来看,人文关怀是对人类尊严的重视、对弱势群体的关心而呈现出的关爱情感、责任意识。从多元文化视角来看,人文关怀涵盖了生理、社会以及自我发展层面的关怀需求,致力于对人的尊严和价值的维护、人格的塑造以及自由的追求,因此,可以把人文关怀理解为一种态度和一种充满关怀与呵护的立场。总的来说,人文关怀以人为本,重视对人的理解与尊重,强调人性与情感的交流;同时,它也致力于协调人与社会的关系,倡导一种人道主义精神。这种关怀不仅是对弱势群体的主动关注与责任担当,更在行动中展现出一种深刻的同情与责任感。此外,人文关怀还追求人与文化的和谐发展,其目的是营造一个充满关爱与照护的社会环境,促进人与人之间的和谐相处,并推动人综合素质的全面发展。目前,人文关怀理念广泛应用于医学、教育、行政管理、工程、空间及设备设计等行业领域。

三、医学护理人文关怀的发展

生物-心理-社会医学模式的提出体现了现代医学模式对医学更为理性和全面的认识,而护理学作为医学领域的一个分支,在现代医学模式转化的实践过程中表现为由"以疾病为中心"向"以患者为中心"转换。国家卫健委自2015年开始推行并要求逐级落实改善医疗服务,在新形势下,人文关怀成为全球护理发展的主旋律。

护理人文关怀是一种较为先进的护理理念,指具备良好人文素质的护理人员对护理对象进行的具有人文关怀的护理。其核心是以患者为管理中心,以人文关怀为手段的一种护理模式。护理人员通过了解患者的需求,在尊重患者意愿的情况下为其提供个性化护理,包括心理护理、疾病预防、饮食调节和康复锻炼等方面的指导。护理人文关怀充分调动护理人员和患者的积极性与参与性,提高护理满意度,应引起充分的重视。人文关怀作为护理的核心理念,是患者基本且重要的需求,也是护理伦理要求与提升职业满意度的重要手段,更是优质护理服务的重要指征与内涵。护理人文关怀要求护理人员具有广博的知识、高尚的道德感、积极而稳定的情绪、良好的性格、良好的沟通技巧及良好的人际交往能力。从狭义来看,护理人文关怀是护理人员在护理实践过程中,在为患者提供必需的诊疗技术服务基础上继续提供精神、文化、情感的服务,以满足患者的身心健康需要。从广义来看,护理人文关怀包括护理人员对患者、自我的关怀,护理人员之间的相互关怀,以及护理管理者对护理人员的关怀等方面。

(一)护理人文关怀模式、内涵的发展

国外护理人文关怀起源较早,理念成熟。人文关怀不仅在护理理论上有所发展,同时延伸到护理人文关怀教育、医院人文环境的创设、临床人文护理实践等方面。不同历史时期和文化背景下,学者对护理人文关怀内涵的理解和关注点不同。

1. 南丁格尔人文关怀理论

(1)概述:现代护理的创始人弗罗伦斯·南丁格尔(Florence Nightingale)认为,护理不仅是一门科学,也是一门艺术。这门艺术很大程度就是关怀的艺术。南丁格尔人道、博爱、奉献及创新的精神通过各种形式在世界各地广泛传播。

(2)人文关怀要点:南丁格尔认为在疾病阶段,为了利于康复,护士应为患者创造良好的环境和条件,包括病室通风、建筑设施、阳光、饮食营养、环境的安静、病情观察等。在其专著《护理札记》(Notes on Nursing)中,南丁格尔介绍了对患者实施关怀的大量措施,非常质朴,并且很有现实意义。举例如下。①病室通风与患者保暖:她强调应做到室内空气和室外空气一样新鲜。但通风时要让患者保暖,避免患者受凉。②给予睡眠护理,促进舒适与康复:她认为睡眠对患者的康复及舒适作用巨大,护士应采取措施尽可能保证患者睡眠充足。③饮食护理中的关怀:饮食对患者生命健康至关重要。她认为护士要用心选择适合患者的

食物,安排好患者进餐时间,保持适当的进餐间隔。④护士要对患者负责,使其放心:她认为如果护士需要离开患者,要提前跟患者打招呼。⑤护士与患者沟通时充分体谅患者:护士与患者沟通时,要坐在患者可以看得见护士的地方,不要来回走动,也不要打手势,不要站在患者的背后和患者说话。

南丁格尔不仅为现代护理事业打下了坚实的基础,也确定了人文关怀在护理中的重要地位。南丁格尔人文关怀理论中深厚的人文关怀思想和大量朴实的人文关怀措施,被全世界护理工作者传承和发展,并融入临床护理工作中。无论是在日常的患者护理中,还是在应对各类灾害和传染病疫情的患者救护中,都充分体现了护理专业人道、博爱的本质。

2. Watson 超个人护理模式

(1)概述:美国关怀科学家 Watson 认为,护理的道德理想是终极促进和保护人类的尊严。人类关怀具有丰富的内涵,包括价值观、意愿、对关爱的承诺、知识、关爱行动等。她在 1979 年《护理:关怀的哲学和科学》中首次提出关怀科学理论,对人文关怀的概念和哲学基础进行了分析和探讨,明确了人文关怀的 3 个主要概念:关怀科学、超越个人的关怀性关系、关怀时刻,并提出了十大关怀要素(后期演变为十大临床关怀程序)。

(2)主要内容。

①关怀科学的 4 个核心概念。

a. 人:可以被照顾、尊重、养育、理解和帮助的有价值的个体,人的整体大于并且不同于其身体各部分的总和,其整体性在思想、情感和行为中表现出来。

b. 健康:心灵、身体等的统一及和谐。健康是身、心、社会的幸福安宁状态,不仅指没有生病的状态,还包括具有高水平的身心和社会功能状况。

c. 环境:包括内环境,即生理的、精神的、心智的因素,以及外环境如压力、变化及影响人舒适与清洁的因素。

d. 护理:人际关怀的过程及关怀的转换,目的是帮助护理对象提升个人知识水平及自我治愈能力,以协助护理对象恢复其内在的和谐感。

②超越个人的关怀性关系:超越个人意味着超越表象,关注人的内心世界和主观意识;意味着超越自我、超越特定时刻,与他人的精神世界甚至与更广阔的宇宙建立深刻的连接。超越个人的关怀性关系不仅关注护理对象经由动作、语言、感觉、颜色、声音所传达的信息,还特别着眼于护理对象心理、精神、灵魂的需求。所以,超越个人的关怀性关系需要个人的真诚以及向自我和他人展示真诚的能力。

③关怀时刻:具有独特生活经历和特征的护理人员和护理对象相遇时,共同决定彼此的关系以及此时的行动,此时便产生了关怀。这一特定时刻的相遇成为空间和时间上的焦点,每个人都感觉到与另一个人超越时空的精神上的共鸣,从而开启了治愈及更深层次人性连接的机会。

④十大临床关怀程序:Watson 在其理论中提出了十大临床关怀程序,指明护理人员可以从这些方面对护理对象实施关怀。具体如下。

a. 拥有利他主义的价值观,对自我及他人表达、施以关怀。

b. 时时处处尊重他人,给予护理对象信心与希望。

c. 通过培养悲悯之心,增强对自我及他人苦难的敏感度。

d. 与周围的人建构互相信任、关怀、帮助的人际关系。

e. 真诚倾听护理对象的故事,接纳并改善其感受。

f. 以创造和务实的方式提出人文关怀的系统解决方案。

g. 运用适宜的方法对护理对象进行健康教育。

h. 努力营造一个场所,其中每个人都能够感受到自己的人格被尊重,疾苦被深切关怀,伤病能得到有效救助,从而创造出一种充满人文关怀的精神和氛围。

i. 尽力满足护理对象的躯体、心理需求。

j. 以开放的心态面对生命的无常、神秘与神圣,接纳存在主义、现象学理论。

(3) Watson 模式的应用及发展:1988 年,Watson 将该理论应用于护理领域。他认为护理是一门人道主义的学科,护理服务中对患者的关怀照护是人道主义和情感的体现;关怀是一种道德理念,只有经过人与人的交往才能有效地实施和体会。1999 年,Dingman 等基于 Watson 关怀理论,将 5 种关怀行为纳入了患者关怀内涵,包括向患者介绍自己和解释自己的角色,使用患者喜欢的称呼,每次换班时在患者床旁停留至少 5 min,回顾和制订患者的护理计划,采用握手或者触摸胳膊等肢体语言,从而提高患者的满意度。2003 年,Watson 等基于其早期提出的 Watson 人文关怀理论构建了主管护士关怀模式(the attending nurse caring model,ANCM)。该模式着重强调了护士的关怀职责,包括建立关怀性关系、关怀需求评估、共同解决问题等,并开展了项目试点,通过将理论和证据进行整合以指导实践,取得了不错的效果。到 2011 年,Lukose 基于 Watson 人文关怀理论构建了护士人文关怀实践模式。该模式强调护士和患者之间的互动,以十大临床关怀程序为指引,通过在护士和患者之间建立跨人际关怀关系、真诚关系、关怀时刻或场景,通过宽容、同情和爱营造治愈性环境,从而实现患者关怀。

3. Swanson 关怀模式

(1) 概述:美国关怀学者 Swanson 在 1991 年提出人文关怀照护理论。

(2) 主要内容:Swanson 关怀模式涵盖 5 个人文关怀照护理论,包括培育(成长和健康生产)、关联方式(在特定关系中发生)、有价值的人(被照顾的人)、有个人感觉的人、承诺感(约定、承诺或激情)以及责任等概念。Swanson 关怀模式基于此探讨了关怀与人、环境、健康、护理四者的关系,从而阐明了护士的职能作用,并强调了护士向目前正在面临或可能面临健康偏差的患者提供护理的重要性。

(3) Swanson 关怀模式的应用及发展:哥伦比亚大学的研究者在产妇分娩过程中做了一项基于 Swanson 关怀模式的干预措施与常规护理措施的临床对照试验。结果为干预组的专业护理评估为优秀。Richard 教授等人将 Swanson 关怀模式融入探索高级护理实践模式,从艾滋病关怀的护理视角出发,为解决艾滋病患者的需求发挥了积极作用。向家艮等人采用基于 Swanson 关怀模式发展起来的 Carolina 照护模式,制订了适合我国国情的优质护理照护模式,为提高我国护理工作质量进行了积极的探索。

4. Duffy 质量关怀模式(QCM)

(1) 概述:2008 年,Duffy 等将关怀和质量进行联系,提出了 Duffy 质量关怀模式(QCM)。他着重强调了关怀对医疗质量的价值,并以结构—过程—结果为基础,探讨以关系为中心的关怀护理。

(2) 主要内容:该模式包括 4 个内涵,即关系中的人、以关系为中心的专业实践、感到被关怀、自我关怀。

(3) QCM 的应用及发展:Duffy 通过在结构、过程、结果三个层面,明确了关怀的主要参与者、影响关怀的因素。在建立以患者为中心的医疗服务体系中,Duffy 特别强调了患者与护士之间的独立性关系,以及医疗服务团队与护士之间的紧密协作性关系。基于这些关系,Duffy 制订了一系列效果影响指标,以全面评估医疗服务人员、患者以及医疗机构的整体表现。对于医疗服务人员,QCM 关注他们的个人成长和满意度;对于患者,QCM 关注他们的生活质量、安全、疾病结果、满意度和健康知识;对于医疗机构,QCM 关注医疗系统的成本、品牌形象以及医院发展。随后,该模式被美国密苏里州堪萨斯儿童慈善医院采用,从患者及家庭关怀、社区关怀、自我关怀、互相关怀 4 个角度对该模式进行了重构,具体包括特殊意义赞美、治愈性环境、归属需要、基本人性需求、尊重、细心安慰、共同解决问题、鼓励方式 8 个方面,用来指导临床护理实践。

5. 罗杰斯整体人护理模式(SUHB,science of unitary human beings)

(1)概述:罗杰斯于 2008 年提出。该护理模式内容具有普遍性。他强调护士可以使用任何有关护理的信念来指导护理实践工作,从而解决以下问题。

①哪种护理方法可以体现出对人及其所处环境的整体性的理解?

②哪种方法能让人们意识到宇宙的活力?

③哪种方法可以使人们认识到他们有权参与生活的各个方面?

(2)主要内容:罗杰斯认为人的能量场和环境的能量场都是一元的,彼此是一个整体,宇宙存在于每个人体内。换句话说,一个人在宇宙中是无限的,而不只是局限于一个有限的空间,比如房子、社区或者地球。他的理论中包含三个原理。

①共振原理:关注的是人类和环境领域中从低频段到高频段的连续变化。

②螺旋原理:涉及不断创新的、日益多样化的人类和环境场模式。这种模式具有创新性、创造性和不可预测性。

③整体性原理:人与环境场持续地相互作用和相互影响。它强调了在这种相互变化的过程中,人们可以积极主动地与不断流动的能量进行有意识的交流和互动。

(3)罗杰斯模式的应用及发展:Adela 等人将罗杰斯模式用于探寻早期青少年的感知健康状况、健康概念和幸福之间的关系。他们提出,从理论角度来看,罗杰斯模式因具有创造性的开放思维和独特护理特点而具有很大的魅力。但是,从实践角度来看,建议通过更多关注所有年龄段人群健康的研究来促进罗杰斯模式向护理实践的转化。

6. Paterson 和 Zderad 的人本主义护理理论

(1)概述:Paterson 和 Zderad 于 1993 年提出该理论。他们认为护理现象是事物本身,护理活动作为生活经验每天都在世界范围内发生。他们描述了在护理情境中遇到的护理现象的复杂性,基于此护士们形成以人为本的观念,并且通过在护患互动中分享经验以实现关怀关系。

(2)主要内容:人本主义护理理论通过描述共情的特征和形式,对共情概念进行了全面的描述。该过程有三个阶段:第一阶段,内部化。共情者将对方内在化,设身处地为对方着想,把自己视为患者。第二阶段,内部反应。共情者有和谐的情感体验,另一个人的经验被纳入照顾者,因为经验是共享的,同时观察,随后理解另一个人的经验。第三阶段,重新客观化。共情者脱落并重新进入他或她自己的世界。替代体验是至关重要的检查和测试。

(3)人本主义模式的应用及发展:Paterson 和 Zderad 建议护士通过撇开自身先入为主的想法和期望来支持这些观点,以更好地了解患者并准确评估他们的健康需求。因此,通过直觉、分析和反思,护士可以超越自身的偏见,接受患者并在他们生命的最后阶段进入他们的世界。Deborah 等认为人本主义护理理论与临终关怀和姑息治疗的价值观和目标高度契合,因此他们将该理论应用于临终关怀和姑息治疗领域。在这个过程中,护士和患者都会将自己的观点带入护患交流过程之中。护士必须明白,每个人都是独特的,具有其独特的经历和经验,并且以其自己的方式生活。此外,护士也需要时刻保持清醒的头脑,认识到个人价值观、信仰和偏见可能产生的影响。

7. 国内护理人文关怀模式

(1) 概述:我国古代医护不分,没有专门的护理人员和职位,承担护理职责的人主要是医者及其弟子。传统医学"救死扶伤,悬壶济世"的核心理念也是人文关怀的写照。孙思邈在《千金要方》中说"人命至重,贵于千金";宋代林逋在《省心录·论医》中指出"无恒德者,不可以作医,人命死生之系",强调了医者人文关怀的重要性,体现了护理人文关怀的发展与进步。中国近代护理是随着西方医学及护理的进入而兴起和发展的,护理人文关怀模式及内涵经过中西方人文理念的互相渗透与融合,共同构成了现代护理人文关怀的理论基础。其价值理念强调以人为本,实行人性化的服务。

(2) 护理人文关怀模式的应用及发展:目前国内关于护理人文关怀模式的理论研究较少,创新型理论基本没有。早期只是个别单位单纯地将国外模式进行本土化后用于改善护患沟通,改善患者部分指标。关于护理人文关怀模式的全面系统研究最早于 2012 年由刘义兰开始,经过多年的发展,已形成了以其为核心领头人的护理人文关怀模式。该模式以 Watson 关怀理论为基础,包含关怀管理、关怀实践、关怀培训和关怀研究 4 个方面。之后的研究将人文关怀护理概括为 5 个内涵:理解患者的文化背景、表达护士的关爱情感、尊重患者的生命价值、协调患者的人际关系和满足患者的个性化需求,强调除了为患者提供必需的护理技术服务之外,还要为患者提供精神的、文化的、情感的服务,以满足患者的身心健康需求。

基于以上对护理人文关怀模式及内涵的诠释,可认为护理人文关怀是整体化的护理,是有目的的护理行为。它不仅是一种护理行为,更是一种深刻的关心和关爱,是护士对患者真挚情感的自然流露。同时,它也是护理专业行为规范的体现,彰显着护士对自身护理行为所承担的社会责任。即护理人文关怀可归纳为以专业胜任性、整体协调性、关怀意愿性、治疗目的性、社会责任性等为特征,护士对患者实施的以获得身心整体健康与实现个人生命价值为目的的关爱情感及其照护,帮助患者获得身心和谐的一种专业行为。

(二)护理人文关怀应用场景的发展

Watson 超个人护理模式最早被应用于高血压患者,探讨其对患者生活质量和血压的影响,之后其适用场景及人群不断扩大,还被应用于特殊人群的照护,包括流产妇女、艾滋病患者、临终患者等,在提高照护体验和照护质量方面具有明显效果,是目前应用范围最广、适用人群最广的一种护理人文关怀模式。Swanson 关怀模式最早被应用于孕产妇以提高护士对孕产妇的照护能力,之后主要被应用于护理教育及护理科研中。Duffy 质量关怀模式于 2005 年首次被应用于急诊护理中。该模式通过对急诊科组织结构进行调整,重新分配护士的轮班工作,使护士与健康照护团队有充足的时间对患者实施关怀。Duffy 同时探讨了该模式的潜在风险和效果。之后,该模式还应用于学校培训、儿童医院等场景,用来指导临床护理实践。2015 年,Heindel 将 Duffy 质量关怀模式应用于护士群体,探讨这一模式对护士工作感知和护患关系的影响。结果显示,该模式不仅能有效提升护士在护理工作中的满意度,还增进了护士对工作中独特价值的认知与欣赏,同时营造了更有利的治疗环境,并提高了交流的有效性。

国内人文关怀护理最早被应用于门诊老年患者,随着研究的开展,逐步被应用于急诊、重症监护室以及各类病房,适用人群也由普通患者逐步扩展到了特殊人群,如孕产妇、传染病患者、癌症患者、精神疾病患者、死亡患者家属等。近几年,针对护理学生、护士群体的人文关怀护理及培训也越来越多。

（三）护理人文关怀应用现状的发展

1. 国外护理人文关怀的应用现状 国外很多地区对医院的临床护理工作十分重视,尤其是在欧美等发达地区,医疗水平较高,医院之间的竞争也较为激烈。护理质量是医院医疗水平的重要评价标准,因此很多医院都十分重视患者对医院的护理服务满意度。欧美地区的医院普遍将护理人文关怀应用到临床护理中。很多医院甚至直接将护理人文关怀标准化、规范化,要求护士在对患者实施护理的过程中必须按照相关操作规范逐步进行。比如在面对患者咨询问题时必须态度和蔼、面带微笑、认真回答患者的问题。对住院患者,护士每天必须对患者进行规定时间的谈话（一般在 30 分钟左右）,并通过谈话鼓励、关怀、同情患者。在临床护理工作中,如果患者感觉受到护士的歧视、侮辱等,或对护士的工作不满意,均可对护士进行投诉。而被投诉的护士通常需要对患者进行道歉甚至赔偿。

2. 国内护理人文关怀的应用现状 国内引入护理人文关怀的时间较短,应用经验尚不丰富,也尚未在临床护理工作中进行大范围的推广。国内护理人文关怀主要应用于重症患者、肿瘤患者,可以显著改善患者的心理状态,提高患者生存质量,同时也有利于提高患者的临床治疗效果。护理人文关怀以患者为中心,充分尊重和理解患者,使其保持积极乐观的心态,建立康复的信心,从而积极配合治疗。在实施人文护理后,患者大多能感受到医护人员的"仁心",从而也有助于改善护患关系,降低护患纠纷的发生率。国内很多医院也已经开始注意到护理人文关怀的优越性,正在积极尝试在临床护理工作中应用护理人文关怀模式。

四、医学护理人文关怀的重要性

（一）人文关怀是护理道德伦理要求

《护士伦理守则》中明确提出,护士要关爱生命;善良为本,仁爱为怀,热心、耐心、细心、诚心,提供全人、全程优质护理。

（二）人文关怀是护理学的核心

护理是关爱服务对象、体现人道的专业。护理的目的是恢复、守护和促进人的健康。而人的健康不仅指躯体健康,还包括心理健康和完好的社会适应能力,即护理与人的健康和生命息息相关。因此,护理专业具有人文关怀的内核和追求。无论护理专业怎样变化发展,护理的服务对象不会改变,护理专业的内核不会改变,需要同步发展的是如何让人文关怀发扬光大。

（三）人文关怀是护士的职责

《护士条例》明确规定:护士应当尊重、关心、爱护患者,保护患者的隐私。这从法律层面界定了护士的关怀职责。对患者实施人文关怀,是护士工作中的一项基本职责。郎景和院士提出:医生给患者开的第一张处方应该是关爱,这张处方的执行者既是医生,也是护士。

（四）人文关怀是患者的需求及权利

人人都需要关怀,生病就诊住院的患者更需要关怀。具有生理痛苦、心理压力和经济负担的患者除了需要护理人员以专业知识和技能为其提供身体上的护理外,还期望得到护理人员的关怀。患者对人文关怀的感受越深,对护理服务的满意度就越高。反之,对患者不给予关怀甚至实施非关怀行为,可能招致患者抱怨或不满,甚至引发投诉、纠纷或医疗暴力事件等。

(五)人文关怀能促进医患关系和谐

护理人员对患者实施关怀,不仅患者有更好的体验,护理人员也可以感受到来自患者的赞美、表扬和感谢,从而大大提高幸福感、成就感和职业满意度。同时,医院应通过制订人性化的管理制度,提供良好的福利待遇、优良的工作环境和发展前景,创建和谐的工作氛围,使护理人员热爱工作,激发其工作潜能,从而更好地服务患者。

五、门诊护理人文关怀的意义

《"健康中国 2030"规划纲要》《医疗纠纷预防与处理条例》《关于进一步完善医疗卫生服务体系的意见》《全国护理事业发展规划(2021—2025)》等政策文件多次提出加强门诊服务人文关怀,为患者提供全面、全程、专业、人性化的医疗护理服务。

(一)门诊实施护理人文关怀对患者的重要性

医院门诊服务质量直接影响医院的整体工作效率,同时也会影响患者对医院的总体印象。有研究显示,门诊"五多一短"的特点,即患者集中多、诊疗环节多、人员杂且病种多、应急变化多、医生变换多、诊疗时间短,导致门诊常规护理模式的工作效率低,患者候诊时间长,很难满足患者的心理需求,护理满意度低,容易出现医患纠纷问题。人文关怀服务护理作为一种新的护理模式,在此种模式下护理人员本着"以患者为本"的理念,从患者的角度出发,采取人性化护理服务来提升护理质量。研究显示,对患者及家属来说,在门诊注射室的护理工作中应用人文关怀服务,可明显降低纠纷事件发生率,同时可改善患者对输液环境、输液安全、输液技能、巡查态度等护理工作质量的评分,提升患者满意度;在门诊导诊的护理工作中应用人文关怀措施,有利于促进医患有效沟通,保证就诊流程顺畅,改善就医体验;在门诊专科诊室,如儿科、妇产科、生殖中心、整形美容科、口腔科、发热门诊、专科护理门诊等实践人文关怀服务,有助于提升医务人员人文素养,提高患者对就诊流程、医疗质量、医护服务态度方面的满意度,提高就诊效率,缩短等候时间,改善就医依从性,降低投诉、纠纷发生率。在检查科室,如内镜中心、心电图室等开展人文关怀服务,能有效缓解患者身心应激,提高舒适度,缓解紧张、焦虑情绪,改善就诊体验,提高检查配合度,从而提升患者满意度。

(二)门诊实施护理人文关怀对医务人员的重要性

门诊医务工作者大多会因暴露于各种应激事件,包括接触暴力、持续增加的患者数量和工作量、低工作自主性和不充分的社会支持等,而有一定程度的急性应激反应,这些不良的躯体症状包括睡眠障碍、疲劳和胃肠道不适,而长期慢性不良刺激可能导致早期心血管疾病、胰岛素抵抗、肌肉骨骼疾病和精神疾病等。国外多项研究表明,超过半数的医务工作者表示在 1 周内至少出现 1 次继发性创伤性应激症状,与高级管理护理和其他部门护理相比,门诊一线医务工作者更容易出现继发性创伤应激症状,更容易选择转换职业以及滥用酒精等。我国相关研究也显示,门诊医务工作者职业倦怠发生率较高,抑郁、焦虑、人际关系、强迫等心理事件发生率均高于其他科室,所以更应该实施多种人文关怀措施来增加门诊医务工作者的职业认同感,提高门诊医务工作者的心理健康水平。

研究表明,对门诊医务工作者实施人文关怀举措,有利于提高门诊医务工作者的人文关怀能力和共情能力,提高医务工作者综合素质,从而改善患者就医体验;有效降低职业倦怠感,减轻抑郁、焦虑、恐惧、敌意、妄想、强迫、躯体化等心理压力,提升职业认同感,维持正常职业及人际交往的需求,提升总体幸福感。

第二节　护理人文关怀素养评价

一、护理人文关怀素养概述

（一）护理人文关怀素养的定义

有人认为,护理人文关怀素养是护理人员具备的人文精神、人文素质、人文关怀能力以及人文科学等方面的修养。它包括护理人员必须掌握的自然知识、社会知识等知识体系和由政治观、价值观、道德观等组成的精神体系。也有人认为护理人文关怀素养是护理人员在工作中所需具备的一种认知和行为方式,它包括职业道德、人际交往能力、文化素养、情感表达能力、自我管理等。在护理过程中,护理人文关怀素养发挥着至关重要的作用,它可以帮助护理人员更好地理解和关注患者的身心健康需求,为患者提供更加全面、科学、专业的护理服务。

（二）护理人文关怀素养的内涵

人文素养作为一个历史悠久的概念,起源于古希腊时期。现代意义上,护理人文关怀素养不仅包括个人对人类医学文化、哲学等方面的理解和欣赏,也包括对道德、价值观等的思考和认识。护理人文关怀素养具有包容性、全面性和实践性等特征,它不仅能让个人更好地理解自己熟悉的医学文化和思想,而且能接纳和理解其他人的文化和思想。护理人文关怀素养需要在实践中得到体现和实现,帮助个人更好地理解和应对社会、人际关系等方面的问题。

医学是自然科学、人文科学和社会科学的高度融合,其研究对象不单单是孤立的"人体",更包含人的心理、情感、精神、家庭及社会环境等诸多内容。对于护理人员,了解患者的整体身心健康状况及其合理需求远比单一机械的病情护理更重要。人文素养是人类精神世界三大支柱之一。护理人文关怀素养的内涵指的是具备人文知识、人文思想、人文方法、人文精神四个方面的修养,其整体水平是推动临床护理实践发展的核心驱动器。因此,护理人员专业技术与人文素养的融合更有利于组建更加完善的医疗服务体系。

（三）护理人文关怀素养的构成要素

护理人文关怀素养是一种由多种能力要素组成的内在素质,国内外学者对其构成要素给出了不同解释,可总结归纳为以下 7 种。

1. 价值判断素养　泛指对事物价值属性的领悟、分析和判断能力素养。护理人员应形成人道、利他的价值观,尊重患者的主体地位和自主性,从患者的最大利益出发,做出最有利于患者利益的护理抉择,并由此获得满足感。

2. 情感交流素养　指个体在情感方面采用有效且适当的方法与对方沟通交流的能力素养,包括对患者的爱心及施爱能力、对患者的尊重与理解、个人情感调控、对患者的情感了解能力、情感语言与表达技巧等。

3. 身心调适素养　指运用心理学理论和方法,调适心理,缓解各种压力,解除心理障碍,以适应环境、保持身心健康的能力素养。身心调适素养一方面能保证护士的健康工作心境,另一方面有助于护士指导患者科学调节心理和社会压力。

4. 精神支持素养　指鼓励和支持他人树立信心,对各种应激充满美好设想和希望的能力素养。护士应理解患者寻求精神寄托的行为,指导患者进行积极的自我暗示,帮助其树立恢复并保持健康的信念。

5. 健康教育素养　指护士所具备的一种综合能力,它要求护士运用专业的知识和技能,及时、准确地评估与患者健康相关的需求,并采取恰当的照顾行为和健康指导,为患者提供支持性的生理、心理、精神和社会环境,从而满足患者的各种健康需要。

6. 解决问题能力素养　指运用科学理论分析和解决实际问题的能力素养,包括观察力、预见力、专业力、思维力、沟通力、决策力、协调力和执行力等,统筹安排工作内容,做出最佳决策。

7. 共情同理素养　指站在他人的立场,设身处地地感受和理解他人处境和情感的素养。共情同理素养可分解为倾听观察、换位思考和共情表达。共情同理素养是护理人文关怀的基础,既是一种理念,也是一种能力和技巧,还是一种有效的工作方式。可通过摆脱"自我中心感"、对他人需要敏感、主动倾听和观察、换位思考和善解人意、准确地共情表达5个步骤培养共情同理素养。

（四）护理人文关怀素养的影响因素

1. 社会人口学因素　护士的护理人文关怀素养与年龄、性别、学历、工作年限、职称、婚姻状况、是否任职等有关。已婚且担任其他职位的护士,随着年龄、学历、工作年限、职称的增长或提升,护理人文关怀素养会逐渐增强。

2. 护士个人因素　包括护士的家庭关系、情绪劳动和情绪智力水平、人格特征、共情能力、人际沟通能力、个体社会资本等。家庭关系融洽、情绪劳动和智力水平高、性格外向、共情能力和人际沟通能力强、个体社会资本水平高的护士,护理人文关怀素养更高。

3. 专业认知因素　包括职业认同感、人文关怀重要性的认知、工作满意度、自我评价等。工作压力、聘任方式可通过影响专业认知间接影响护理人文关怀素养。专业认知越积极,自我评价越高,护理人文关怀素养越高。

4. 人文关怀教育和关怀体验　参与人文关怀课程、感知他人关怀行为有助于提高护理人文关怀素养。

5. 职业环境因素　良好的人文关怀环境能提高护士的护理人文关怀素养,并促进人文关怀内化为信念和价值观念,包括舒适的物理环境和关怀氛围、护理人文关怀实践、医院人文关怀文化建设等。

6. 社会支持　具有融洽和睦的家庭、社会环境和真诚良好的人际关系社会支持系统者,护理人文关怀素养较高。同时,与领导者、同事关系融洽和相互间的支持和尊重能够提升护士的工作效率与积极性,增加其幸福感,增强对人文关怀的感悟,从而提高护理人文关怀素养,为患者提供安全且高质量的护理服务。

二、护理人文关怀素养的培养策略

（一）培养护理人文关怀素养的主体

1. 个人　培养护理人文关怀素养的内在主体是个人,即重视个人的努力。人文素养是护理专业人员各类实践的核心,护理专业人员应积极探索如何养成自身良好的人文素养。在任何情况下,都不能忽视护理技术与人文素养培育的同等重要性。只有将护理技术的教育与人文素养的培育完美结合,才能更好体现医学本身对于生命的尊重和关爱。正如特鲁多医生的墓志铭所言:"有时,去治愈;常常,去帮助;总是,去安慰。"这也是护理人员良好人文素养践行的标准之一。护理人员应积极、主动为自身人文素养发展进行合理规划并应持之以恒。

2. 临床　实践是检验真理的唯一标准。救护患者的前提是护理人员自身具备良好的健康状况(包括躯体和心理的健康),人文素养品质在帮助护理人员履行责任的同时,有助于其自身调整心理适应状态,也是护理人员在临床工作中具备的基本素质。一线护理人员因工作时间长、工作压力大,且不可避免地频繁暴露于创伤性情景中,其体力、精力、情感都处于超负荷状态,具备沉着稳定、乐观积极的心理素质能有效避免不良情绪的影响,反之,则会阻碍医疗救援工作的开展。故护理人员应秉承"以人为本"的人文素养理念,切实了解患者的真正需要,做到感同身受并在实际护理工作中进行自我检验。

3. 学校　人文素养的核心内涵是指独立的个体对于人类生存价值和生命意义的终极关怀,其是践行白衣天使职业价值的客观需要,是护理人员全面发展的充分必要条件。护理人员是医疗卫生事业的中坚力量之一,其核心的行为准则是救死扶伤,承担的社会责任是保障人民的健康。

护士的早期培养非常重要。对于学校来说,应抛弃旧有的灌输式教学模式,言传身教,将人文素养理念真正引入课堂,让学生做到活学活用,并为学生营造良好的人文素养学习氛围,调动学生的积极性与主动性,如通过开展相关讲座、鼓励学生做以自身为视角的演讲等以深化其对于人文素养的理解。四川大学率先为医学生开设了包含人文素养教育、临床医学导论等在内的综合性课程,其内容涵盖了文学、医学伦理、医患沟通、医学教育等多个方面。随后,军医大学制订了全面且高质量的培养方案,旨在培养医学生的医学科学知识、专业临床技能以及人文素养等多方面的能力。

4. 政府　政策导向是医疗护理人才培养的助推器和稳固后盾,国家的有力支撑是方案践行的保障。护理专业人才的培养需要实践技能与人文素养的交互融合,更离不开国家的政策支持。为解决传统的护理教学模式中注重于专业知识的发展、忽略护理专业人员人文素养培育、学生亲身感知和体验的人文活动较少的弊端,政府可以推动以 6E(example, explanation,exhortation,environment,experience,expectation)为教学培养策略的架构,深化护理人文素养培育的人文内涵,充分展现专业人性化的关怀照护本质,在倡导医疗环境人性化的同时推动护理专业人员人文素养教育的发展。同时,护理教育者自身的人文素养培训仍存在空白,教学师资的匮乏使得人文素养的培养也未能得到应有的重视。而这一教学目标的长久稳固发展均离不开政府政策的大力支持和相关组织机构的通力配合。

5. 社会　护理专业人员是国家的宝贵资源已经成为社会共识,护理人员的工作是卫生健康事业的重要组成部分,与人民群众的生命安全和个人健康利益息息相关。然而,护理人员获得的社会认同感普遍较低。从心理学的角度解释,原因多来自大众对于护理职业的刻板印象,即人们多将护理人员与输液、发药等简单的医疗操作相联系,形成了固定的思维模式,却忽略了护理人员背后的专业知识和人文关怀。虽然我国对于护理专业人员的人文素养培育起步较晚,但经过近几年护理事业的发展,护理人员将人文素养广泛用于临床实践,使社会各界增强了对护理专业人员的职业认同感。

（二）培养护理人文关怀素养的方法

1. 加强教育培训　在护理教育中,应该注重人文素养的培养,为学生提供文学、历史、哲学、艺术等领域相关的课程和活动,帮助学生了解并深入思考这些领域的内涵和价值。具体如下。

（1）制订人文教育课程:如文学、历史、哲学、艺术等。通过人文教育课程,使学生认识社会上的各种文化形态,从而增强自己的人文素养,同时还可以拓宽视野,开阔思路,提升思考能力。

（2）安排实践课程:如志愿服务、文化交流等。通过实践课程,让学生走出教室,了解社会和世界的真实情况,以及各地不同文化的特点和差异,增加与人交往的机会,提高沟通能力和文化适应能力。

（3）引导学生阅读和分析不同领域的资料:通过阅读各种专业书籍、期刊和杂志,了解医学和护理领域中的人文问题,并从中发掘出有关道德、伦理、文化多样性等方面的问题,加深对人文素养的理解。

（4）引导学生参加学术交流活动:学生可以参加学术研讨会、国际会议和学术论坛等,了解医学和护理领域的最新发展,从中获得启迪和灵感,提升个人素养。

（5）案例教学:将人文问题融入护理案例中,使学生能够更加深刻地理解价值观、伦理和道德方面的问题,并能够在实践中更好地应对这些问题。

总之,加强教育培训是提高临床护理人员人文素养的重要方法之一,有助于培养学生批判性思维、跨文化交流和自我反省等能力,以及提高患者满意度。

2. 提升伦理判断能力　伦理判断能力是临床护理中非常重要的一项技能,护士需要在工作中处理各种伦理问题,如医学伦理问题、职业伦理问题等。批判性思维和道德判断力可以使护士更好地平衡医学技术和人文关怀,遵循职业道德规范和法律法规,并考虑患者和家属的意愿和需求等,从而提高护理质量和安全水平。具体如下。

（1）学习职业道德规范和法律法规:护士应该全面了解职业道德规范和法律法规,掌握相关知识和技能,以确保自己的行为符合规范要求,并为患者提供更加安全和高质量的护理服务。

（2）培养护理批判性思维:护士应该具备独立思考问题的能力,不断更新自己的知识和观念,审视并分析各种信息,包括科技进步、文化变革和社会发展等方面的内容,提高判断能力。

（3）培养同理心和沟通技能:护士应该了解患者和家属的需求和意愿,理解他们的痛苦和情感,与他们建立亲密的沟通关系,从而更加全面地进行护理决策。

（4）掌握伦理决策模式:护士应该了解伦理决策的种类和过程,掌握伦理决策模型,如克鲁格曼七步决策模型、贝尔蒙特伦理决策模型等,以在工作中有效应对伦理问题。

（5）借鉴实际案例:通过学习各种实际案例,包括成功和失败的案例,护士可以更好地了解伦理决策的实际运用,并从中汲取经验和教训。

总之,护士应该注重伦理判断能力的培养,在实践中不断提升自身素质,遵循职业道德规范和法律法规,明确职业责任,为患者提供高质量、安全、有尊严的护理服务。

3. 鼓励多样性和包容性思维　在护理工作中,鼓励、开放、包容和互相尊重的环境可以促进跨文化交流和理解,增强护士的人文素养。具体如下。

（1）尊重文化背景、信仰和价值观念:不同地区、不同文化背景、不同宗教信仰的患者和家属,在看待疾病、治疗方式、生死等问题上可能存在巨大差异。护士应该尊重患者和家属的文化背景、信仰和价值观念,并且根据患者的需求和意愿提供合理的护理服务。

（2）开展培训课程和讲座:向护士介绍不同文化、信仰、价值观念等方面的知识,帮助他们更好地理解和尊重不同文化背景的患者和家属,提高跨文化护理能力。

（3）加强团队建设:在工作中,鼓励团队成员之间的交流和合作,避免因文化差异而产生误会和冲突。通过加强团队建设,促进团队成员之间的相互信任和支持,提高团队整体素质。

（4）倡导包容性思维:护士应该具备包容性思维,尊重他人的不同意见和看法,在与其他人沟通和交流时保持开放和包容心态。

总之,多样性和包容性思维可以提高护士的人文素养,增强他们的跨文化交流和理解能力。这对于提高护理服务的质量和水平具有重要的意义。

4. 推广反思性实践 反思性实践是指护士在工作中不断地反思和审视自己的行为和决策,以寻找更好的解决方案,不断完善自我,提高自我素质。具体如下。

（1）将反思性实践纳入培训课程:在护理培训中,将反思性实践纳入课程内容,帮助护士学习和掌握反思的方法和技巧,增强反思意识,并且能够在工作中运用反思的方法来解决问题。

（2）开展交流活动:通过网络教育平台或者社交媒体等渠道开展交流活动,鼓励护士分享经验和感悟,互相借鉴和学习,通过交流和反思提高自我素质。

（3）建立反思小组,定期召开会议,通过小组成员的共同探讨,促进自我反思和对团队合作的改进,同时促进团队成员之间的沟通和合作。

（4）定期进行个人反思,客观评估自己的工作表现,并寻求改进的方法,以提高自我素质和提供更好的护理服务。

（5）实践案例教学:通过实践案例的教学,让护士深入了解反思性实践,从而在实际工作中能够灵活运用反思性实践的技巧和方法。

总之,推广反思性实践可以帮助护士不断完善自我,提高自我素质,提高工作效率和护理服务质量。同时,这也有助于促进团队合作和开展有效的知识交流和经验分享。

5. 引导护士参与人文项目 参与人文项目可以拓宽护士的视野,增强他们的社会责任感和情感投入,提高其人文素质。具体如下。

（1）组织志愿服务:组织或者提供志愿服务机会,让护士有机会参与到社区、农村等地的公益活动中,如义诊、爱心捐赠、老年人探访等,通过实践来提高护士的人文素养。

（2）开展文艺活动:开展丰富多彩的文艺活动,如朗诵比赛、书法、绘画等,让护士在工作之余有一个放松自己的空间,同时也能够提升审美能力,提高人文素养。

（3）引导护士关注社会热点问题:如环保、教育、健康等,并参与到相应的社会活动中去,了解并表达态度,同时也能够增强社会责任感和推动社会发展。

（4）建立社交平台:建立社交平台,为护士提供一个交流和分享的机会,让他们在自由的氛围中互相沟通、学习,提高人文素养。

（5）强化培训内容:在护理培训课程中,加强人文素养的相关内容,通过教材、案例、模拟演练等方式强化护士的人文素养,提高其服务质量。

总之,引导护士参与人文项目可以提高他们的人文素养,增强其社会责任感和情感投入,并且有助于提升工作质量和效率,同时有利于构建更加美好的医疗环境和社会环境。

6. 倡导专业道德和职业责任感　作为医务工作者,护士应当始终遵守职业道德和法律法规,注重职业责任感和社会责任感,将患者利益放在首位,为患者提供优质的护理服务。具体如下。

(1) 建立职业道德规范:建立并普及职业道德规范,让护士明确自己的职业责任和义务,加强对职业道德的认识和理解,提高职业道德素养。

(2) 加强法律法规培训:定期开展相关法律法规知识的培训和教育,让护士了解有关职业规范、职业伦理和法律法规等方面的内容,从而避免违反法律和职业道德。

(3) 强化职业责任感教育:通过教育和培训,引导护士以患者为中心,注重职业责任感和社会责任感,从而提高护理服务的质量和效果。

(4) 建立患者权益保障机制:建立健全的患者权益保障机制,让护士明确自己在护理过程中的职责和义务,为患者提供优质、安全的护理服务。

总之,倡导专业道德和职业责任感可以帮助护士坚定职业信念,注重职业操守,提高服务质量和效率,有助于构建一个良好的医疗环境和社会环境,保障患者的权益和利益。

三、护理人文关怀素养的评价

护理人文关怀素养测评将主观、复杂、内在的关怀现象简化到客观、可观察的层面。这有利于了解护理人文关怀能力的现状,为提高人文关怀能力及提升人文关怀效果提供依据。目前公开发表且经过信效度检验的约 40 个量表以及问卷中,对护理人文关怀素养的测评内容主要包括关怀行为、关怀能力及关怀感知 3 个方面。测评关怀行为的量表的维度涵盖了从基础到高级的多个方面。这些维度不仅包括满足患者需求、提供援助、护理技术的熟练程度,还进一步扩展到情绪表达、建立并维护信任关系等更高层次的评价标准,旨在深入剖析护理人文关怀的本质内涵,为护士关怀行为提供科学的评估依据。测评关怀能力的量表工具不仅关注人文关怀的行为,还通过护士对一些行为及事物的态度衡量护士的人文关怀能力。这种全面的评估方法,使得量表内容不仅限于护理行为和技能方面,还包括态度、认识以及人道利他价值观等多个维度。测评人文关怀感知的量表工具主要关注患者和护士对护理人文关怀的满意度。测评方式多以他评为主,常用于测评患者能否感受到护士的关怀行为、患者对护士人文关怀行为的满意度、护生对学校人文关怀氛围的感知等。

(一) 国外相关量表及问卷

1. 关怀行为量表　1984 年由 Larson 提出的首个护士关怀行为评估量表。该量表包括 6 个维度,即信任、舒适、监控和随访、平易近人、解释和协助、期望,可用于自评或他评。该问卷为普适性量表,应用较为广泛,已被译为多国语言在全球推广,多被用来测评患者认为最重要的关怀行为及护理质量的有效性和可靠性。量表的 Cronbach's α 系数为 0.95。

2. 关怀行为量表(caring behaviors inventory,CBI)　CBI-42 被认为是第二代定量测评工具,由 Wolf 于 1986 年研制。原量表包括 75 个条目,经探索性因素分析和前期调研精简为 42 个条目。42 个条目分属 5 个维度,分别是对他人的尊重、积极联系、相信人性化存在、专业知识和技能、关注他人经验。CBI-42 的 Cronbach's α 系数为 0.81~0.92。

3. 护士关怀行为量表(caring behaviors of nurses scale,CBNS)　CBNS 是 1988 年,Hinds 以 Paterson 和 Zderad 的人本主义护理理论为基础编制。CBNS 旨在评价护士的人文关怀行为。CBNS 为他评量表,共 22 个条目,采用视觉模拟评分法。每个条目的回答范围为 0~100 分,分数越高表示患者感受到的护士关怀行为越多。CBNS 的 Cronbach's α 系数为 0.86。

4. 关怀能力量表(caring ability inventory,CAI)　CAI 是由 Nkongho 于 1990 年发表的,该量表以关怀相关文献、四大理论假说(关怀是多层次的,每个人都有关怀潜力,关怀能力可以培养,关怀可以测量)、Watson 的关怀科学理论和 Mayeroff 八大关怀评判要素为理论基础。量表通过评价是否具有人文关怀相关理念和行为,间接评估护士关怀能力,分为"理解""勇气"和"耐心"3 个维度,共 37 个条目。CAI 为自评量表,采用 Likert 7 级评分法,适用于临床护理和护理教育领域。

5. 关怀效能量表(caring efficacy scale,CES)　CES 由 Coates 于 1997 年发表,理论依据是 Watson 的关怀科学理论和 Bandura 自我效能理论。CES 以关怀态度和护患关系的自我效能感为主要维度,评价护士表达关怀和建立关怀关系的能力和信心,包括正反两向的条目各 15 条,为自评量表,采用 Likert 6 级评分法,适用于临床护理、护理教育和护理管理领域。

6. 护理对象关怀感知量表(client perception of caring scale,CPCS)　CPCS 由 McDaniel 于 1990 年研制,她将护理人文关怀的过程分为 4 个步骤:①感知患者的人文关怀需求;②计划人文关怀行为;③人文关怀行为的实施;④评估人文关怀行为的结果、患者的感知及护士自身的感受。CPCS 主要用于度量人文关怀感知。CPCS 有 10 个条目,为他评量表,采用 Likert 6 级评分法,分数越高,表明患者感知到的护理人文关怀行为越多。CPCS 的内容效度为 1.00,内部一致性信度为 0.81。

7. 关怀满意度问卷(CARE Satisfaction Instrument,CARE/SAT)　1993 年 Larson 和 Ferketich 在关怀行为量表的基础上发展了 CARE/SAT,用来测评护士人文关怀感知和患者满意度。CARE/SAT 为他评量表,共 29 个条目,采用视觉模拟评分法,Cronbach's α 系数为 0.94,Pearson 相关系数为 0.80。

(二)国内相关量表及问卷

1. 关怀行为问卷(caring behavior measurement,CBM)　CBM 是台湾学者李皎正于 2003 年研制的,通过患者的感知来评价护士的人文关怀行为。初始条目有 48 条,经修订后形成 28 个条目。修订后的 CBM 主要包含 2 个维度:真诚、同情和尊重(15 个条目)和专业护理行为(13 个条目)。CBM 已应用于术后患者对护理人文关怀的评价。临床带教老师可运用 CBM 测评护生在临床实习、见习过程中人文关怀的表现,也可将 CBM 与患者满意度调查相结合,促进发展病区内护理人文关怀的氛围。

2. 护理专业大学生人文关怀能力评价量表　2006 年黄弋冰以 Watson 的关怀科学理论及其十大关怀要素为理论基础,编制了护理专业大学生人文关怀能力评价量表。该量表采用 Likert 7 级评分法,共 45 个条目,包括 8 个维度(灌输信念与希望,健康教育,形成人道、利他价值观,科学解决健康问题,协助满足基本需求,提供良好环境,促进情感交流,帮助解决困难)。总量表 Cronbach's α 系数为 0.904,各维度 Cronbach's α 系数为 0.639~0.842;分半信度为 0.925;重测信度为 0.824。

3. 中文版 CBA　刘义兰等在 2002 年通过对 CBA 进行汉化和修订,形成了包含 53 项护理行为的问卷,调查住院患者对护理关怀行为的评价。问卷使用 Likert 5 级评分法,分为 6 个维度:①满足基本需要的护理(7 项);②鼓励患者情感的表达(4 项);③帮助、信任关系的建立和保持(9 项);④人道主义、利他主义的价值观,信心树立等(15 项);⑤健康教育(6 项);⑥支持性、保护性、矫正性环境的提供(12 项)。该量表的 Cronbach's α 系数为 0.92,重测信度为 0.87,内部一致性信度为 0.82。

4. 护士人文关怀品质量表（nurse's human care quality scale）　该量表为刘宇晶在 2011 年以护士人文关怀品质结构理论模型为基础，使用德尔菲法编制。该量表包括人文关怀理念、知识、能力、感知 4 个分量表，其中的人文关怀能力分量表包括人文关怀体验能力（专业感悟能力和情境分析能力）和关怀行为能力（情感沟通能力、精神支持能力、人际协调能力和解决问题能力）。该量表为自评量表，采用 Likert 5 级评分法。其内容效度为 0.986，结构效度为 55.009%，Cronbach's α 系数为 0.932，分半信度为 0.801。

5. 护士人文素质评价量表（nurses humanistic quality rating scale）　该量表为孙萌于 2014 年编制。该量表设立 5 个维度、42 个条目。其中，职业道德素质包含 7 个条目，文化素质包含 10 个条目，法律素质包含 6 个条目，审美素质包含 9 个条目，心理素质包含 10 个条目。该量表为自评问卷，所有条目均采用 Likert 5 级评分法。量表各维度与总分的相关系数为 0.799～0.918，总量表的 Cronbach's α 系数为 0.954，Guttman 折半系数为 0.871，探索性因子分析提取 6 个因子后累积方差贡献率为 62.034%。

6. 护士人文执业能力量表（nurse humanistic practice ability scale）　该量表由颜海萍于 2016 年编制，以关怀理论与关怀经验为基础。该量表包含了人文关怀实践能力、人际沟通能力、自我管理能力、伦理与法律实践能力和心理调适能力 5 个维度，共 26 个条目。总量表 Cronbach's α 系数为 0.913，各维度 Cronbach's α 系数为 0.715～0.877，总量表内容效度为 0.908，各维度内容效度为 0.84～1。量表采用 Likert 5 级评分法，分数越高代表护士人文执业能力越强。

第三节　医院人文关怀管理制度与职责

建立和完善医院人文关怀相关制度，是医院将人文关怀理念内嵌于医务人员具体诊疗行为的重要措施，也是保护医务工作者权益的重要手段。完善的制度能够保障医务工作者的人身安全，同时有助于为患者提供更好的医疗服务。

一、明确人文关怀管理制度的目标与规划

（1）医院的愿景、价值观、目标中体现人文关怀的相关内容。

（2）医院制订人文关怀服务建设工作计划，成立工作小组、指导委员会，专人领导并负责整个计划的实施。

（3）认真梳理患者就医环节、服务细节、管理流程等，针对患者入院、就诊、检查、缴费、出院等各环节，从医疗、护理、医技、管理等各角度，制订人文关怀目标和措施。

（4）明确制度体系建设目标，制订《人文关怀制度体系建设任务清单》，不断落实各部门责任，共同推进制度建设工作。

（5）医院有为患者人文服务的相关制度和实施细则。

（6）组织相关职工进行患者就诊服务技能的培训，促进友好文化氛围的形成。

（7）建立"一站式服务中心"，集咨询、接待、预约、服务与回访等职能于一体，为患者提供诊前、诊中及诊后系列服务，有效简化程序，满足患者就诊需求。

（8）将"以患者为中心"的服务理念融入医院人文关怀管理制度的目标中。

二、宣传人文关怀管理制度

（1）招募和培养具有人文关怀服务所需知识、技能和态度的医务工作者。

（2）通过多渠道宣传人文关怀服务,如通过在网络平台推送科普文章,在门诊大厅或病区张贴宣传海报、举办人文关怀服务知识讲座等方式,宣传人文关怀服务理念及人文关怀制度建设的内涵和意义,以引起共鸣,在全社会形成共建共享的良好氛围。对象包括患者、家属及医务工作者。

（3）医院在院内醒目位置设置中国医师宣言、南丁格尔誓言、医疗行业精神、希波克拉底誓言等宣传展板,培养人文医学文化价值观,使医院成员对组织的文化、理念和价值观有深入的了解和认识。

（4）通过开展分层次的人文关怀培训等活动,把先行先试的科室和人员作为先进典型,发挥其示范和引领作用,激励全院医护员工主动参与人文关怀制度建设。

三、人文关怀规章制度

（一）人文关怀规章制度要求及原则

（1）制订多学科、多部门合作制度,以满足患者的就诊需求。

（2）建立以患者为中心的人文关怀制度:在患者办理就诊卡、挂号、预检分诊、候诊就诊、退号管理、首诊负责、门诊患者高峰期应急管理、急危重症患者优先处置、门诊患者号源管理、一站式患者服务中心等环节中体现人文关怀。

（3）坚持公平公正原则:确保每位患者都能得到平等的关怀。

（4）个性化原则:根据患者的特点和需求,采取相应的关怀措施。

（5）综合管理原则:将医院各方面的资源整合起来,共同为患者及其家属提供全方位的关怀。

（6）培养医务人员的人文精神,加强医务人员医德医风建设。门诊工作人员应知晓制度中的人文关怀要求并实施人文关怀。

（7）规范医务人员文明用语和服务礼仪。

（8）充分尊重患者及其家属的知情权、选择权、保密权、参与权和享用权等,如使用尊称,保护患者隐私,尊重患者及其家属对治疗、护理等的决策及参与权利,尊重患者的信仰等。

（9）制订人文关怀制度建设三年工作规划和年度工作计划,认真落实责任制。要明确时间节点,做到任务到岗、责任到人。

（10）针对医疗、护理、医技、管理等方面存在的问题及薄弱环节,梳理编印《人文关怀制度汇编》,可从文化体系、医患沟通、诊疗服务、患者安全、服务流程、环境设施、特殊患者服务等方面出台各类举措制度,并要求相关人员进行学习,为医务人员在临床实践中提高人文关怀的能力和水平提供理论依据和制度保障。

（11）落实医疗核心制度。

（12）落实医患沟通制度,完善医疗投诉制度。

（13）建立以职工为中心的人文关怀制度:应包括对特定人群(如新入职职工、有离职意愿职工、外地职工、导医等)和特殊情况(如生日、生病、发生差错、家庭发生重大变故、特殊节日、意外冲突等)的人文关怀。

（14）门诊应配置数量相对充足、结构合理的工作人员,营造良好氛围,配备必要设施,为人文关怀提供保障。

（15）门诊工作人员应以患者为中心,既分工明确,又相互协作,避免推诿,严格执行首问负责制、首诊负责制,为患者提供全过程、全方位的人文关怀。

（16）门诊工作人员应具备共情—沟通—关怀一体化和化解纠纷与冲突的能力。

（17）门诊工作人员应具有人文关怀理论知识,接受人文关怀的相关培训并考核合格。

（18）门诊工作人员应具备良好的人文关怀态度,了解人文关怀的重要性,重视人文关怀,具有责任感和爱心。

（19）门诊工作人员应能熟练运用人文关怀相关能力（包括沟通能力、共情能力、焦点解决技术、妥协与折中能力等）对患者实施关怀。

（20）管理者具有实施关怀、进行关怀培训及对关怀管理的能力。

（21）门诊工作人员宜发掘患者的反向关怀能力,引导患者对自身及陪同人员、医疗机构工作人员、其他患者等对象实施关怀。

（二）护理人文关怀规章制度

护理人文关怀规章制度见第七章第四节相关内容。

（三）人文关怀监督制度

（1）设置人文关怀监督部门,如医务处、护理部、门诊办公室等。

（2）通过自查、调取监控、专家现场评价、第三方评价等方法,评估分析人文关怀管理现状、前期问题改进成效、现存问题和不足。

（3）定期监测医疗评价指标,如就诊满意度、用药问题发生率、活动安全筛查率等。

（4）定期与患者或陪诊者进行访谈,深入了解他们的就诊满意度。基于这些反馈,召开会议,制订改进计划并实施,然后对改进效果进行评估,并再次收集反馈意见,以确保质量改进的持续性和有效性。

（5）认真客观分析问题,找到人文关怀管理中的风险点,然后及时调整考核管理指标,并关注改进效果。

（6）量化制订人文关怀指标及评价体系:可根据前期制订的规章制度及行为标准来构建医院人文关怀指标评价体系,为医务人员在临床实践中提高人文关怀能力和水平提供考核评价依据。该考核评价体系由医务处、护理部牵头,每月深入全院各部门进行考核评价,查找问题与不足,着力整改提高,形成 PDCA 循环。将考核结果与绩效挂钩。

四、护理人文关怀职责

（一）护理部人文关怀职责

（1）制订护理人文关怀规划和年度计划,或者将人文关怀纳入护理工作规划和计划中,目标明确,措施具体,并部署实施。

（2）制订、修订护理人文关怀制度、规范和标准,组织培训并落实。

（3）制订人文关怀培训计划,组织人文关怀培训,进行人文关怀培训考核。

（4）组织护理人员开展人文关怀研究,通过研究促进护理人文关怀发展。

（5）定期或不定期到临床了解人文关怀实施情况,指导、评价相关工作。

（6）关爱护理人员。通过不同途径了解护理人员的心声,采纳合理化建议;对有困难的职工提供帮助。

（7）进行人文关怀宣传:充分利用各级各类媒体报道人文关怀的先进人物和事迹,传播正能量。

（8）获取领导及相关部门的支持和配合。

（二）护士长人文关怀职责

（1）在门诊积极宣传、大力倡导护理人文关怀理念，如通过制作人文关怀宣传册或宣传栏，组织不同形式的活动，营造人文关怀的氛围，调动护士的积极性和创造性。

（2）组织人文关怀知识、方法培训及经验交流，提升护士的人文关怀意识及能力。

（3）主动向患者及其家属介绍自己的身份，与其建立关怀性关系；与患者及其家属及时沟通，尤其对特殊患者，如病情危重患者、老年患者等，应了解其需求，认真听取患者及其家属的意见，并为其提供必要的帮助。

（4）尊重、关爱护理人员。主动征求护士关于排班及门诊管理的意见，合理安排休假；丰富护士的业余生活，缓解其工作压力；了解护士的思想动态，对有特殊情况的护士，及时向上级报告并联系其家属以给予相应的帮助；帮助护士进行职业规划等。

（5）采取措施，指导门诊护士落实关怀护理实践。

（6）评估护士对患者实施人文关怀的情况，并及时给予指导；定期进行患者及其家属护理服务满意度及关怀满意度的调查，不断改进和完善。

（三）门诊护士人文关怀职责

（1）树立利他主义价值观和人文关怀理念，强化关怀的意识和责任感，充分认识到关怀患者及其家属是重要的本职工作。

（2）积极参加医院及科室组织的人文关怀相关培训，努力提高自身人文关怀能力，掌握人文关怀的实施方法。

（3）践行人文关怀举措、制度及规范，在护理服务的全过程中坚持"以患者为中心"，关怀、尊重患者及其家属，包括礼貌称呼并主动与患者及其家属沟通，与患者建立关怀性关系，评估患者的关怀需求并及时提供个性化、令其满意甚至超出期望的服务。

（4）积极参加医院及科室组织的志愿活动与爱心活动，关怀他人，服务社会。

（5）与同事建立良好的关系，团结互助，积极参加户外活动，养成良好、健康的生活方式等，及时疏解不良情绪，促进自身身心健康。

（6）及时记录护理服务、爱心活动及生活中的关怀故事、关怀瞬间等或写反思日记等，积极参加关怀护理经验交流会并与同事分享，共同感悟关怀的魅力，从而提升关怀意识及能力。

第四节 人文门诊的建立及实施

一、门诊人文环境建设

（一）门诊布局设计人文化

《医疗机构门诊质量管理暂行规定》中明确规定，医疗机构应当营造安全、舒适、温馨、清洁的就诊环境。门诊布局应科学、合理，设施、设备应安全，建设无障碍设施，应当按照不少于日均门诊量 0.2% 的比例配备门诊导医或智能引导设备。所以为实现人文关怀服务，各医院应全面调整优化门诊布局。具体措施如下。

1. 合理分布诊室和检查室位置 便于引导患者分时、有序流动，如楼层诊室布局可由原来的学科划分改为按组织器官系统划分：如消化内科与普外科设置在同一楼层，心内科、呼吸内科、心胸外科及辅助功能室设置在同一楼层，神经内科、神经外科及功能科室设置在同一楼层，儿内科、儿外科设置在一起，骨科、手外科、石膏室设置在同一楼层，中医科、针灸科、康复科设置在一起，妇科、产科、围产保健科室、妇科超声检查室、妇科检验室集中设置，内镜中心将消化内科、呼吸内科、普外科、泌尿外科、妇产科内镜设置在一起，以便于院感消毒管理，麻醉统一安排，从而节约卫生人力资源。

2. 完善门诊诊疗环境

（1）提供可调节的环境温度、防滑的地面、空气清新的诊间等，使用吸声材料降低噪声，每天定时通风以保证室内温湿度适宜，定时进行清洁以保证室内卫生状况良好，从而为患者提供温馨的就医环境。

（2）在候诊区为患者提供宽敞的休息区域，在候诊区或就诊区为陪诊者提供空间，以便陪诊者留在患者身边。可放置书架，配备医院宣传手册及娱乐休闲报刊。应设置饮水机，配置垃圾桶。应提供无障碍卫生间，保证标识清楚，内设坐便器，并提供呼叫帮助按钮。为患者提供安静、整洁、舒适、安全且隐私得到保护的就医环境。

（3）提供不同高度的服务台，方便站着的、坐轮椅的以及矮小的患者咨询。

（4）建议公共楼梯为老年人提供较低的扶手，从而保护患者安全。建议提供从候诊区通往室外的通道，让老年人在候诊期间可以走到室外调整自己的状态。

3. 每层均设自助挂号缴费机和自助报告打印机等设备　引导患者智慧就医，优化就医流程，提升服务效率。同时，按照医院门诊具体层数及人员流量，设置挂号、缴费人工窗口，满足不同就医人群需求，减少院内走动，提升患者整体就医体验。

4. 门诊入口清晰、可辨认　一楼醒目处设一站式服务中心，确保从入口区域即可以看到服务台，并在每层设预检分诊台，方便患者接受分诊咨询、电话咨询。为患者提供便民服务，如提供轮椅、担架，发放相关检查报告，审核患者相关证明，进行身份核查。提供故障报修服务。此外，工作人员还会在门诊大厅进行巡视、指导和维护秩序。

5. 关怀设施齐全　如提供水和水杯、数量充足且功能正常的轮椅等必要的物品；为孕产妇、儿童、老年人等特殊人群提供个性化需求；舒适、宽敞、定期消毒的座椅；直梯、扶梯设有安全扶手及防滑设施；配有无障碍卫生间及母婴室；卫生间洁净、物品齐全，可配备干手设施及除菌洗手液等。

（二）标识引导人文化

《医疗机构门诊质量管理暂行规定》中规定，门诊设置时要保证就诊标识清晰，警示醒目，标识相对统一、美观。为保证就诊秩序，各医院应做好以下事项。

（1）门诊各诊室口和楼层显眼处均有显示屏、就诊指引牌和地标提醒，特别是在门诊重点部位建议使用不同颜色、简明易懂的标识，引导患者至不同科室，以减少就诊过程中的无效往返。

（2）清晰地标出消防出口等消防安全标识。

（3）门诊设置人文关怀宣传栏，内容可包括院训、精神、理念等关怀知识、关怀故事、关怀感言、关怀会议信息及专科门诊特色关怀内容等，并定期更换。

（三）流程指导人文化

医院门诊是患者首次接触医疗服务的场所，由于对环境的不熟悉、疾病带来的不适以及繁多的检查项目和可能的长时间等待,患者往往容易感到烦躁和不安。门诊护理人员应熟悉门诊诊疗流程,根据患者实际情况有针对性地进行健康宣教,详细答疑解惑,并指导患者按照相关流程就诊,从而消除患者的焦虑情绪,为其创造一个舒适、放松的就诊环境。如面对初次就诊者,护理人员要积极引导,耐心解释,方便其就诊;若患者行动不便,或为高龄患者,要进行详细的指导,细心协助其就诊和检查,必要情况下全程陪护就诊;在患者就诊过程中,护理人员要多与患者沟通,并积极与医生沟通,掌握患者需求并尽可能满足其需求,同时及时解决就诊期间的问题,以减少患者由于流程不清晰导致的反复奔走等。

（四）门诊配套设施人文化

（1）梳理导医职责,核定导医数量。导医分布至挂号缴费自助机、自助报到区、分诊大厅,为患者提供就诊咨询、方位指引、自助机使用咨询等多项服务,主动为患者答疑解惑,免费为患者测体温、量血压;为老弱病残及行动不便患者提供协助挂号、协助缴费、代取检验报告单、代取药、陪检、陪诊等服务,方便患者在第一时间有人可找、有人可问。整合导医与医院志愿者组织,做好门诊咨询、引路导向、维持秩序等服务。

（2）在门诊候诊区,可采用多媒体设备,播放医院概况、专家信息、常见疾病相关知识等,提供健康知识手册、报刊等,使患者初步了解自身的疾病,从而帮助患者缓解不良情绪。

（3）建立便民服务中心,强化便民意识。为患者提供一次性水杯、老花镜、纸、笔、卫生纸,充电宝租借、物品寄存、雨伞借用,以及共享轮椅、共享平车借用等服务。

（4）建立商务服务中心,提供免费 Wi-Fi 及充电设施;提供打印、复印、邮寄、传真等服务。

二、医疗行为便利人文化

基于医院的发展远景,改善医疗服务,不断优化门诊服务流程。具体举措包括加强智慧门诊服务建设、推进门诊服务模式优化创新、提升门诊患者服务效率、改善患者就医体验,以达到门诊就医服务便利化、人文化的目的。具体如下。

（一）诊前咨询

导医台提供专科及专家坐诊咨询、医保农合医疗政策解答。导医作为医院形象的重要代表,其行为举止和服务态度直接影响患者对医院的初印象。因此,导医提供服务时一定要做到微笑服务,接待患者或接听电话时展现出热情与耐心,以通俗易懂的语言解答患者的问题,用爱心、细心、热心、耐心为每一位患者提供优质的咨询服务。

（二）诊前宣传、指导及健康教育

（1）及时更新医院官网就诊信息、专家简介（出诊时间、职务职称、特色专长）、医生流动情况,提示并协助临床科室及时更新网站内容,避免过时信息误导患者,引导病患合理就医。

（2）根据流行病学及临床科室特点,督促更新医疗知识宣教展板内容,大力宣传多发病、常见病及该科室特色诊疗技术,使患者充分了解与自己疾病相关的医疗知识,有助于患者准确表达所患疾病,使医患沟通顺畅。

（3）门诊工作人员宣传健康知识时,要遵循一个倾听、两个掌握、三个关注、四个避免原则,即认真听取患者及其家属诉求;掌握患者病史、以往治疗情况及各项医疗检查结果,掌握患者医保使用范围;关注患者情绪、沟通能力及教育程度,关注患者对自己所患疾病的认知程度,关注患者就医时的身体状态;避免使用过激语言刺激患者情绪,避免使用患者无法理解的、过于专业的医学词汇,避免粗心大意,尽量详细告知患者及其家属诊疗过程及各项检查注意事项,避免患者做重复的检查或因检查注意事项不清楚而延误检查、耽误病情。

(4)导医或分诊护士主动介绍自己的身份与职责;根据患者病情为其推荐合适的就诊科室。

(5)导医或分诊护士主动与患者及其家属打招呼并使用恰当称谓,使用礼貌用语耐心回答患者及其家属的咨询。

(6)门诊患者服务中心(台)公示来院乘车路线,同时提供门诊病历、诊断证明盖章审核,麻醉病历办理,轮椅、平车租借以及存物柜等相关业务,为就诊的患者及其家属提供便利。

(7)为老、弱、病、残、孕及行动不便且无家属陪同的患者等特殊人群提供帮助,包括协助挂号、陪诊、陪检、协助缴费和代取药等全程服务。

(三)预约挂号

(1)对于初次就诊患者,向其告知挂号、缴费、签到、退号等就诊流程。

(2)创新号源流转与应用机制,切断号贩子退号再抢号的路径。将于当日退出的号源定向投向"帮老助残综合服务窗口",为老年人、残疾人、孕妇、军人等需要特殊照顾人群服务。

(3)扩展线上预约挂号平台分时段预约挂号、分时段预约抽血化验功能,使患者可在线上挂号平台按照自己的需求预约时段,选择就诊时间和抽血、化验时段。这一创新举措不仅为患者提供了更加精准的诊疗时间安排,还有效减少了患者集中来院的高峰时段,从而减轻了医院门诊的诊疗压力。同时,这也降低了因患者聚集而产生的呼吸道传染病感染风险。

(4)构建多样化预约方式:预约方式主要包括现场预约、远程预约。现场预约方法包括服务台预约、人工窗口预约、自助机预约以及诊间预约;远程预约方法包括电话预约,通过线上互联网、微信公众号、各类 APP 进行预约等。

(5)具备条件的医院优先设立少数民族便民服务(包括导医咨询、投诉接待等)窗口,对各民族患者给予力所能及的关怀。

(6)自助机上有清晰的自助机挂号操作流程和相关的指导服务,广泛宣传、提供线上挂号信息。

(7)挂号单上就诊区域、科室及专家信息清晰醒目,便于患者及其家属理解。

(8)现场支付形式多样化,便于患者支付。

(9)高龄患者、残疾人、孕妇、现役军人、消防救援人员、少数民族患者、持优诊证者优先挂号。优先救治急危重症患者,采取必要的救治措施,妥善处理,保证患者安全。

(四)签到及候诊

(1)设置二次报道机作为门诊叫号系统的补充,可有效缩短患者在诊前、诊间的候诊时间。

(2)引导患者有序就诊,保持安全距离。

(3)门诊护士主动告知就诊前相关程序及相关疾病的健康知识。

(4)门诊护士耐心解答患者和陪诊者的疑问,并安抚患者紧张、焦虑的情绪。对患者或家属反映的需求、不适或心理困扰等,耐心倾听,及时回应,提供必要的帮助。

(5)门诊护士应走动服务,观察患者的病情变化,对于病重、高龄等特殊情况的患者,及时联系医生安排优先就诊或采取其他紧急救治措施,及时处理突发事件。

（6）门诊护士遇到无法解决的问题时及时向门诊管理部门报告,如信息故障、投诉、水电安全等事件。

（五）就诊

（1）为提高患者诊疗效率,医院应构建以知名专家团队、专病专症门诊、MDT 门诊、专科护理门诊、药学门诊等多种门诊诊疗模式为一体的院内层级诊疗体系,针对初诊、复诊等不同类型患者以及同一患者不同诊疗阶段,通过转诊、复诊等预约方式打通各级门诊诊疗模式信息通路,为患者提供高效诊疗。

（2）急危重症患者、高龄患者、残疾人、孕妇、现役军人、消防救援人员、少数民族患者、持优诊证者优先就诊。

（3）医务人员按时出诊。

（4）诊室应做到一医一患,必要时可有陪护。

（5）医务人员尊重患者,礼貌称呼,耐心倾听患者主诉。

（6）医务人员查体过程中保护患者隐私。

（7）医务人员用通俗易懂的语言向患者解释病情、检查、用药和治疗等,并对患者的不良情绪进行安抚。

（8）医务人员尊重患者的意愿,与患者共同制订诊疗计划。

（9）医务人员宜根据患者的病情组织门诊多学科会诊为患者提供最佳的诊疗方案。

（10）医务人员与患者交流的时间适宜,便于患者了解病情和诊疗过程。

（11）医务人员主动告知患者下一步诊疗环节。

（六）缴费

（1）收费处工作人员耐心回答患者的问题。

（2）缴费方式及场所多样,使用自助机或在线上缴费时有工作人员给予指导。

（3）规范合理收费,及时解答并处理费用相关问题。

（七）检查/检验

（1）根据检查科室患者就诊量及时分流患者。如果患者需要多项检查,指导患者先到等待就诊人数少的科室检查,提高患者就医效率,缩短排队等候时间。医院除常规的 CT、磁共振成像、B 超等检查预约项目外,单独专科的细化检查预约项目也较多,患者自行预约往往不能约至同一时段,以致增加往返次数且等候时间长。针对此类问题,建议医院拓展医生工作站一站式自动排程预约方式,向患者提供 CT、磁共振成像、专科检查等集中智能分时预约及改约服务,减少患者往返奔波,缩短预约检查时间。

（2）操作者应态度和蔼,动作轻柔,操作熟练,减少患者的不适,缓解患者紧张、焦虑情绪。

（3）在检查/检验过程中医务人员热情、耐心,及时回答患者的问题。

（4）医务人员主动告知检查/检验前的准备事项及等候时间。

（5）医务人员用通俗易懂的语言向患者解释检查/检验的配合方法,耐心回答患者的疑问。

（6）检查/检验过程中,医务人员尊重患者,酌情遮盖,注重保护患者隐私。

（7）若检查时间较长,必要时医务人员应允许家属陪同并给予安抚。

（8）检查/检验结果相关告知：医务人员主动告知患者及其家属领取检查/检验结果的时间、地点及方法。

（9）根据检查需求，配备适宜的饮用水、一次性水杯等。

（10）为进行胃肠镜、气管镜等特殊检查治疗的患者提供休息、观察的场所并密切观察。

（八）取结果/取药

（1）在检查区域旁设置自助报告打印机，减少排队、人员聚集。

（2）除常规纸质报告外，可在线实时推送电子版检查报告以及既往结果网上查询功能，以便患者随时追踪结果。

（3）对于异常危急值结果给予短信提醒，有助于患者及时寻求医生。

（4）取药时，医务人员将药品交于患者之前与患者认真核对，确认无误后发放。

（5）发药时，医务人员主动告知患者药物用法、用量及保存的注意事项，酌情提供书面提示。取药处可增设一次性袋子自助发放机，方便患者装药物。

（6）设置药物咨询窗口，医务人员耐心及时地回答患者的疑问。

（九）治疗/输液

（1）治疗/输液室整洁宽敞，设施齐全、方便，安全有序。

（2）患者等候时间适宜。

（3）医护人员热情接待患者，严格执行各项操作流程，确保无误。

（4）治疗/输液的排队叫号井然有序，必要时根据患者病情酌情处置。

（5）告知治疗/输液流程，耐心及时回答患者的问题。

（6）尊重患者并给予恰当的称呼，治疗时注重保护患者隐私。

（7）用通俗易懂的语言告知患者操作的目的、方法及注意事项等。

（8）治疗/输液过程中应技术娴熟，动作轻柔并做好消毒隔离。

（9）治疗/输液过程中应及时巡视，提供帮助，满足患者的需求。

（十）复诊

增设复诊号，便于已挂号患者在相关检查结果出来后能及时进行复诊，避免就诊秩序混乱。

（十一）交通、住宿、饮食

在网络上发布公告、门诊大厅设置展板等，详细介绍来院乘车路线、院内院外超市位置、周边住宿等，为外地患者就医提供便利。

三、医疗服务人文化

医院要为患者提供患者友善门诊服务，以患者为中心，优化患者就医服务流程，提高患者就医满意度，更好地满足患者多层次、多样化的健康及照护服务需求，为患者创造安全、友善、适宜的就医环境。门诊工作人员的工作态度、服务水平、专业技术会影响到患者对医院的第一印象和评价，可从医疗服务本身人文化和门诊工作人员人文化素养两方面建设。具体如下。

（一）给予人文关怀的医患沟通

（1）由于门诊患者数量较多，疾病种类较为复杂，通常具有不同的临床症状。门诊医务人员应当选取适当的沟通时间,快速了解患者的需求。

（2）主动热情地询问或观察患者是否需要帮助。在与患者进行沟通时,应当采用通俗易懂的语言,保持耐心,以温和的语言和适当的语速解答患者的疑惑。在沟通时,多采用礼貌用语,表达对患者的充分尊重。

（3）检查、治疗、护理时,用温和的语言告知患者需要进行的检查、治疗、护理操作项目和对应的地点,并采用鼓励性的语言,提升其自信心,帮助其消除恐惧心理,增加安全感,拉近医患间的距离,降低患者对未知的恐惧。

（二）为患者提供心理疏导

大多数门诊患者因存在生理不适,且需要等待较长时间而容易出现焦虑、不安等不良情绪。医务人员要密切观察患者的情绪,对于存在不良情绪的患者,要及时与其沟通,耐心为其解释治疗措施、流程和必要性,指导患者家属对其进行开导,消除患者对治疗的恐惧和抵触等消极情绪,引导其正确看待疾病治疗。

（三）做好随访延伸服务

（1）为有需求的外地就医患者邮寄检查报告单,并在邮寄后及时通过电话随访,确认邮件的接收情况并给予问候。在随访过程中,询问患者的恢复情况,并提醒其复诊时间及需携带的相关资料,同时提供药物使用、饮食调理、康复建议等医疗知识。

（2）依托专科护理门诊,为慢性病及长期卧床患者开展追踪服务,可通过电话、微信群、公众号等传授家庭保健知识,既保护患者个人隐私又突显个性化诊疗,有利于培养医院门诊的忠诚客户群;通过短信、公众号推送等形式提示就医注意事项,扩大诊后服务范围,让更多患者受益。

（3）及时对经过双向转诊后转回基层医院的患者进行电话随访,询问转回基层医院后诊疗情况及康复程度。

（四）为特殊群体提供人性化服务

（1）为老年人及陪诊者提供就诊相关信息,鼓励其参与门诊老年服务质量提升工作,并根据需求进行调整。

（2）为感到寒冷的患者提供保暖设施（有禁忌证者除外）。

（3）为听/视觉障碍的患者提供助听/视器、手语翻译等。为行动不便的患者提供轮椅或平车。

（4）提供公用电话,制作语言服务手册,解决患者的语言需求,以简单一致的方式向患者提供信息。

（5）对有疼痛症状的患者及时进行疼痛评估,若疼痛数字评分≥4分,报告医生,及时采取干预措施。

（6）建议门诊采用多因素跌倒预防方案,对患者及陪诊者特别是老年人进行安全宣教。

（7）培训志愿者为痴呆或谵妄的老年人提供关怀服务,如根据医生的建议,与患者坐在一起,确保患者舒适地休息等,并将其记录在志愿活动表上。

（五）特殊检查及治疗时提供人性化服务

1. MRI 检查

（1）检查前工作人员应热情主动迎接患者,做自我介绍。

（2）检查前工作人员应告知患者预约的具体日期及大致候检时间,请患者提前到检查室门口候检。

(3) 对于 5 岁以下的婴幼儿、病情危重患者,行 MRI 检查前遵医嘱给予镇静药,并可以优先安排检查,且要医生陪同以密切观察患者的病情,如病情发生变化,立即进行抢救。

(4)对幽闭恐惧症患者,检查前向患者及家属做好解释工作,确实难以配合者考虑为其改做其他检查。

(5) 检查前工作人员根据患者的检查部位合理安排机器,尽可能为患者节省时间。当患者因等候时间过长而不满意时,工作人员要耐心解释,切忌态度粗暴。

(6) 检查前应告知腹部检查患者需空腹 4 小时,做子宫附件检查的患者需提前取环。详细向患者讲解 MRI 检查的注意事项,告知检查过程中有噪声是正常的,以免患者紧张。对于特别紧张的患者,工作人员可陪同其检查,并握住患者的手以减轻其紧张的情绪。

(7) 检查前协助患者更换衣服,取掉身上所有的金属物品并存放到储物柜里,并注意保护患者隐私。

(8) 根据患者的检查要求穿刺留置针,穿刺失败或造影剂渗漏时应积极处理,据实道歉。

(9) 检查后热情主动迎接患者,对患者的积极配合予以肯定。

(10) 检查后与患者进行沟通,认真倾听并评估患者检查后的需要。协助不能独立行走(使用轮椅、平车等)的患者取舒适体位。

(11) 检查后告知患者取结果的时间、地点及凭据。根据检查项目详细告诉患者特殊注意事项,确保患者理解并能复述。

(12) 检查后主动巡视和了解患者的感受,若有异常,及时处理。

(13) 待检查结果出来后,及时实施相关治疗护理,并根据不同情况给予个性化健康教育。

2. PET 检查

(1) 检查前与患者及家属进行有效沟通和交流。

①进行每项操作前,须告知其意义及步骤,并确保患者和家属能理解。

②检查中向患者解释说明下一步的操作,以确保患者了解接下来会发生什么,避免出现恐惧及焦虑情绪。

③向患者解释说明预期检查过程的各个阶段的具体时间,避免使用"马上""快了"等词语。

(2) 检查前应表现出礼貌周到、尊重和细心。倾听患者提出的问题,不机械性回应,应表达关心。对每位患者或家属提出的疑问都应进行个性化的回应。

(3) 检查前促进患者和家属的安全和舒适。

①定期更换 PET 扫描床卧具,保证清洁整齐,候诊室温度合适,饮用水、纸杯充足,厕所配置齐全。

②适时提醒患者、家属保持安静,排好次序,保管好自己的贵重物品。

(4) 检查前应将关注对象扩展到检查全过程以及每个人。

①关注以下几类潜在不满意的患者并加强沟通,避免因等候性焦虑引起纠纷。如在大厅等候超过 30 分钟的患者,在注射室等候超过 60 分钟的患者,在 PET 中心等候已经超过 180 分钟的患者,要求不按次序提前做检查的患者。

②在发生停电或设备故障造成 PET 检查延误时,应以积极的态度说明情况,并对检查者表示安慰或歉意。及时通报设备修理进展或调整检查安排,减少患者和家属的焦虑、猜

疑。避免因延误而责备其他部门或者同事。

③在患者进入扫描间和走出扫描间时用亲切、明确的语言及时告知注意事项和大概等待时间。

④在患者完成 PET 检查并可以离开时,告知可以进食和获取 PET 报告时间,并感谢患者的配合。

(5)检查后热情主动迎接患者,对患者的积极配合予以肯定,安置患者回诊室休息。

(6)检查后协助不能独立行走(使用轮椅、平车等)的患者取舒适体位。

(7)检查后与患者进行沟通,认真倾听并评估患者检查后的需要。

(8)检查后根据检查项目详细告诉患者特殊注意事项,确保患者理解并能复述。

(9)检查后主动巡视和了解患者的感受,若有异常,及时处理。

(10)检查结果出来后,及时为患者实施相关治疗护理,并根据不同情况给予个性化健康教育。

3. 特殊治疗

(1)治疗前为患者提供一个安静、安全、舒适、整洁的治疗环境。

(2)治疗前确保医嘱核对无误。

(3)治疗前评估患者的病情、心理、自理能力、配合程度。

(4)治疗前耐心、细致地与患者及家属沟通,详细讲解治疗中使用特殊仪器的目的、注意事项、操作方法、配合方法及可能出现的不良反应及处理措施。确保患者理解,必要时签署知情同意书。

(5)治疗前给予患者关怀性语言,缓解患者的紧张、焦虑,必要时家属陪伴,增加患者安全感,使患者能有一个平和的心态积极配合完成治疗。

(6)治疗前协助患者做好治疗前的准备工作(如禁食水、体位配合技巧等),确保患者理解并配合。

(7)若治疗涉及敏感部位,应避免过多暴露,注意保护患者隐私。

(8)治疗时可轻握患者的手或抚触患者,使其情绪稳定。适当询问患者的感受,观察患者治疗中的反应。

(9)治疗后协助患者取舒适体位,询问患者的感受,认真倾听并评估患者检查后的需要。将治疗效果酌情向患者及家属反馈。

(10)治疗后再次告知患者及家属治疗后的注意事项,确保患者理解并配合。

(11)主动巡视和关注患者治疗后的感受,若有异常,及时处理。

(六)规范门诊工作人员仪容仪表

衣着整洁得体,面露微笑,积极、热情、友好地与患者沟通,不侵犯患者的自尊心和隐私,给患者和家属留下良好印象,采取微笑服务。因来门诊就诊的患者多有身体不适,所以患者必然内心紧张并感到焦虑,在与患者沟通的过程中一定要以温和的语气,耐心解答患者的各种问题。

(七)提升门诊工作人员人文职业素养

(1)建议对门诊工作人员进行"四心,三问,两微笑"理念和方法的培训。其中"四心"强调门诊工作人员要将细心、热心、爱心和耐心作为核心服务理念,确保患者在就医的整个过程中都能感受到;"三问"指在工作过程中,要做到问候、问需要和问病情,与患者及时沟通,随时了解患者需求;"两微笑"指面对患者时和为患者提供服务时要面带微笑,解除患者的不安,从而拉近与患者之间的距离。

(2)加强门诊工作人员与患者沟通的能力,使其善于借助文字表达、肢体语言等间接性沟通技巧与患者进行高效沟通。门诊工作人员在开展人性化服务过程中,不仅要与患者直接沟通,还要与其他工作人员进行良好的沟通。作为信息传递的桥梁,门诊工作人员应了解患者在就诊中遇到的问题并及时解决,以保障就诊进度,为患者提供优质服务。

(3)提升门诊工作人员人文关怀素养:门诊工作人员应充分认识到门诊工作的重要性,学会释放不良情绪;管理人员应该定期与门诊工作人员进行交流,了解他们的思想动态,对于压力较大者需要帮助其调整心态,避免影响工作和生活。

(4)提升门诊工作人员的专业能力:采取培训—考核—评估—绩效环环相扣模式,即定期组织培训和考核,对门诊工作人员的理论知识和实践技能进行培训,并进行定期考核,把考核结果与绩效结合起来,以提高门诊工作人员的专业能力水平,从而为患者提供更专业和优质的门诊服务。

(八)完善信息化服务

(1)基于信息化服务建设,打造全新门诊诊疗流程。患者可通过网络平台完成一系列线上就诊流程,包括来院导航、院内 3D 导航、电子医保卡绑定、自助开单、电子病历管理、楼层科室查询、检查预约、检查检验报告和处方的查看等,体验全程无接触、无纸化的智能门诊诊疗模式。此外,医院应完善互联网诊疗配套服务,如提供医保脱卡结算功能,药品快递到家等服务。

(2)根据学科特点在有需求的科室推广覆盖互联网诊疗服务,在在线问诊模块设置图文咨询和视频问诊功能,将线下患者充分向线上转移,着力提升互联网诊疗服务能力,为患者提供覆盖诊前、诊中、诊后的全流程线上线下连续性服务。

(3)为了全面提升自助服务,优化患者使用体验,医院对现有的院内自助机器进行全面升级和功能拓展,同时增加多功能自助机器的投放。患者可通过分布于门诊各层的多台自助机一站式完成建卡、取号、缴费、就诊与检查报到、部分检查改约、打印检验报告及电子病历、查询出诊信息等诸多业务。

(4)为了有效解决患者就医时面临的"信息不对称"问题,医院建立基于患者需求的 AI 智能客服平台。该平台通过机器学习为患者提供智能咨询服务,涵盖分诊导诊的专业知识和详细的就医流程信息。在医院官方微信公众号、官方网站、APP 等互联网平台部署 AI 智能客服平台,以便将医院的服务从院内延伸至患者身边,从而提升服务品质和覆盖宽度。

四、医疗费用人文化

医疗费用是影响医院门诊患者满意度的主要因素之一,门诊管理的理想目标必然绕不开减轻患者的医疗负担。为实现这一目标,可采取以下措施。

1. 从医院管理的角度出发

(1)行政主管部门要把控费工作纳入医院的目标管理体系中,并将其作为院长年度绩效考核和院长任期考核的重要指标之一,同时加大控费指标所占考核权重。

(2)院内要倡导以人为中心的医疗服务理念,通过提高医疗服务质量、调整医疗收入结构,如推动医疗技术创新与运用、拓展门诊医疗服务项目、重视医务人员的劳动价值、提高技术费用占比等,加快建立符合医院特点的长效机制来控制费用。

（3）将门诊医生的规范化诊疗行为作为对医务人员绩效考核的重要内容。

2. 从医生提供医疗服务的角度出发　医生在选择诊疗方案时，应尊重患者的知情权，加强与患者的沟通并提供健康教育，还需根据患者的年龄、心理特征、医保情况、经济条件等提供个性化方案，以提高患者的医疗服务质量感知度，从而提高患者的满意度。

五、患者权益人文化

定期对门诊工作人员，如医生、护士、药房工作人员、收费窗口工作人员等遇到的或者患者反馈投诉的问题进行集中讨论，对于患者合理的诉求不断进行探索实践，并不断优化措施，持续改进。

（杨　霞）

参考文献

[1] 刘章锁，刘云. 医院信息系统[M]. 北京：人民卫生出版社，2022.

[2] 牟雁东，王钧慷，何述萍. 现代综合医院门诊管理[M]. 北京：化学工业出版社，2022.

[3] 崔彩梅，董枫. 数字化时代的智慧门诊[M]. 上海：复旦大学出版社，2023.

[4] 朱福，葛春林. 智慧医院体系构建与实践[M]. 上海：上海科学技术出版社，2023.

[5] 杨富华，潘宏，陈澜祯. 数字化医院信息系统教程[M]. 2版. 北京：科学出版社，2021.

[6] 任浩. 现代医院信息化管理制度与表格典范[M]. 北京：企业管理出版社，2023.

[7] 胡建平. 医院信息互联互通标准化成熟度测评技术指导[M]. 北京：人民卫生出版社，2022.

[8] 魏建军，朱根，张威. 医院设施设备配置与运维管理案例精选[M]. 上海：同济大学出版社，2021.

[9] 秦雯霞，陈莉梅，孙清，等. 信息化手段在医疗管理中的应用[M]. 成都：四川大学出版社，2023.

[10] 刘义兰，翟惠敏. 护士人文修养[M]. 3版. 北京：人民卫生出版社，2022.

[11] 梁月. 门诊检查顺序规划模型仿真研究[D]. 北京：北京协和医学院，2021.

[12] 胡小勇. 基于SpringBoot的医院门诊管理信息系统的设计与实现[D]. 武汉：华中科技大学，2021.

[13] 李艳丽. 信息系统支持下三甲医院门诊流程优化研究[D]. 天津：天津大学，2019.

[14] 陈家伟. 门诊检查调度研究及设施布局优化——以L医院为例[D]. 兰州：兰州理工大学，2021.

[15] 郭林霞. 多科室门诊检查实时调度方法研究[D]. 大连：大连理工大学，2022.

[16] 陈星任. 基于患者时空轨迹的综合医院门诊布局智能优化研究——以北京A医院门诊部为例[D]. 哈尔滨：哈尔滨工业大学，2023.

[17] 马雪. "互联网＋医疗健康"视角下J医院门诊服务流程再造研究[D]. 银川：宁夏大学，2021.

[18] 邢小丹. LY综合门诊部绩效考核指标体系研究[D]. 长春：吉林大学，2023.

[19] 刘婷，王妤，赵宝婕. 国内专科护理门诊实践模式的研究进展[J]. 循证护理，2022，8(16)：2202-2205.

[20] 庄一渝，冯金娥，隋伟静. 高级临床专科护士的设立与发展[J]. 中国护理管理，2021，21(9)：1372-1376.

[21] 樊帆，林文璇，颜斐斐，等. 广东省专科护理门诊管理规范的构建[J]. 中华护理杂志，2020，55(8)：1217-1223.

[22] 施小青，潘红英，王海芳，等. 苏州市三级医院专科护理门诊护士执业现状及多点执业意愿调查[J]. 护理学杂志，2019，34(17)：47-50.

［23］ 高凤莉,丁舒.新时期下关于护理专科门诊专业化建设的思考［J］.中国护理管理,
2019,19(1):3-5.

［24］ 徐丹妮,赵小梅,徐苏益,等.老年友善医院门诊管理策略的最佳证据总结［J］.护理与
康复,2023,22(8):49-53.

［25］ 徐安保,邹鑫,张晓羽,等.全流程视角下门诊管理的评价和优化研究［J］.中国医院,
2021,25(10):84-86.

［26］ 张丰健,官春燕,刘义兰,等.医院护理人文关怀模式研究现状及对人文关怀模式构建
的思考［J］.护理研究,2020,34(16):2892-2895.

［27］ 张川,贾小溪,李卫红,等.基于改善医疗服务推进门诊服务模式优化创新的医院高质
量发展研究［J］.中国医院,2021,25(11):79-81.

［28］ Nutbeam D. From health education to digital health literacy-building on the past to
shape the future［J］. Glob Health Promot，2021，28(4):51-55.

［29］ Vahdat V，Namin A，Azghandi R，et al. Improving patient timeliness of care
through efficient outpatient clinic layout design using data-driven simulation and
optimisation［J］. Health Syst (Basingstoke),2019,8(3):162-183.